儿科临床实践

颜丽霞 姚家会 何学坤◎著

吉林科学技术出版社

图书在版编目（CIP）数据

儿科临床实践 / 颜丽霞，姚家会，何学坤著. -- 长春：吉林科学技术出版社，2020.9
ISBN 978-7-5578-7391-2

Ⅰ. ①儿… Ⅱ. ①颜… ②姚… ③何… Ⅲ. ①小儿疾病—诊疗②小儿疾病—护理 Ⅳ. ①R72②R473.72

中国版本图书馆CIP数据核字(2020)第158133号

儿科临床实践

著　　者	颜丽霞　姚家会　何学坤
出 版 人	宛　霞
责任编辑	孟　盟　李永百
封面设计	金熙腾达
制　　版	金熙腾达
成书尺寸	185mm×260mm　1/16
字　　数	383 千字
页　　数	268
印　　张	16.75
印　　数	1—1500 册
版　　次	2020 年 9 月第 1 版
印　　次	2021 年 5 月第 2 次印刷

出　　版	吉林科学技术出版社
地　　址	长春市净月区福祉大路 5788 号
邮　　编	130118
储运部电话	0431-86059116
编辑部电话	0431-86129518
印　　刷	保定市铭泰达印刷有限公司

书　　号	ISBN 978-7-5578-7391-2
定　　价	58.00 元

前　　言

儿童是祖国的未来，人类的希望。儿童的身体健康，不仅关系着家庭和社会的稳定，更关系着中华民族的健康水平和人口素质的提高。由于儿童自身的生理因素，儿童不但容易得病，且临床发病急、变化快、病死率较高，家长和社会都十分关注，对儿科医务工作者的要求也越来越高。因此，广大儿科医务工作者肩负着光荣而艰巨的使命。

《儿科临床实践》一书共分为三篇：第一篇为儿科临床诊疗，内容包括儿童保健与疾病治疗的理论基础、新生儿疾病诊疗研究、儿科呼吸系统疾病的诊疗、儿科消化系统疾病的诊疗、感染性疾病诊疗。第二篇为儿科临床操作技能，内容涵盖新生儿临床操作技能、儿科心血管临床操作技能、儿科肾脏泌尿临床操作技能。第三篇为儿科临床护理，内容囊括儿科临床护理的基础认知、正常新生儿及患病新生儿护理、呼吸系统疾病患儿护理、循环系统疾病患儿护理、泌尿系统疾病患儿的护理、住院患儿的护理常识。

本书重点论述了儿科基础理论、儿科用药特点、儿科常见症状及儿科常见疾病的临床诊治等内容，针对儿科常见疾病的护理也做了相应讲述，内容丰富，资料新颖，紧扣临床，实用性强，是一本对医疗、教学和研究工作者有价值的参考书，有助于解决在儿科临床中遇到的实际问题。

笔者在撰写本书的过程中，得到了许多专家学者的帮助和指导，在此表示诚挚的谢意。由于笔者水平有限，加之时间仓促，书中所涉及的内容难免有疏漏之处，希望各位读者多提宝贵意见，以便笔者进一步修改，使之更加完善。

作　者
2020 年 6 月

目　　录

第二篇　儿科临床操作技能

第三篇　儿科临床护理

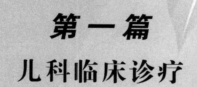

第一篇
儿科临床诊疗

第一章 儿童保健与疾病治疗的理论基础

第一节 儿科的基本特征

一、小儿的机体结构特征

从小儿的机体解剖、生理和免疫方面来看，小儿的机体结构具有如下特征：

（1）解剖特征。小儿从出生后开始一直处于不断变化的过程中，小儿并不是成人的缩影，无论是外观还是内脏都与成人有解剖学上的差异。例如，小儿出生时头占身高的比例为 1/4，而成人仅为 1/8。因此，对新生儿要特别注意其头部的保暖；新生儿的皮肤薄而嫩，护士实施皮肤护理时动作要轻柔；小儿关节周围的韧带较松，臼窝较浅，在牵拉时易发生关节脱位，故应避免用力牵拉其肢体。此外，小儿内脏的位置也与成人有一些差别，如成人于肋下是不能触及肝脏的，但在 7 岁以下的小儿是可以触及肝脏的（不超过 2cm）；小儿可扪及心尖搏动的位置在不同年龄阶段也是不相同的。因此，儿科护士要熟悉小儿的生长发育规律，正确对待小儿生长发育过程中的一些特殊现象，这样才能做好儿科保健和护理工作。

（2）生理特征。小儿的生长发育速度快，各系统、器官可随生长发育渐趋成熟，但在功能尚未完善时易发生一些疾病。例如，消化系统未成熟时小儿易发生消化系统功能紊乱；小儿体液调节功能差，易出现水和电解质平衡紊乱。此外，小儿的新陈代谢、心率和呼吸频率都比成人要快；血管弹性好，心输出量少，血压比成人低。再有，小儿血细胞和其他体液的生化检验值等也随年龄的变化而改变。因此，儿科护士只有熟悉小儿这些生理指标的变化特点，才能对临床中出现的问题做出正确的判断，并给予正确的诊疗和护理。

（3）免疫特征。小儿的特异性免疫功能和非特异性免疫功能均不成熟，皮肤、黏膜柔嫩，易发生感染；新生儿虽可从母体获得部分 IgG，但 6 个月后其浓度逐渐下降，而自行合成的 IgG 一般要到 6~7 岁时才能达到成人水平，故易患感染性疾病；IgM 不能通过胎盘，因而新生儿易发生革兰氏阴性菌感染；婴幼儿体内的分泌性 IgA 量少，易发生呼吸道和消化道的感染；其他体液因子的量少。因此，在护理过程中护士要注意消毒，防止发生感染。

二、小儿的社会心理特征

小儿身心发育不成熟，其思维与成人的思维不同，缺乏适应社会的能力，需要特殊的照顾和保护。小儿的生长发育过程受各方面因素的影响，尤其是家庭、幼儿园和学校，因此在护理工作中，护理人员要以小儿及其家庭为中心，与小儿的父母、幼儿园和学校教师等密切配合，根据不同年龄阶段小儿的心理发展特点采取相应的护理措施，使护理工作能够顺利开展。

三、儿科的临床特征

（1）病理特征。小儿机体对疾病的反应与成人不同，因此，同一原因对不同年龄的小儿可引起不同的病理变化，如生长激素分泌过多时小儿可患巨人症，而成人则表现为肢端肥大症；肺炎链球菌感染时小儿易患支气管肺炎，而成人则易患大叶性肺炎。

（2）诊治特征。不同年龄阶段小儿患病时的临床表现不同，且婴幼儿在病情诉说上不够准确，故在诊断时应重视年龄因素。例如，小儿惊厥发生于新生儿时多考虑与窒息、产伤、颅内出血或先天性异常有关；发生于 6 个月内的小婴儿时应考虑有无婴儿手足搐搦症或中枢神经系统感染；发生于 6 个月至 3 岁小儿时则以高热惊厥、中枢神经系统感染的可能性大；发生于 3 岁以上的小儿无热惊厥则以癫痫居多。小儿疾病变化快，且临床体征不典型，因此，护理人员要密切观察，以及时发现问题。

（3）预后特征。小儿虽起病急且病情变化大，但如诊治及时、有效，护理恰当，则其恢复也快，且一般无后遗症。但是，对体弱、危重患儿，护理人员要重点观察，及时发现问题并报告医生，以尽早做出正确的诊断和护理。

（4）预防特征。小儿时期的很多疾病都是可以预防的，我国通过开展计划免疫和加强传染病的管理，已使麻疹、脊髓灰质炎、白喉、破伤风、乙肝等许多传染病的发病率和病死率明显下降；同时，加强儿童保健工作，定期进行营养监测，也使营养不良、肺炎、腹泻等常见病、多发病的发病率和病死率大大下降；及早筛查先天性、遗传性疾病并加以早期干预，降低了疾病的致残率。因此，小儿时期疾病的预防是很重要的，护理人员应将疾病的预防作为工作的重点。

（5）病种特征。小儿疾病往往以感染性疾病和遗传性疾病为主，而成人则以慢性消耗性疾病和后天获得性疾病为主。

四、儿科的护理特征

（1）护理评估的特征。健康史采集不可靠，婴幼儿不会诉说，多由父母代述，可靠性与代述者对小儿的了解程度有关，年长儿则可能会隐瞒或夸大病情；护理体检时患儿多不能配合，影响检查效果；进行血、尿标本的采集，头颅 CT 等辅助检查时，患儿多不能配合。因此，护理人员要取得患儿及其家长的配合，以对患儿进行客观的评估。

（2）护理项目的特征。护理人员要针对小儿的特征采用相应的护理措施。小儿生活自理能力差，无安全意识，因而护理人员在实施护理时要从饮食（婴幼儿喂养）、活动、睡眠、个人卫生等日常生活方面入手，并做好安全管理工作。

（3）护理技术的特征。大多数小儿在护理人员实施护理操作时不能配合，使儿科护理操作的难度增大。这就要求护理人员要多接触小儿，在进行各项操作时要尽可能地取得患儿的配合，但不可采用强制、恐吓等方法。

第二节　小儿年龄分期及各期特征分析

小儿处于不断生长发育的过程中，随着各系统组织、器官的发育和功能的日趋完善，其心理和社会行为方面也得到了一定的发展。根据小儿生长发育的特征，小儿时期可划分为七个时期。

一、胎儿期特征

从卵子和精子结合形成受精卵到小儿出生统称为胎儿期，正常约为 40 周。临床上又将胎儿期分为三个时期，自形成受精卵至满 12 周为妊娠早期，自 13 周至未满 28 周为妊娠中期，自满 28 周至婴儿出生为妊娠晚期。在此期内，胎儿完全依靠母体生存，因此，孕母的健康、营养状况和工作生活环境等对胎儿的生长发育都有极大的影响。例如，妊娠早期母亲感染病毒、服用一些药物或接触放射线等可导致胎儿畸形；妊娠晚期母亲营养缺乏可能会导致胎儿早产、低出生体重儿等。因此，胎儿期护理的重点是做好孕母的保健。

二、新生儿期特征

从出生后脐带结扎到生后满 28 天称为新生儿期。此期小儿由完全依赖母体生活转变为独立生活，机体内、外环境都发生了巨大的变化，小儿要通过自身生理功能的调整来逐渐适应外界环境，但由于其机体各系统功能不成熟，生理调节能力和适应能力差，因此易发生低体温、窒息、出血、溶血、感染等。新生儿期小儿的发病率和死亡率都较高（约占婴儿死亡率的 1/2~2/3），尤以新生儿早期（生后第 1 周）的死亡率最高。因此，新生儿期护理的重点是注意保暖、合理喂养、防止感染等，使之尽快适应外界环境。

三、婴儿期特征

从小儿出生后到满 1 周岁之前为婴儿期，此期喂养以乳制品为主，故又称为乳儿期。婴儿期为小儿出生后生长发育最快的时期，因此需要为其提供足够多的营养素及热量；但由于小儿的消化系统功能不完善，因此容易发生消化功能紊乱和营养不良。此外，由于从母体获得的免疫抗体 IgG 自出生 6 个月以后逐渐消失，而自身免疫功能又尚未成熟，故 6 个月后的小儿易患感染性疾病。因此，婴儿期护理的重点是为家长提供科学的喂养指导，提倡母乳喂养，指导家长按时添加辅食；让小儿有计划地接受预防接种，完成基础免疫程序；对小儿适当进行运动、感觉功能的训练，提高小儿的感知能力。

四、幼儿期特征

从 1 周岁后到满 3 周岁之前为幼儿期。此期小儿的生长发育速度有所减缓。但由于小儿运动功能的发育，其活动范围增大，与外界事物的接触机会增多；同时，其语言、思维和社会适应能力逐渐增强。因此，此期小儿的智能发育较快，形成了自己的思维意识；但对各种危险的识别能力不足，易发生意外创伤，如中毒、窒息、交通事故等。由于接触外界的机会逐渐增多，但机体免疫功能仍低，传染性和感染性疾病的发病率仍较高；饮食从乳类转换为混合食物，饮食方式也有所转变。幼儿期护理的重点是注意小儿断乳后的营养搭配，加强安全保护，培养小儿良好的生活习惯，并督促其适当地参加体育锻炼，增强体质，预防发生各种疾病。

五、学龄前期特征

从 3 周岁以后到入小学前（6~7 岁）为学龄前期。此期小儿的体格生长发育稳步进行，智能发育趋完善。小儿好奇、多问，求知欲、模仿力强，知识范围不断扩大，有较大的可塑性，故应加强早期教育，培养其良好的人格和生活自理能力，为进入小学做好准备。由于此期小儿的活动范围进一步扩大，安全意识不强，各种意外的发生仍然较多；此期小儿免疫功能逐渐增强，感染性疾病的发病率降低，而免疫性疾病的发病率如急性肾炎、风湿热等有所增加。学龄前期护理的重点是培养小儿良好的生活习惯、道德品质和生活自理能力，同时加强小儿的安全教育，防止发生意外事故，重视学前教育。

六、学龄期特征

从入小学（6~7 岁）开始到进入青春期（男孩为 13~14 岁，女孩为 11~12 岁）前称为学龄期（相当于小学阶段）。此期小儿体格稳步生长，除生殖系统外，其他各系统的发育水平已接近成人；智能发育较前更成熟，智力水平已接近成人，理解、分析、综合等能力明显增强。此期是接受科学文化教育的重要时期，应加强教育，促进小儿各方面能力的发展。此期小儿感染性疾病的发病率较前降低，但不良的习惯会使近视、龋齿的发病率升高。学龄期护理的重点是注意合理安排小儿的作息时间，让其养成良好的学习习惯，并注意保护眼睛，积极参加各项活动；家长、教师应及时与其沟通，防止小儿产生精神、情绪和行为等方面的问题。

七、青春期特征

女孩从 11~12 岁开始到 17~18 岁，男孩从 13~14 岁开始到 18~20 岁称为青春期（少年期）。此期小儿体格生长发育加快，生殖系统迅速发育，第二性征逐渐明显，是生长发育的第二次高峰。此期女孩出现月经、骨盆变宽、脂肪丰满等表现；男孩出现遗精、肌肉发达、声音变粗、长出胡须等表现。由于青春期神经内分泌调节功能不够稳定，且与社会接触的机会增多，受外界环境的影响不断加大，少年常产生心理、行为、精神等方面的问题。此期常见的健康问题有肥胖、贫血、痤疮、心理疾病等，女孩还可出现月经不调、痛经等。青春期护理的重点是供给充足的营养，让少年加强体育锻炼，同时注意生理、心理卫生和性知识方面的教育，使其树立正确的人生观和建立健康的生活方式。

第三节　儿童保健与营养

一、各年龄时期儿童保健重点

（一）　胎儿期与围生期保健

胎儿期保健是通过孕母保健来实现的。胎儿的发育与孕母的健康、营养、生活环境、情绪等密切相关。

（1）预防遗传性疾病及先天性畸形。禁止近亲结婚，重视婚前检查和遗传咨询，以减少遗传性疾病的发生；增强孕母抵抗力，预防妊娠早期感染病毒；孕妇避免接触放射性物质及铅、汞、苯、有机磷农药等化学毒物，孕妇勿吸烟、吸毒、饮酒；孕妇患病应在医生的指导下用药，勿滥用药物，如链霉素可引起耳聋，磺胺类药物对肝有损害等。

（2）保证充足营养。孕妇营养直接影响胎儿的生长发育。若妊娠后期孕妇营养不足，可造成低体重儿或脑发育不全及其他先天性疾病，应加强铁、钙、锌、维生素 D 等重要营养素的补充；但也要防止营养过剩而导致巨大胎儿，影响分娩。

（3）重视产前检查。坚持定期产前检查，加强对孕妇健康及胎儿生长发育的监测，对高危产妇除定期产前检查外，应加强观察，一旦出现异常情况，应及时就诊，必要时可终止妊娠。

（4）重视妊娠并发症。预防流产、早产及异常产。

（5）给予良好的生活环境。注意劳逸结合，心情要愉快，保持良好的情绪，重视胎教，减少精神负担和心理压力。

（二）　新生儿时期保健

新生儿期，特别是生后1周内的新生儿发病率和死亡率极高，保健工作更要加强。

（1）提高助产技术。防止新生儿窒息、产伤及感染；高危儿做好特殊监护。

（2）观察一般情况。如哭声、精神、面色、脐部、吃奶及排便等有无异常，并进行全身检查。

（3）加强护理。注意保温和皮肤清洁卫生，安排母婴同室，了解母乳分泌情况，指导母乳喂养。

（4）预防接种。接种卡介苗及乙肝疫苗。

（5）新生儿筛查。对先天性、遗传性疾病进行筛查。

（6）家庭访视。做好出院后家庭访视工作，指导定期体格检查，发现问题及时解决或治疗。

（三）　婴幼儿时期保健

（1）合理喂养。此期生长发育较为迅速，营养需要相对较多，但消化功能尚未成熟，易发生消化紊乱和营养性疾病。因此，应提倡纯母乳喂养4~6个月，按时添加辅食，适时断奶，合理安排幼儿饮食。

（2）预防接种。应做好计划免疫工作，按时进行预防接种。6个月后，从母体获得的抗体逐渐消失，传染病的发病率会逐渐增加。

（3）安全防护。防止意外事故发生，如烫伤、刺伤、溺水、触电、车祸等。

（4）教育。实行早期教育，培养良好的道德品质和行为、卫生习惯。

（5）体检。定期体格检查，做好生长发育监测，发现异常，及时纠正或治疗。

（四）　学龄前时期儿童保健

体格发育逐渐减慢，智力发展快，独立活动范围大，喜欢问问题、好模仿、求知欲强，是性格形成的关键时期。加强智能训练是该期的特点，注意想象力、思维能力和学习习惯的培养。参加集体生活，培养独立生活能力，养成热爱集体、热爱劳动的优良品德。此外，还要加强体格锻炼，做好预防接种，防止传染病和免疫性疾病的发生。

（五） 学龄期与青春期保健

此期儿童求知欲强，是获取知识的重要时期，也是体格发育的第二个高峰期。加强智力开发，注意营养保健，加强体格锻炼及品德教育。保护视力，预防龋齿，防止免疫性疾病及结核病的发生，做好学校卫生保健工作。青春期要做好青少年期的生理、心理和性知识的教育，保证他们的身心健康。

二、培养良好生活习惯与锻炼

（一） 培养良好的生活习惯

（1）睡眠习惯。保证小儿充足的睡眠时间，养成有规律的睡眠习惯，居室安静、光线柔和。睡眠时不摇、不抱、不拍、不讲惊恐或兴奋的故事，使其自然入睡。一般年龄越小，每天所需睡眠时间越多。儿童睡眠时间有个体差异。如儿童出现睡眠不安应及时就诊。

（2）进食习惯。从婴儿开始养成有规律的进食习惯，不吃零食，不偏食，细嚼慢咽，勿强迫进食，不要边玩边食，更不要暴饮暴食，定时、定量，培养独自进食习惯。

（3）卫生习惯。培养小儿良好的卫生习惯，定时洗澡、勤剪指甲、勤换衣服，不随地吐痰和大、小便，不乱扔瓜果纸屑，不吃生冷食物，养成饭前便后洗手、饭后漱口等良好的卫生习惯。2岁半时会洗手；3岁会洗脸；5岁会梳头、洗澡、刷牙等。

（4）排便习惯。从婴儿开始训练按时大小便习惯。1岁左右训练定时坐盆排便，此时小儿会表示便意。2~3岁后一般夜间不再尿床，4~5岁后仍经常尿床，应寻找原因，进行治疗。

（二） 进行体格锻炼

体格锻炼是增强体质、提高免疫力、保证身体健康的重要因素。从生后2周至1个月就可开始锻炼，随年龄循序渐进，锻炼方式方法按年龄大小、体质强弱而异。有条件应充分利用新鲜空气、日光和水进行"三浴锻炼"。

1.空气浴法

空气浴法主要是利用气温与体表温度的差异，作为刺激因子来锻炼身体，提高机体对气象变化的适应力。新鲜空气中含有充足的氧气，可促进人体的新陈代谢，小儿对冷热环境适应能力强，可减少呼吸道疾病的发生。空气浴从室内活动开始，逐渐过渡到室外活动，一般在饭后1~1.5小时后进行较好。1岁以内的婴儿可以结合皮肤抚触和按摩、被动操和主动操同时进行，较大儿童可与体操、游戏相结合。小儿活动时要暴露皮肤，但需注意气温。开始时气温一般为20℃，每日1~2次，每次2~3分钟，逐步延长到冬季20~25分钟，夏季2~3小时，每隔4~5天下降1℃，一般3岁以下的小儿和体弱儿，不低于15℃为宜，3~7岁可低至12~14℃，学龄儿低至10~12℃。空气浴应在小儿精神饱满时进行，如遇天气骤变应暂停活动，同时应随时注意小儿反应，如有口唇发青、皮肤苍白等寒冷表现，应立即停止。身体虚弱者或急性呼吸道感染及其他疾病时禁止做空气浴。

2.日光浴法

日光浴可使血管扩张，促进新陈代谢，日光中的紫外线可使皮肤中7-脱氢胆固醇转变为维生素D，可预防佝偻病。适用于1岁以上小儿，气温宜在22℃以上，且无大风时进行，照射时间上午9：00—11：00或下午3：00—6：00点为宜，开始每次持续时间为3~5分钟，逐渐延长到15~20分钟，不超过半小时。日光浴不宜空腹进行，饭后1~1.5小时后为宜。日光浴时要戴上墨镜、白帽，以免日光损伤眼睛，防止头部受热中暑，方法是将身体大部分暴露在日光下，先晒背部，再晒胸腹部，一旦皮肤出现红斑或出汗过多应立即停止。

3.水浴法

水浴是利用水或水的温度对皮肤的刺激来进行锻炼的一种方法。水浴可以促进血液循环和新陈代谢，并能刺激体温的调节功能，增强人体对冷热温度的适应能力。根据不同年龄及体质差异应选择不同的水浴方法。

（1）温水浴。新生儿脐带脱落后即可进行，每日1~2次，水温保持在37~37.5℃，沐浴时间7~12分钟，洗后立即擦干，用预热的毛巾包裹好，防止受凉。

（2）擦浴。适用于7~8个月以上的婴儿，每日1次。室温保持在16~18℃，开始时水温32~34℃，待婴儿适应后，逐渐降至26℃。用湿毛巾浸入水中，拧至半干先擦身，然后在四肢做向心性擦浴，再用干毛巾擦至皮肤微红。

（3）淋浴。适用于3岁以上儿童，每日1次，开始时水温35~36℃，每隔2~3天降1℃，幼儿不低于26~28℃，年长儿可降至24~26℃，室温保持在18~20℃。淋浴时水不可直冲头部，浴后用毛巾擦至全身皮肤微红。

（4）游泳。年长儿方可进行，必须有成人照顾，防止发生意外。"三浴锻炼"可同时进行，但必须结合小儿年龄、个体差异循序渐进，发现不良反应立刻停止。

4.体育运动法

（1）婴儿锻炼。有如下情况：①幼小和体弱儿，可采用推拿、按摩等方法进行；②2~6个月可做被动体操；③7~12个月，仍以被动体操为主，可逐渐改为主、被动体操。

（2）幼儿锻炼。有如下情况：①进行三浴锻炼；②简单的游戏活动；③体操锻炼，可进行主动体操和单、双杠操。

（3）学龄前儿童锻炼。有如下情况：①各种游戏活动，如传投球、打秋千、跳绳；②球类活动，如乒乓球、足球、篮球；③做体操、徒手操、器械操。

三、儿童营养基础

（一）营养素与参考摄入量

营养是指人体获得和利用食物维持生命活动的整个过程。食物中经过消化、吸收和代谢能够维持生命活动的物质称为营养素。合理的营养是满足小儿正常生理需要、保证小儿健康成长的重要因素。营养素分为：能量；宏量营养素（蛋白质、脂类、碳水化合物）；微量营养素（矿物质，包括常量元素和微量元素；维生素）；其他膳食成分（膳食纤维、水）。其中蛋白质、脂类和碳水化合物经过氧化分解释放出一定的能量供人体需要，称为三大生能营养素。营养素参考摄入量（DRIs）包括4项内容：估计平均需要量（EARs）、推荐摄入量（RNIs）、适宜摄入量（AIs）、可耐受最高摄入量（UL）。

（1）儿童能量代谢。能量是生命中一切生化过程和生理功能的基础，由宏量营养素供给，能量缺乏和过剩都对身体健康不利。小儿对能量的需要包括五个方面：第一，基础代谢。婴幼儿体表面积相对较大，代谢组织所占比例大，因此基础代谢率（BMR）较成人高，按体重计算，每日基础代谢所需能量随年龄增加而逐渐减少。小儿基础代谢的能量需要量较成人高，随年龄增长逐渐减少。婴儿基础代谢的能量需要约占总能量的60%，12岁时需要量与成人相仿。第二，食物热力作用。人体摄取食物而引起的机体能量代谢额外增多，称为食物的热力作用。宏量营养素中以蛋白质的食物热力作用最大，可使代谢增加30%，而脂肪和碳水化合物分别增加代谢4%和6%。婴儿食物蛋白质含量高，食物热力作用约占总能量的7%~8%，采用混合膳食的年长儿仅占5%。第三，活动消耗。儿童活动所需能量与身材大小、活动强度、活动持续时间、活动类型有关。活动所需能量个体波动较大，婴儿需63~84kJ（15~20kcal）/kg，好哭多动的婴幼儿比安静孩子所需能量高3~4倍。活动所需能量随年龄增加而增加。当能量摄入不足时，儿童首先表现为活动减少。第四，生长所需。此项能量需要为小儿所特有，其需要量与小儿生长速度成正比，并随年龄增长逐渐减少。婴儿期生长速度最快，此项所需占总能量的25%~30%；1岁后渐减，约占总能量的15%~16%，至青春期又增高。第五，排泄消耗。正常情况下未经消化吸收的食物的损失约占总能量的10%，腹泻或消化功能紊乱时可成倍增加。这五方面能量的总和为总的能量所需。当能量摄入不足时，儿童首先表现出反应淡漠，活动减少，久之引起生长缓慢，体重下降。反之，长期能量摄入过多可引起肥胖。

（2）蛋白质。蛋白质的主要功能是构成人体细胞和组织，维持人体的生理功能，次要功能是供能，其所提供的能量占总能量的 8%～15%。小儿处于生长发育阶段，对蛋白质的质和量需要相对更高。除需要有与成人相同的 8 种必需氨基酸外，组氨酸是小儿生长发育期间的必需氨基酸；胱氨酸、酪氨酸、精氨酸、牛磺酸为早产儿所必需。蛋白质氨基酸的模式与人体蛋白质氨基酸的模式接近的食物，生物利用率就高，称为优质蛋白质。优质蛋白质主要来源于动物和大豆蛋白质。食物的合理搭配及加丁可达到蛋白质互补，提高食物的生物价值。小儿蛋白质长期缺乏可出现生长发育迟缓、营养不良、贫血、水肿等，摄入过多又可发生便秘和消化不良。

（3）脂类。包括脂肪（三酰甘油）和类脂，是机体能量的重要来源和主要储存形式。人体不能自身合成，必须由食物供给的脂肪酸提供。食物供给的脂肪酸称为必需脂肪酸，如亚油酸、亚麻酸，主要来源于植物，亚油酸主要存在于植物油、坚果类（核桃、花生）亚麻酸主要存在于绿叶蔬菜、鱼类脂肪及坚果类。母乳含有丰富的必需脂肪酸。亚油酸在体内可转变成亚麻酸和花生四烯酸，故亚油酸是最重要的必需脂肪酸。α-亚麻酸可衍生出多种不饱和脂肪酸，包括二十碳五烯酸（EPA）和二十二碳六烯酸（DHA）。花生四烯酸和二十二碳六烯酸（DHA）在婴儿大脑和视网膜发育中起重要作用。花生四烯酸也是高生物活性产物前列腺素、血栓素和前列环素的前体，与炎症、免疫、过敏、心血管病等病理过程有关，在调节细胞代谢上具有重要作用。膳食中亚油酸缺乏，会影响人体的正常功能，表现为皮肤角化、伤口愈合不良、生长停滞、生殖能力减退、心肌收缩力降低、免疫功能下降和血小板凝聚障碍。脂肪所提供的能量占总能量的 30%～50%；年长儿为 25%～30%。必需脂肪酸应占脂肪所提供能量的 1%～3%。

（4）碳水化合物。碳水化合物为供能的主要来源。主要以糖原形式贮存在肝和肌肉中。2 岁以上儿童膳食中，碳水化合物提供的能量应占总能量的 50%～60%。当碳水化合物供给不足时，可引起低血糖，并且机体将分解脂肪或蛋白质以满足能量需要，以致酮体产生过多而致酸中毒。为满足儿童生长发育的需要，应首先保证能量供给，其次是蛋白质。如儿童能量摄入不足，机体会动用自身的能量储备甚至消耗组织以满足生命活动能量的需要。相反，如能量摄入过剩，则能量在体内的储备增加，造成异常的脂肪堆积，与成年期慢性疾病和代谢综合征有关，是当前要特别重视的问题。

（5）矿物质。人体中含有多种矿物质，目前有 21 种已被证明为人类生命所必需。其中在体内含量小于人体重 0.01% 的各种元素称为微量元素，如铁、碘、锌、硒、铜、钼、铬等。此类元素不能在体内生成，须通过食物摄入，也不提供能量，但为构成机体组织及维持人体内环境以及一切正常生理功能所必需。另外，某些微量元素在体内的生理剂量与中毒剂量极其接近，应予以注意。

（6）维生素。维生素是维持人体正常代谢和生理功能所必需的一类有机物质，在体内含量极微，但在机体的代谢、生长发育等过程中起重要作用。一般不能在体内合成（维生素 D、部分维生素 B 族及维生素 K 例外）或合成量太少，必须由食物供给。分为脂溶性（维生素 A、维生素 D、维生素 E、维生素 K）和水溶性（维生素 B 族和维生素 C）两大类。前者可储存于体内，不需每日提供，过量可致中毒；后者不能储存于体内，需每日供给，缺乏后症状出现迅速，过量一般不发生中毒。

（7）水。儿童水的需要量与能量摄入、食物种类、肾功能成熟度、年龄等因素有关。婴儿新陈代谢旺盛，水的需要量相对较多，为 150mL/（kg·d），以后每 3 岁减少约 25mL/（kg·d），成人需水量为 40~50mL/（kg·d）。

（8）膳食纤维。膳食纤维主要来自植物的细胞壁，为不被小肠酶消化的非淀粉多糖。其主要功能为：吸收大肠水分，软化大便，增加大便体积，促进肠蠕动等，并可吸附胆酸，有利于降低血清胆固醇。婴幼儿可从谷类、新鲜蔬菜、水果中获得一定量的膳食纤维。

（二） 小儿消化系统功能发育和营养的关系

掌握与了解小儿消化系统解剖发育知识非常重要，如吸吮、吞咽的机制、食管运动、肠道运动发育、消化酶的发育水平等，可正确指导家长喂养婴儿，包括喂养的方法、食物的量以及比例等。

（1）消化酶的成熟与宏量营养素的消化、吸收。婴幼儿生长发育快，所需营养物质相对较多，而消化系统发育尚未成熟，胃酸和消化酶分泌少，酶活力偏低，不能适应食物质和量的较大变化。出生时胃蛋白酶活性低，3 个月后逐渐增加，18 个月时达成人水平。生后 1 周胰蛋白酶活性增加，1 个月时已达成人水平。生后几个月小肠上皮细胞渗透性高，有利于母乳中免疫球蛋白吸收，但也增加异体蛋白（如牛奶蛋白、鸡蛋白蛋白）、毒素、微生物以及未完全分解的代谢产物吸收机会，产生过敏或肠道感染。因此，对于婴儿，特别是新生儿，食物的蛋白质应有一定限制。新生儿胰脂肪酶几乎无法测定，吸收脂肪的能力随年龄增加而提高，2~3 岁后达成人水平。母乳的脂肪酶可补偿胰脂酶的不足。0~6 个月婴儿食物中的糖类主要是乳糖，新生儿肠道双糖酶发育好，乳糖吸收较好。由于缺乏淀粉酶，故不宜过早添加淀粉类食物。

（2）与进食技能有关的发育。第一，食物接受的模式发展：婴儿除受先天的甜、酸、苦等基本味觉反射约束外，通过后天学习形成味觉感知。婴儿对能量密度较高的食物和感官好的食物易接受，一旦对能量味觉的指示被开启后再调节摄入是困难的，这可能是肥胖发生的原因之一。儿童对食物接受的模式源于对多种食物刺激的经验和后天食物经历对基础味觉反应的修饰，这说明学习和经历对儿童饮食行为的建立具有重要意义。第二，挤压反射。新生儿至 3~4 个月婴儿对固体食物出现舌体抬高、舌向前吐出的挤压反射。婴儿最初的这种对固体食物的抵抗可被认为是一种保护性反射，其生理意义是防止吞入固体食物到气管发生窒息，在转乳期用勺添加新的泥状食物时注意尝试 8~10 次才能成功。第三，咀嚼。吸吮和吞咽是先天就会的生理功能，咀嚼功能发育需要适时的生理刺激，需要后天学习训练。换奶期及时添加泥状食物是促进咀嚼功能发育的适宜刺激，咀嚼发育完善对语言的发育也有直接影响。后天咀嚼行为的学习敏感期在 4~6 个月。有意训练 7 个月左右婴儿咬嚼指状食物、从杯中喔水，9 个月始学用勺自食，1 岁学用杯喝奶，均有利于儿童口腔发育成熟。

四、婴儿喂养方式

（一） 纯母乳喂养

1.母乳成分

母乳是婴儿生理和心理发育的天然最好食物，对婴儿的健康生长发育有不可替代作用，因此要大力提倡母乳喂养。乳汁成分随乳母产后不同时期差异很大，产后 5 天以内的乳汁为初乳，量少，色黄，比重高，脂肪较少，而蛋白质含量特别高，主要为分泌型免疫球蛋白 A（sIgA）和乳铁蛋白，还有 IgM、IgG 和补体成分 C_3、C_4 等。维生素 A、牛磺酸和矿物质的含量颇丰富，并含有初乳小球（充满脂肪颗粒的巨噬细胞及其他免疫活性细胞）对新生儿的生长发育和抗感染能力十分重要；5~14 天为过渡乳，总量有所增加，脂肪含量最高，乳铁蛋白和溶菌酶仍保持稳定水平，蛋白质与矿物质渐减，而 sIgA、IgG、IgM 和 C_3、C_4 则迅速下降；14 天以后为成熟乳，蛋白质含量更低，但每日泌乳总量多达 700~1000mL；10 个月以后的乳汁为晚乳，总量和营养成分都较少。各期乳汁中乳糖含量变化不大。

2.母乳喂养的优势

（1）母乳营养丰富，能满足婴儿生后头 4~6 个月生长所需。各种营养素比例适宜，蛋白质：脂肪：糖比例为 1：3：6，且蛋白质中清蛋白多，酪蛋白少，在胃中形成凝块小；脂肪中含不饱和脂肪酸多，脂肪颗粒小，又含较多溶脂酶，均有利于消化、吸收和利用；人乳中碳水化合物主要是乙型乳糖，能促进双歧杆菌和乳酸杆菌的生长以及钙、镁和氨基酸吸收。人乳 pH 值为 3.6，对酸碱的缓冲力小，不影响胃液酸度（胃酸 pH 值 0.9~1.6），利于酶发挥作用。含微量元素锌、铜、碘较多，钙磷比例适宜为 2：1，铁含量虽与牛乳相同，但其吸收率却高于牛乳。

（2）母乳可增强婴儿机体的免疫力。母乳内含有抗体及分泌型 IgA，可增加肠道黏膜的免疫力并减少过敏反应。母乳含乳铁蛋白，可抑制大肠杆菌生长。此外，母乳还含巨噬细胞、T 淋巴细胞、B 淋巴细胞、补体、溶菌酶及双歧因子等，可抑制白色念珠菌及大肠杆菌生长。母乳喂养的婴儿 1 岁内呼吸道、消化道及全身感染发病率远低于人工喂养儿。

（3）母乳量随小儿身长而增加，温度及泌乳速度适宜，新鲜、无细菌污染，直接喂哺简单易行，十分经济。

（4）增进母婴感情，通过对婴儿的触摸、爱抚、微笑和言语促进母婴间的情感交流，对婴儿早期智力开发和今后身心健康发展有重要意义。母亲哺乳时还可密切观察婴儿的情况，及时发现某些疾病。

（5）可刺激母亲子宫收缩，减少产后出血；推迟月经复潮，有利于计划生育。母乳喂养还能减少乳母患乳腺癌和卵巢肿瘤的可能性。

3.母乳喂养方法

大多数健康的孕妇都具有哺乳的能力，但真正成功的哺乳则需孕妇身心两方面的准备和积极的措施。

（1）产前准备：保证孕妇的合理营养及充足的睡眠，树立母乳喂养的信心。孕母在妊娠后期每日用清水（忌用肥皂或酒精之类）擦洗乳头；乳头内陷者用两手拇指从不同角度按捺乳头两侧并向周围牵拉，每日1至数次。

（2）哺乳时间：正常分娩、母婴健康状况良好时，应该尽早开奶，一般生后1小时内即可哺乳。提倡母婴同室，并按需喂哺婴儿。

（3）哺乳方法：哺乳前给婴儿换好尿布，掌握正确的喂哺姿势。一般宜采用坐位，抱婴儿斜坐位，其头、肩枕于哺乳侧肘弯，用另一只手的示指和拇指轻夹乳晕两旁，将整个乳头和大部分乳晕置入婴儿口中，一般吸空一侧乳房再换另一侧。哺乳完毕将婴儿竖抱，头伏在母亲肩上轻拍背部，以帮助其胃内空气排出，之后宜将婴儿保持右侧卧位，以利胃排空，防止反流或吸入造成窒息。

（4）哺乳后能安静入睡或嬉戏自如，体重按正常速度增长，则表示乳量充足；反之，表示乳量不足。

（二） 部分母乳喂养

母乳不足或因其他原因加用牛乳、羊乳或配方乳补充，即为部分母乳喂养。如母乳喂哺时间不变，每次先哺母乳，将乳房吸空，然后再补充其他乳品，为补授法。如每日用其他乳品代替，至数次母乳喂养，为代授法。部分母乳喂养最好采用补授法，可使婴儿多得母乳。不得已采用代授法时，每日母乳次数最好不少于3次，否则泌乳量会进一步减少，以致最后只能完全采用人工喂养。

（三） 人工喂养

4~6个月以内的婴儿由于各种原因不能进行母乳喂养时，完全采用配方奶或其他兽乳喂养者，称人工喂养。牛乳是最常采用的代乳品。但普通牛乳蛋白质含量较人乳高，且以酪蛋白为主，在胃中形成较大的凝块，不易消化；牛乳的氨基酸比例不当，脂肪颗粒大，且缺乏脂肪酶，较难消化；乳糖含量低，主要为甲型乳糖，有利于大肠杆菌的生长；矿物质比人乳多3~3.5倍，增加婴儿肾的溶质负荷，对婴儿肾有潜在的损害；其最大的缺点是缺乏各种免疫因子，故牛乳喂养的婴儿患感染性疾病的机会较多，因此牛乳必须经改造才能喂养婴儿。

配方奶粉是以牛乳为基础的改造奶制品，使宏量营养素成分尽量接近于人乳，使之适合婴儿的消化能力和肾功能，如降低其酪蛋白、无机盐的含量，添加一些重要的营养素，如乳清蛋白、不饱和脂肪酸、乳糖；强化婴儿生长时所需要的微量营养素如核苷酸、维生素A、维生素D、β-胡萝卜素和微量元素铁、锌等。配方奶是6个月龄以内婴儿的主要营养来源。实际工作中为了正确指导家长或评价婴儿的营养状况，常常需要评估婴儿奶的摄入量。婴儿的体重、RNIs以及奶制品规格是估计婴儿奶量的必备资料。按规定调配的配方奶蛋白质与矿物质浓度接近人乳，只要奶量适当，总液量亦可满足需要。

（四） 婴儿食物转换方法

婴儿4个月后单靠乳类食品喂养已不能满足生长发育和营养的需要，并且随着乳牙萌出，婴儿的消化、吸收以及代谢功能也日趋完善，因此须及时添加辅食，为断离母乳做准备。

（1）添加辅助食品的原则。添加辅食时应根据婴儿的实际需要和消化系统成熟程度，遵照循序渐进原则进行：①从少到多：使婴儿有一个适应过程；②由稀到稠：从流质开始到半流质到固体；③由细到粗：如从菜汁到菜泥，乳牙萌出后可试食碎菜；④由一种到多种：习惯一种食物后再加另一种，不能同时添加几种；如出现消化不良应暂停喂该种辅食，待恢复正常后，再从开始量或更小量喂起；⑤婴儿患病时，应暂缓添加新品种。

（2）添加辅食的步骤和方法（表2-1①）。

表2-1 添加辅食的步骤和方法

月龄	食物性状	添加的辅食	餐数		进食技能
			主餐	辅餐	
4~6个月	泥状食物	菜泥、水果泥、含铁配方米粉	6次奶（断夜间奶）	逐渐加至1次	用勺喂
7~9个月	末状食物	稀（软）饭、烂面菜末、蛋、鱼	4次奶	1餐饭，1次水果	学用杯
10~12个月	碎食物	软饭、碎肉、碎菜、蛋、鱼肉、豆制品、水果	3次奶，1次水果	2餐饭	断奶瓶，手抓食自用勺

① 陈荣寿，杜玲玲，王晓.现代临床儿科诊疗学［M］.长春：吉林科学技术出版社，2017.

五、幼儿营养和膳食安排

幼儿进食特点为：

（1）饮食的变化。1岁后由于生长速度减慢，婴幼儿对食物的需要量也随之减少。多数1岁小儿已出6~8颗牙，具有较好的咀嚼功能，消化酶的活力也较强，因此对食物的形状和品种的需求也日趋多样化。此时期大部分小儿已逐渐过渡到一日三餐加点心的膳食安排。

（2）心理行为影响。幼儿神经心理发育迅速，常表现出对某些食物强烈的喜恶以及自我进食欲望。幼儿有调节进食的能力，能够准确地判断能量的摄入，可能会吃较多的中餐或较少的晚餐，但每日的能量摄入比较一致。家长应尽可能尊重小儿的选择，强迫小儿进食其不喜欢的食物易引起心理逆反而造成厌食。同时小儿自己选的食物和量也常常适合自己的生理需要，使膳食中各种营养素自动达到平衡。

（3）家庭的影响和进食技能发育状况。饮食行为受家庭饮食习惯影响很大，其进食技能发育状况与婴儿期的训练有关。因此家长应言传身教，不偏食、不挑食；应营造宽松愉快的进食环境，专心进食，细嚼慢咽；进食前不吃零食，进食要定时、定量。同时要有意识地训练使用小勺、筷子等，提高进食技能。

幼儿膳食中各种营养素和能量的摄入需满足该年龄阶段儿童的生理需要。蛋白质每日40g左右，其中优质蛋白（动物性蛋白质和豆类蛋白质）应占总蛋白的1/3~1/2。蛋白质、脂肪和碳水化合物产能为8%~15%、30%~35%、50%~60%。但膳食安排需合理，以每日四餐为宜。

第四节 儿科病史采集与身体检查

儿科病史的采集、记录和体格检查在各方面有自身的特点，有别于成人，是开展儿科临床诊疗工作的基础，儿科医护人员必须熟练掌握。

一、儿科病史采集与记录

（一）病史采集询问方法

患儿多需由家长代述病史，较大的患儿可让他自己补充叙述病情。询问时态度要和蔼，语言要通俗易懂，要注重与家长和孩子沟通，关心，充分体谅他们的焦急心情，尊重家长和孩子的隐私，但不能暗示，要注意其可靠性，最后加以整理、认真分析、详细记录。危重患儿应边检查边询问，并及时抢救，待病情稳定后再详细询问病史。

（二）病史采集内容

（1）一般内容。正确记录患儿姓名、性别、年龄（采用实际年龄：新生儿记录到小时或天数、婴儿记录到月数、1岁以上记录到几岁几月）、种族、家长及抚育人姓名、年龄、职业、文化程度、工作单位、家庭住址及电话、入院日期及其可靠程度。

（2）主诉。就诊的主要症状或体征及时间，字数不宜多，如"发热、咳嗽2天伴喘息1天"。

（3）现病史。现病史是病历的主要部分，详细记录各种症状的起因、发生发展情况及诊治经过。①起病时间：起病时间不易问准，应认真详细回顾。②临床症状：婴幼儿不会叙述自觉症状而以特殊行为表示，如头痛用手打头或摇头，腹痛捧腹弯腰等。③分清主次：小儿患病常累及多个系统，如呼吸道疾病常伴有呕吐、腹泻等消化道症状，也可因高热引起惊厥、昏迷等神经系统症状，故根据主诉询问相关系统的症状，也应注意询问其他系统和全身状况。④全面了解：几种疾病同时存在时，除主要疾病表现外，其他疾病情况也应问清，并加以记录，如反复感染患儿常伴随营养缺乏病。⑤具有鉴别意义的阴性症状。⑥与现病密切相关的疾病：如风湿热、急性肾炎，应询问近期有无扁桃体炎等病。

（4）个人史。儿科病史中最具特点性，询问时根据不同年龄、不同疾病各有侧重。①出生史：包括母孕期健康状况、胎次、产次、分娩时是否足月或早产、生产方式、出生体重、生后有无窒息、产伤、Apgar评分等。对新生儿和小婴儿尤应详细了解，新生儿可写入现病史中。②喂养史：了解喂养方法，辅食添加及断奶情况，年长儿应了解有无偏食及饮食习惯偏好。对营养性或消化系统疾病者应详细询问喂养情况。③生长发育史：根据年龄询问体重、身高、头围、胸围的增长情况，前囟闭合及乳牙萌出的时间；何时能抬头、会笑、会坐、爬、站、走；何时会叫爸爸、妈妈；学龄儿童还应了解学习成绩和行为表现。④预防接种史：何时接受过何种预防接种、具体次数、有无反应及处理情况。⑤传染病接触史：疑似传染病者，应详细了解近期接触史。

（5）既往史。了解以前患过何种疾病，特别是与现病有密切关系者。如高热惊厥者，应询问以往有无类似病史，问清药物、食物过敏史并记录。

（6）家族史。了解家族中有无遗传性、过敏性或急慢性传染病病史，了解家庭成员的健康及死亡情况，父母年龄，是否近亲结婚，社会环境、家庭经济、居住环境以及对小儿的教养情况等。

二、儿科体格检查

（一）　儿童体格检查方法

体格检查是诊断疾病的重要步骤，小儿的生理与心理均与成人不同，患病尤为特殊，首先要取得患儿的信任及合作，用微笑、呼小名、表扬鼓励、玩具哄逗等方法消除患儿紧张心理；检查时可在母亲怀抱中进行，医生态度要和蔼，动作要轻柔，注意保温，不要过多的身体暴露；检查顺序灵活掌握，易引起小儿不安的部位如口腔、咽部、眼睛等要放在最后检查；有疼痛的部位也应在最后检查；如遇危重儿应简单、有针对性地检查，重点是先抢救，然后再全面检查。

（二）　儿科体格检查内容

（1）一般测量。①体温：一般为腋下温度，测试时间不少于 5 分钟，正常 36 ~ 37℃，肛温平均较腋温高 0.4 ~ 0.5℃。②呼吸、脉搏：婴幼儿易受各种因素的影响，如哭闹时脉搏加快，故应在安静情况下计数。③血压：新生儿及小婴儿血压可用多普勒超声诊断仪测定，其他年龄均为"袖带法"，但袖带宽度应适宜，一般为上臂长度的 2/3，若过宽测得数据偏低，过窄则偏高。④体重：测量时要注意其准确性。⑤身长：3 岁前患儿要用量床测量。

（2）一般外表。询问病史的过程中，要注意观察小儿营养状况、病容、神志、表情、对周围事物的反应、体位、行走姿势及语言表达能力等。

（3）皮肤和皮下组织。应在明亮自然光线下观察皮肤颜色，有无苍白、黄染、发绀、皮疹、出血点、色素沉着等，注意皮肤弹性和皮下脂肪厚度，有无脱水及水肿，触诊时注意皮下有无结节。

（4）淋巴结。浅表淋巴结包括枕后、颈部、耳后、腋窝、腹股沟等，触诊时应注意大小、数目、质地、活动度及有无压痛等。正常小儿可扪到单个质软、状似黄豆大小的淋巴结，可移动，无压痛。

（5）头部。注意头颅大小、形态、有无枕秃、囟门及骨缝是否闭合，并测量头围，小婴儿须触摸顶部及枕部颅骨有无软化呈乒乓球样感觉，新生儿注意有无产瘤、血肿。有无特殊面容及畸形。①眼：眼睑有无水肿、下垂，眼结膜是否充血，角膜有无溃疡及浑浊，巩膜有无黄染及瞳孔大小、对光反射等。②鼻：观察鼻形，注意有无鼻翼扇动、鼻分泌物及鼻通气情况。③耳：耳郭有无畸形，外耳道有无脓性分泌物，有无疖肿，提耳时有无疼痛，乳突有无压痛。④口腔：口唇有无苍白、干燥、发绀及口角糜烂或疱疹，口腔黏膜、牙龈、舌及咽部有无充血、溃疡、黏膜斑，有无龋齿、杨梅舌、扁桃体肿大及鹅口疮等。

（6）颈部。柔软或强直，观察有无斜颈、短颈、颈蹼等，甲状腺是否肿大，有无颈静脉充盈，气管是否居中。

（7）胸部。注意有无胸廓畸形，如鸡胸、漏斗胸、桶状胸、肋骨串珠、郝氏沟、肋缘外翻，胸廓两侧是否对称，有无心前区隆起及呼吸运动异常。

（8）腹部。①视诊：注意腹部形态，有无腹膨隆、舟状腹、蠕动波及腹壁静脉曲张；新生儿注意脐部有无出血、分泌物、炎症及脐疝。②触诊：有无压痛，要观察小儿表情反应。正常婴幼儿肝边缘在右肋下 1~2cm 处触及，6~7 岁后不应再触到。小婴儿有时脾也可触到。肝脾均质软，无压痛。③叩诊：正常除肝脾区呈浊音外，其余均为鼓音，当腹水在 1000mL 以上时，移动性浊音阳性，故注意叩诊音的变化及肝脾大小。④听诊：肠鸣音是否亢进、减弱，有无血管杂音等。

（9）脊柱和四肢。有无畸形，如"鸡胸""O"或"X"形腿，躯干与四肢比例是否正常，活动是否正常。

（10）外生殖器和肛门。有无先天畸形、隐睾及疝等。

（11）神经反射。检查各种原始、生理和病理反射，如吸吮、拥抱、握持反射及腹壁、提睾反射、巴宾斯基征、布鲁津斯基征、凯尔尼格征等。

第五节　儿科疾病治疗的基本原则

小儿处于生长发育过程中、不同年龄的小儿在生理、病理和心理特点上各有差异，在病因、疾病过程和转归等方面与成人有诸多的不同，因此在治疗和处理上更需要精湛的医术、耐心和爱心，要综合分析，制订科学合理的治疗方案，才有利于患儿身心早日康复。

一、儿科饮食治疗原则

根据病情和年龄选择适当的饮食，有助于疾病的治疗和康复；不适当的饮食可使病情加重，甚至危及生命。

（一）　一般饮食原则

（1）流质适用于高热、吞咽困难、胃肠道手术后、鼻饲患儿。

（2）半流质适用于急性感染、咀嚼困难、体弱儿。

（3）软食适用于疾病恢复期。

（二）　治疗性饮食原则

（1）少渣饮食。适用于胃肠道手术后、消化道感染。

（2）无盐和少盐饮食。每日食物中食盐含量<0.5g 时为无盐饮食，<1.5g 时为低盐饮食，适用于心、肾功能不全有水肿的患儿。

（3）低蛋白饮食。膳食中减少蛋白质含量，以碳水化合物如马铃薯、甜薯、水果等补充热量，适用于尿毒症、肝性脑病和急性肾炎少尿期的患儿。

（4）高蛋白饮食。每天增加蛋白质在食物中的含量，如鸡蛋、瘦肉，适用于营养不良、消耗性疾病患儿。

（5）低脂肪饮食。膳食中少用、不用油脂、肥肉等，适用于腹泻、肝病患儿。

（6）低热能饮食。可选用低能量食物，如鱼、蛋、瘦肉、蔬菜、水果、豆类等，适用于单纯肥胖症儿童。

（7）特殊乳制品。有这几种特殊乳制品：①稀释奶，用于早产儿和患病的新生儿；②脱脂奶和酸奶，用于腹泻婴儿；③蛋白奶，可提供丰富蛋白质，用于营养不良患儿；④豆奶，不含乳糖，用于牛乳过敏和乳糖酶缺乏者；⑤无乳糖饮食，用于半乳糖血症患儿；⑥低苯丙氨酸饮食，用于苯丙酮尿症患儿。

（三）　胃肠外营养原则

不能通过胃肠道获得足够营养的患儿，需要用静脉营养液提供各种营养。静脉营养液由平衡氨基酸、葡萄糖、脂肪乳剂、电解质、多种维生素和微量元素组成。可通过周围小静脉或中心静脉 24 小时均匀输入，输入量每日不超过 135mL/kg。一般静脉营养液浓度较高，是血浆的 5 倍左右，所以应逐渐增加剂量。

二、儿科药物治疗原则

药物治疗在小儿疾病的防治中占重要地位，而药物的过敏反应、毒副作用常对机体产生不良影响。不同年龄对药物的敏感性、耐受性及药物的反应各有其特点。小儿选择药物应慎重，用药剂量较成人更要准确。因此要合理用药，精确计算，以发挥药物的最大疗效，减少不良反应，这是小儿药物治疗的重要原则。

（一）　常用药量计算方法

（1）按体重计算。是最常用、最基本的方法。计算公式：

每日或每次剂量＝体重（kg）×每日（次）每千克体重所需药量

患儿体重以实测值为准。年长儿童按体重计算超过成人量则以成人量为上限。

（2）按年龄计算。剂量幅度大，不需十分精确的药物，如止咳药、营养药等，按每次每岁 1~2mL 计算，最多每次用 10mL。

（3）按体表面积计算。此法比按年龄、体重计算更为准确，儿童和成人均适用，公式如下：

<30kg 小儿体表面积（m^2）= 体重（kg）×0.035+0.1

>30kg 小儿体表面积（m^2）= ［体重（kg）－30］×0.02+1.05

每日剂量=体表面积（m^2）×每平方米面积每日需要量

（4）按成人折算。此法多用于未提供小儿剂量的药物，适合于幼儿以上的儿童。计算公式：

$$小儿剂量＝成人剂量×小儿体重（kg）/50$$

采用上述任何方法计算的剂量，须与患儿具体情况相结合，才能得出比较确切的药物用量。如：新生儿或小婴儿肾功能较差，一般药物剂量宜偏小；但对新生儿耐受较强的药物如苯巴比妥，则可适当增大用量。

（二）　常用给药方法

根据年龄、疾病及病情选择给药途径、药物剂型和用药次数，以保证药效和尽量减少对患儿的不良影响。

（1）口服法。能口服尽量口服，可添加适量的糖，使小儿易于接受，是最常用的给药方法，病情需要可用鼻饲。

（2）注射法。有皮下、肌内、静脉、鞘内及胸、腹腔等，适用于急症或重症者。注射法比口服法奏效快，但对小儿刺激大，如肌内注射次数过多还可造成臀肌挛缩、影响下肢功能，非病情必需不宜采用。

（3）外用药。以软膏多，也可用水剂、混悬剂、粉剂等。要注意小儿用手抓摸药物，误入眼、口等引起意外。

（4）其他方法。雾化吸入常用；灌肠法小儿采用不多，可用缓释栓剂；含剂、漱剂年长儿可采用。

（三）　小儿药物选择的注意事项

（1）合理使用抗生素。有这几种情况：①给药前要了解既往用药情况，有无过敏史；②根据病原体的种类、敏感性，选择有效抗生素，严格掌握药理作用和用药指征，重视毒副作用；③抗生素联合应用时，种类不宜过多，应注意有无协同或拮抗作用；④要有足够的疗程，抗生素一般 48~72 小时才生效，故不宜更换太勤，也勿给药时间过长，以防发生菌群失调、双重感染、耐药性及毒性反应。

（2）肾上腺皮质激素。短疗程常用于严重感染、过敏性疾病。长疗程用于肾病综合征、血液病、自身免疫性疾病。哮喘、某些皮肤病则提倡局部用药：①短期大量使用可掩盖病情，对不明原因发热，诊断不明确者，切忌轻率应用，不主张做退热药使用；②长期使用抑制骨骼生长，影响水、盐、蛋白、脂肪代谢；③长期使用可使肾上腺皮质萎缩，免疫力降低，继发感染，突然停药会引起反跳现象及肾上腺皮质功能不全综合征；④水痘患儿禁用激素，以防病情加重。

（3）退热药。使用时应注意：①引起发热的原因很多，在使用退热药物之前应找出病因，以免影响诊断，耽误治疗；②须根据年龄、病情选用恰当的品种、剂型和剂量，儿童不宜使用成人剂型，3 个月内的婴幼儿应慎用药物退热，宜多用物理方法退热，熟悉退热药的禁忌证和配伍禁忌；③解热药必要时可每隔 4~6 小时服药 1 次，一般疗程不宜超过 1 周，退热后即停服，体弱、失水、虚脱患儿不宜再给予退热药发汗药，应鼓励多饮水，避免加重病情，反复使用要复查血象；④退热药应按时服用，不能随意加大剂量或缩短给药时间，不要联合使用。

（4）孕期及哺乳期用药。注意对胎儿及乳儿的影响，如抗生素、激素、镇静剂、阿司匹林及抗癌药物等，可通过胎盘引起胎儿畸形及毒性反应；苯巴比妥、阿托品、水杨酸盐等药物可经母乳影响哺乳婴儿，使小儿发生毒性反应，应慎用。

（5）新生儿用药。新生儿的肝、肾等代谢功能均不成熟，不少药物易引起毒副作用，如磺胺类药、维生素 K_3 可引起高胆红素血症，氯霉素引起"灰婴综合征"等，故应慎重使用。

三、心理治疗基本原则

患病使小儿产生心理负担，医生、护士及医院陌生环境容易使小儿紧张、焦虑、恐惧等，而使患儿出现哭闹、整夜不眠、沉默、闷闷不乐、拒绝检查及治疗。这些心理和情绪障碍可发生在疾病的过程中，既是疾病的后果，也可成为病情加重和治疗效果不佳的原因之一。因此，儿科医护人员要了解小儿临床心理治疗和护理的基本知识。

随着医学模式的转变，心理因素在儿科疾病治疗及康复中的重要性逐渐被重视。常用的心理治疗包括支持疗法、行为疗法、疏泄法等，对初次治疗者多以暗示和循循善诱方法帮助患儿疏泄内心郁积的压抑，激发情绪释放，减轻心理压力和精神障碍程度以促进原发病康复。安静、舒适、整洁的住院环境及医护人员的爱心、亲切的语言、轻柔动作和周到的服务均有利于消除患儿的焦虑、紧张、恐惧心理和情绪障碍。

第二章 新生儿疾病诊疗研究

第一节 早产儿

一、外观与生理特点

早产儿是指胎龄不足 37 周出生的新生儿。在我国，早产儿的发病率 5%～10%，其死亡率可达 12.7%～20.8%。绝大多数早产儿出生体重<2500g，身长<45cm。

（一） 外观特点

早产儿体重大多低于 2500g，身长不足 47cm，哭声轻微，四肢肌张力低下，颈肌软弱，皮肤薄而红嫩，水肿发亮，胎毛多，胎脂丰富，皮下脂肪少。头大，头长为身高的 1/3，头发短而软，似绒毛。耳郭软骨发育不全，缺乏软骨，耳舟不清楚。乳晕不清，乳腺结节不能触到。男婴睾丸未降或未全降，女婴大阴唇不能遮盖小阴唇。指甲未到指尖，足底纹少。

（二） 生理特点

第一，体温。早产儿体温调节功能不完善，棕色脂肪含量少，体表面积相对较大，皮下脂肪少，易散热，同时汗腺发育不成熟和缺乏寒冷抖动反应。因此，早产儿的体温易随环境温度的变化而变化，且常因寒冷导致硬肿症的发生。

第二，呼吸系统。早产儿呼吸中枢较足月儿更不成熟，表现为呼吸浅快，不规则或呈周期性，在呼吸过程中，易发生呼吸暂停。由于早产儿肺发育不成熟和缺少表面活性物质，容易发生肺透明膜病。因咳嗽反射弱，不易咳出气管、支气管的黏液，易产生肺不张或吸入性肺炎。在宫内有窘迫史的早产儿，更易发生吸入性肺炎。

第三，循环系统。早产儿心率快，血压较足月儿低，当发生败血症或心功能不全等情况，易出现血容量不足和低血压。同时，因毛细血管脆弱，缺氧时易导致出血。

第四，消化系统。早产儿吸吮力弱，吞咽功能差，贲门括约肌松弛，胃容量小，更易引起溢乳、呛奶而窒息。各种消化酶不足，胆酸分泌较少，对脂肪的消化吸收较差，在缺氧、缺血、喂养不当情况下易发生坏死性小肠结肠炎。由于早产儿的胎粪形成较少和肠蠕动乏力，易出现胎粪延迟排出。因肝脏不成熟，肝葡萄糖醛酸转换酶不足，生理性黄疸持续时间长，易发生高胆红素血症。早产儿肝内糖原储存少，蛋白质合成不足，易发生低血糖和低蛋白血症。同时由于肝功能不完善，肝内维生素 K 依赖凝血因子的合成少，易发生出血症。

第五，血液系统。早产儿血小板量较足月儿略低；贫血常见；致凝血因子缺乏，易引起出血，特别是肺出血和颅内出血。

第六，泌尿系统。早产儿肾脏功能不成熟，易发生水、电解质紊乱。因肾对抗利尿激素（ADH）反应低下，排钠指数高，如不注意补钠，易发生低钠血症。由于血中碳酸氢盐浓度低、肾小管排酸能力有一定限制，所以在用普通牛奶人工喂养时，由于酪蛋白含量较高，可发生晚期代谢性酸中毒。

第七，神经系统。神经系统的功能和胎龄有着密切的关系，胎龄越小，功能越差。原始反射难以引出或表现为反射不完善。早产儿，尤其是极低体重早产儿，由于脑室管膜下存在胚胎生发层基质，易发生脑室管膜下出血及脑室周围白质软化。

第八，免疫系统。早产儿皮肤娇嫩，屏障功能弱，体液及细胞免疫功能不完善，各种补体水平较足月儿更低，易发生各种感染。

第九，代谢系统。早产儿体内蛋白质储存不足，常有低蛋白血症。由于甲状腺功能不成熟，加上肾脏排磷少，尤其是牛奶喂养的早产儿易发生高磷、低钙血症。早产儿肝糖原储存不足，生后如喂养不及时，易发生低血糖；但静脉补糖过快，又因胰岛 β 细胞不成熟易发生高血糖。

二、辅助检查与诊断要点

辅助检查：周血红细胞和血红蛋白下降，血小板偏低，凝血酶原时间及活化部分凝血活酶时间延长、总蛋白、白蛋白均降低，血钾偏高，其他电解质偏低。血氧饱和度偏低，血气分析有时呈低氧血症及代谢性酸中毒，体液免疫及细胞免疫均偏低。

诊断要点：①出生时胎龄不详，或虽胎龄不详，但通过胎龄评估法判定胎龄周数小于37 周的新生儿；②胎龄小于 37 周出生的新生儿。

三、治疗常规

（一）保暖

出生后即应给予保暖，产房温度应保持 27~28℃，出生后迅速将全身擦干，放在预热棉毯中，尽量不让患儿裸露，在复苏处理后尽快放在预热的暖箱中。每 4~6h 测量 1 次体温，维持恒定、适中的温度对早产儿非常重要，根据不同出生体重和日龄，早产儿所处暖箱温度应控制在 32~35℃ 之间，保持早产儿的皮肤温度恒定在 36~37℃。暖箱的相对湿度也有要求，一般维持在 60%~80% 之间，且胎龄和出生体重越低，暖箱相对湿度越应适当高一些，对超低出生体重儿，暖箱湿度对维持体液平衡具有重要作用。为保持早产儿体温稳定，各种操作尽量在暖箱中进行，如需暂时离开暖箱亦应注意保暖。对出生体重较大（超过 2000g）的早产儿，也可采用开放式辐射式保暖床并盖以塑料薄膜进行保暖。

（二）呼吸管理

1.吸氧

当早产儿吸入室内空气，经皮血氧饱和度（$TcSO_2$）测定数值低于 85%，并伴有呼吸困难时，应给予吸氧。常见有头罩吸氧、鼻导管吸氧和暖箱吸氧三种方式。通常，早产儿吸入的气体要尽可能采用有空气与氧气混合的气源，头罩吸氧时，总流量为 5~8L/min；对日龄较大者，可用鼻导管吸氧，氧流量为 0.5L/min 左右。早产儿吸氧必须监测经皮血氧饱和度，严格控制吸入氧浓度，并及时根据 $TcSO_2$ 或血气结果调整吸入氧浓度，一般将 $TcSO_{22}$ 维持在 88%~93% 即可，不宜高于 95%。

2.持续气道正压呼吸

对有呼吸困难的轻度或早期新生儿呼吸窘迫综合征（NRDS）、湿肺、感染性肺炎及呼吸暂停等患儿，可使用鼻塞持续气道正压呼吸（CPAP），可使肺泡在呼气末仍保持正压，有助于萎陷的肺泡重新张开。CPAP 压力以 0.4~0.6kPa（4~6cmH$_2$O）为宜，吸入氧浓度根据 $TcSO_2$ 应尽快调整至 40% 以下。

3.机械通气

如用 CPAP 后病情仍继续加重，$PaCO_2$ 又称动脉血二氧化碳分压，升高在 8.0~9.3kPa（60~70mmHg），PaO_2 又称血氧分压，下降至 6.7kPa 以下，则应改用机械通气。一般先用常频机械通气，根据病情和血气结果调节呼吸机参数，如常频机械通气效果不理想，可使用高频机械通气。

（三） 营养支持

1.乳类选择

（1）母乳。母乳是最理想的选择，尤其对早产儿的免疫、营养和生理方面都更为有利。母乳中蛋白质等营养物质含量丰富、脂肪和乳糖量较低，且含有对小肠成熟、促进视网膜和中枢神经系统发育的物质，直接哺乳还可增进母子感情。

（2）母乳添加剂。对于纯母乳喂养的极低和超低出生体重儿，若生长速度缓慢，可应用母乳添加剂，强化母乳、补充不足。国外推荐母乳喂养的早产儿可使用含蛋白质、矿物质和维生素的母乳添加剂以确保满足预期的营养需求。添加时间为当极低出生体重儿耐受100mL/（kg·d）的母乳喂养之后。

（3）配方奶。对无法母乳喂养者，可选用配方乳。常用有婴儿配方奶，适用于足月出生的婴儿；早产儿配方奶，适用于 BW<2000g 的早产儿；水解蛋白配方奶，适用于对蛋白质过敏或短肠综合征的婴儿；去乳糖配方奶，适用于先天乳糖酶缺乏或继发性乳糖不耐受的婴儿；早产儿出院后配方奶，适用于极低出生体重儿出院后过渡时期。

（4）肠道外营养。对肠道内喂养耐受性较差和肠道内喂养量不足者，要同时辅以肠道外营养。脂肪和氨基酸用量，从 1.0g/（kg·d）开始，之后每日增加 0.5~1.0g/（kg·d），一般最大剂量为每日 3.0~3.5g/kg。对出生体重较小的早产儿，需要较长时间肠道外营养者，可通过外周静脉中心置管（PICC）输注营养液，同时应给予非营养性吸吮，以防胃肠功能萎缩。

2.营养需求与喂养途径

早产儿的能量摄入，生后第 1 日约 125.5KJ/kg（30kcal/kg），以后每日增加 41.8KJ/kg（10kcal/kg），直至每日 100~120kcal/kg；脂肪、糖、蛋白质等需要量按比例分配；同时补充维生素、微量元素及矿物质等。

早产儿经口喂养是供给营养最好的途径，适用于吸吮、吞咽功能较好的早产儿；胃管喂养适用于吸吮、吞咽功能不协调的早产儿，包括间歇胃管法和持续胃管法，对有严重窒息者，应适当延迟时间，多在生后 24h。除此还有肠道内喂养，如十二指肠喂养，适用于胃潴留较明显或频繁有胃食管反流的患儿，为防止低血糖和促进胃肠发育，提倡早喂养和微量喂养。

第二节　新生儿窒息

新生儿窒息是指由于产前、产时或产后的各种病因，使胎儿缺氧而发生宫内窘迫或娩出过程中发生呼吸、循环障碍，导致生后 1 分钟内无自主呼吸或未能建立规律呼吸，以低氧血症、高碳酸血症和酸中毒为主要病理生理改变的疾病。本病是新生儿伤残和死亡的主要原因之一。国内发病率 5%~10%。

一、临床表现

（1）胎儿缺氧（宫内窒息）。早期表现为胎动增加，胎心率加快至>160 次/分，晚期胎动减少甚至消失，胎心率减慢至<100 次/分，最后心脏停搏，羊水可被胎粪污染成黄绿色或深绿色。

（2）Apgar 评分。新生儿娩出时的窒息程度可用新生儿评分（简称 Apgar）进行评估，于出生后 1 分钟、5 分钟各评一次。评分 8~10 分为正常；4~7 分为轻度窒息，表现患儿皮肤青紫、呼吸浅表或不规则，肌张力增强或正常；0~3 分为重度窒息，表现患儿皮肤苍白，呼吸微弱或无呼吸，肌张力低下，若生后 1 分钟评 8~10 分而数分钟后又降到 7 分以下者也属窒息。

（3）各器官受损表现。患儿经过及时抢救大多数能够恢复呼吸，皮肤转红，哭声响亮。少数重度窒息患儿或缺氧较久可引起多脏器损害，如胎粪吸入综合征、呼吸暂停、缺氧缺血性脑病、颅内出血、低血糖、低血钙、少尿、坏死性小肠结肠炎等。

二、辅助检查与治疗原则

血气分析可显示呼吸性酸中毒或代谢性酸中毒。当胎儿头皮血 pH≤7.25 时提示胎儿有严重缺氧，需准备各种抢救措施，作为应用碱性溶液和供氧的依据。根据病情需要还可选择性地监测血糖、血电解质、血尿素氮及肌酐等生化指标。

治疗原则包括：

第一，预防与早期预测。做好产前检查，估计胎儿娩出有窒息的危险时，做好抢救对高危胎儿进行监护和复苏的准备工作，包括人员、仪器、物品等。

第二，复苏与复苏后处理。采用国际通用的 ABCDE 复苏方案：①开放气道；②建立呼吸；③评估和监测呼吸、心率、血压、尿量、皮肤颜色、经皮持循环；④药物治疗；⑤评价。血氧饱和度及窒息所致的神经系统症状等，注意维持内环境稳定，控制惊厥，治疗脑水肿。

三、诊断常规

（一）诊断要点

第一，诊断依据。内容包括：①生后 1 分钟和（或）5 分钟 Apgar 评分≤7 分。②脐动脉血 pH 值<7.0。

第二，分度诊断。内容包括：①轻度窒息。生后 1 分钟 Apgar 评分 4~7 分。②重度窒息。生后 1 分钟 Apgar 评分 0~3 分。

（二） 鉴别诊断

本病注意与新生儿呼吸窘迫综合征相鉴别。后者早产儿多见，生后不久出现进行性呼吸困难、青紫、呼气性呻吟等为其特点。死亡率高，死亡多发生在生后 48 小时内。胸部 X 线检查显示为毛玻璃样改变或支气管充气症状伴"白肺"的特异性表现可确诊。

四、治疗常规

尽快完成对患儿及时有效的复苏抢救，尽可能缩短机体缺氧的时间，监测体温、呼吸、心率、尿量等多项指标，了解各脏器受损程度并及时处理。

第一，一般治疗常规。加强护理，复苏前后均需注意保暖，防止并发症的发生。轻度窒息患儿复苏后数小时可以试喂糖水，若无呕吐、腹泻时可喂奶。

第二，复苏治疗。存在窒息的患儿生后应及时进行复苏，多采用国际公认的 ABCDE 复苏方案。具体内容包括：A（airway）清理呼吸道；B（breathing）建立呼吸，人工通气；C（circulation）维持循环，保证心搏量；D（drugs）药物治疗；E（evaluation）评价。其中 A 为根本，B 为关键。对呼吸、心率和皮肤颜色进行评估应贯穿于整个复苏过程中，遵循：评估→决策→措施→再评估→再决策→再措施的循环往复原则。

在 ABCDE 复苏原则下，新生儿复苏可分为 4 个步骤：①基本步骤，包括快速评估、初步复苏及评估；②人工呼吸，包括面罩或气管插管正压人工呼吸；③胸外按压；④给予药物或扩容输液。

（一） 初步复苏

以下操作要求动作迅速，应在生后 15~20 秒内完成。

1.保暖

新生儿出生后立即用，预热的保暖衣被包裹其外。有条件者可用远红外辐射保暖装置代替，不得已时也可用白炽灯等临时保暖，但应防止烫伤。因会引发呼吸抑制，也要避免高温。

2.清理呼吸道

在胎儿肩娩出前，助产者用手挤捏新生儿的面、颏部排出（或用吸球吸出）新生儿口咽、鼻中的分泌物。娩出后，用吸管（8F 或 10F）先口咽、后鼻腔清理分泌物。应限制吸管的深度和吸引时间（<10 秒钟），吸引器的负压不超过 13.3kPa（100mmHg）。过度用

力吸引可能导致喉痉挛和迷走神经性的心动过缓，并可使自主呼吸出现延迟。

当羊水有胎粪污染时，无论胎粪是稠或稀，胎头一旦娩出，应先吸引口、咽和鼻部，可用大吸引管（12F 或 14F）或吸出胎粪，接着对新生儿有无活力进行评估（有活力是指新生儿有规则呼吸或哭声响亮、肌张力好、心率>100 次/min），如新生儿有活力，初步复苏继续；如无活力，可采用胎粪吸引管进行气管内吸引。

3.摆好体位

肩部用布卷垫高 2~3cm，置新生儿头轻度仰伸位（鼻吸气位）。

4.触觉刺激

完成以上步骤的处理后若婴儿仍无呼吸，可采用手拍打或手指弹患儿足底或摩擦后背 2 次以诱发自主呼吸。如这些努力均无效，表明新生儿处于继发性呼吸暂停，需正压人工呼吸。

（二） 建立呼吸，维持循环

（1）初步复苏后立即对婴儿进行评估，对出现正常呼吸，心率>100 次/min，且皮肤颜色逐渐红润或仅有手足青紫者，只需继续观察。

（2）对呼吸暂停或抽泣样呼吸，或心率<10 次/min 及给予纯氧后仍存在中枢性青紫者，应立即应用加压吸氧面罩正压给氧，通气频率 40~60 次/min，吸呼比 1：2，第一口呼吸时压力为 2.94~3.92kPa（30~40mmHg）以保证肺叶的扩张，之后减为 1.96~2.94kPa（20~30mmHg）。可通过患儿胸廓起伏、呼吸音、心率及肤色来判断面罩加压给氧的效果。如达不到有效通气，需检查面罩和面部之间的密闭性，是否有气道阻塞（可调整头位，清除分泌物，使新生儿的口张开）或气囊是否漏气。面罩型号应正好封住口鼻，但不能盖住眼睛或超过下颌。

大多窒息患儿经此通气后可恢复自主呼吸，心率>100 次/min，肤色转红，此时可停面罩正压吸氧，改常规吸氧或观察；如心率未到 100 次/min，但有逐渐加快趋势时应继续面罩加压给氧；如心率始终无增快，并除外了药物抑制后，应立即行气管插管加压给氧，使心率迅速上升，若此后心率仍持续<60 次/min，应同时加做胸外按压。持续气囊面罩人工呼吸（>2 分钟），可产生胃充盈，应常规插入 8F 胃管，用注射器抽气和在空气中敞开胃管端口来缓解。

（3）对无规律性呼吸或心率<60 次/min 者，应直接进行气管插管正压通气加胸外按压。

1）气管内插管适应证：有羊水胎粪污染，且新生儿无活力者，需吸净者；重度窒息需较长时间进行加压给氧人工呼吸者；应用面罩加压给氧人工呼吸无效，胸廓无扩张或仍发绀者；需气管内给药者；拟诊先天性膈疝或超低出生体重儿。

2）气管插管的方法：左手持喉镜，使用带直镜片（早产儿用 0 号，足月儿用 1 号）的喉镜进行经口气管插管。将喉镜夹在拇指与前 3 个手指间，镜片朝前。小指靠在新生儿颚部提供稳定性。

喉镜镜片应沿着舌面右边滑入，将舌头推至口腔左边，推进镜片直至其顶端达会厌软骨谷。暴露声门，采用一抬一压手法，轻轻抬起镜片，上抬时需将整个镜片平行朝镜柄方向移动，使会厌软骨抬起即可暴露声门和声带。如未完全暴露，操作者用自己的小指或由助手的示指向下稍用力压环状软骨使气管下移有助于看到声门。在暴露声门时不可上撬镜片顶端来抬起镜片。插入有金属管芯的气管导管，将管端置于声门与气管隆凸之间，接近气管中点。插管深度：

$$体重（kg）+6=唇—端距离$$

整个操作要求在 20 秒内完成并常规做 1 次气管吸引。插入导管时，如声带关闭，可采用 HeimLich 手法，助手用右手示、中两指在胸外按压的部位向脊柱方向快速按压 1 次促使呼气产生，声门就会张开。

3）胎粪吸引管的使用：用胎粪吸引管吸引胎粪时，将胎粪吸引管直接连接气管导管，以清除气管内残留的胎粪。吸引时复苏者用右手示指将气管导管固定在新生儿的上腭，左手食指按压胎粪吸引管的手控口使其产生负压，边退气管导管边吸引，3~5 秒将气管导管撤出。必要时可重复插管再吸引。

4）确定气管插管位置正确的方法：胸廓起伏对称；听诊双侧呼吸音一致，尤其是腋下，且胃部无呼吸音；无胃部扩张；呼气时导管内有雾气；心率、肤色和新生儿反应好转。

（三） 维持循环

（1）胸外按压的指征：适当有效的辅助通气 30 秒后心率仍小于 60 次/min。

（2）胸外按压的部位：胸骨下 1/3 处，按压深度为胸廓前后径的 1/3。

（3）按压有两种方法：①拇指法：双手拇指按压，其余手指环绕胸廓和支撑背部；②双指法：以一手的示指、中指按压，另一手支撑背部。

下压时间稍短于放松时间。胸外按压给予辅助通气，按压与通气比率 3∶1，即 120 次/min 动作中，给予 90 次胸外按压和 30 次通气（3 次按压，1 次通气）。

第三节 新生儿呼吸困难

新生儿呼吸困难是指新生儿有呼吸急促，同时伴有辅助呼吸肌的运动，如鼻翼扇动、三凹征。它是呼吸功能不全的一个重要症状，其继续发展可产生呼吸衰竭，故临床医生应及时识别它，并给予积极的处理。新生儿在哭闹时，呼吸频率也可达到60次/分以上，故在观察新生儿呼吸频率时，应在安静状态下，连续观察数分钟，注意不要把正常情况当成呼吸困难。早产儿因呼吸中枢相对不成熟，呼吸常不规则，出现周期性呼吸，甚至呼吸暂停。此种体征与新生儿呼吸困难有别。

一、病史采集

第一，了解孕周，早产儿与足月儿因其生理特点不尽相同，引起呼吸困难的病因常不一样。早产儿因缺乏肺泡表面活性物质，常发生肺透明膜病；同时，早产儿常因动脉导管及卵圆孔未关闭，易出现呼吸困难。所以对出现呼吸困难的新生儿采集病史时，首先要了解其是足月儿还是早产儿。

第二，分娩方式与呼吸困难的发生有一定的关系，足月剖宫产儿因没有经过产道的挤压，常可引起湿肺，出生后不久即出现呼吸困难。

第三，症状出现的时间与诊断密切相关。出生后不久出现的呼吸困难常与宫内及分娩情况有关，孕晚期孕母有感染、胎动减少、胎心增快及减慢及孕母有其他疾病如心脏病、贫血、糖尿病等，分娩时羊水有胎粪污染、Apgar评分≤7分甚至≤3分都可能引起新生儿生后即出现呼吸困难。常见疾病为胎粪或羊水吸入综合征、湿肺、新生儿宫内感染性肺炎、肺透明膜病。先天性畸形如肺发育不良、先天性鼻后孔闭锁、膈疝、先天性气管支气管狭窄、喉蹼、先天性会厌囊肿、咽后壁脓肿、食管气管瘘等也可在出生后不久出现呼吸困难。除呼吸系统本身疾病外，肺外疾病也可引起出生后不久出现呼吸困难。

二、体格检查

（一） 注意呼吸困难的类型

检查是吸气性还是呼气性呼吸困难，或是混合性呼吸困难。吸气性呼吸困难特点是吸气显著困难，三凹征明显。上呼吸道梗阻常出现吸气性呼吸困难，新生儿期多见于先天畸形。检查时可用棉棒试验患儿鼻孔中有无气体流出，上呼吸道梗阻时，鼻腔中流出气体明显减少。新生儿单纯呼气性呼吸困难较少见。在胎粪吸入综合征患儿，常见混合性呼吸困难，胎粪栓子可引起气道阻塞，造成肺气肿或肺不张，听诊时可闻干啰音、哮鸣音或呼吸音减低。仔细体格检查对新生儿呼吸困难的病因鉴别十分重要。

（二） 注意伴随症状与体征

呼吸困难常不是一个独立的症状及体征，仔细寻找伴随体征往往有助于诊断。呼吸困难伴口吐泡沫常见于新生儿肺炎及食管闭锁；呼吸困难伴口鼻流出鲜血，常见于肺出血；呼吸困难伴呼气性呻吟常见于新生儿肺透明膜病及肺炎；呼吸困难伴有一侧胸廓隆起，呼吸音减低多为新生儿气胸；呼吸困难患儿其胸部听诊呼吸音减弱并闻肠鸣音提示先天性膈疝；呼吸困难伴有肺部湿啰音多为肺炎、湿肺或吸入综合征；呼吸困难伴有心脏杂音应考虑先天性心脏病或持续肺动脉高压；呼吸困难伴面色苍白应考虑严重贫血所致；呼吸困难伴有明显发绀除肺部疾病外还应考虑发绀型先心病、持续肺动脉高压；呼吸困难有呛咳、发绀应考虑食管气管瘘。

三、辅助检查

（一） X 线检查

（1）胸部 X 线检查。该检查强调早期摄片、动态观察。早期摄片可及早发现膈疝、气胸等先天畸形。动态观察有助于鉴别诊断，如新生儿肺透明膜病有进行性呼吸困难之特点，X 线的动态观察可发现肺透亮度逐渐减低，甚至出现"白肺"；而湿肺的 X 线特点却相反，随着肺部液体逐渐清除，胸片中的叶间积液及片状阴影逐渐消失。

（2）不同疾病的 X 线表现不尽相同。新生儿肺透明膜病 X 线检查可见肺透亮度降低，可见典型的颗粒网状阴影，常伴有支气管充气征，严重病例心脏及横膈轮廓不清，甚至出现"白肺"。吸入综合征尤胎粪吸入综合征 X 线胸片除可见斑片状或大片状阴影外，常伴有肺气肿、肺不张，严重者可出现气胸。膈疝患儿可在 X 线胸片上呈现肠管充气影。肺炎的 X 线胸片可见不对称的斑点状或斑片状影，有助于鉴别诊断。

（二） 其他分析

（1）血气分析。单纯低氧血症常由于肺部弥散功能差所致，如肺炎、膈疝、湿肺等，低氧血症并有二氧化碳潴留者多为换气及通气功能障碍，如胎粪吸入综合征，各种原因引起的气道梗阻。

（2）泛影。葡胺食管、气管造影可以发现食管闭锁、食管气管瘘。

（3）病原学检查。咽分泌物培养及血清 TORCH 抗体检查，有助于诊断感染性肺炎。

（4）血常规与血糖。白细胞增多或减少、核左移、血小板减少提示感染。及时检查血糖可以发现低血糖及高血糖。

第四节 新生儿感染性肺炎

一、临床表现

新生儿感染性肺炎是常见疾病，也是引起新生儿死亡的重要病因。围生期感染炎死亡率为 5%～20%。

（一） 宫内感染性肺炎

生后 3 日内起病，常有窒息史，复苏后出现呼吸增快或不规则，常伴呻吟，有呼吸暂停，面色苍白或发绀，可无咳嗽。重症可出现抽搐、肌张力低下等神经系统症状，肺部可无体征，也可闻及啰音。

（二） 生后感染性肺炎

多在出生 3 日后发病，常有呼吸道感染接触史，有上感的症状，表现为发热、气促、咳嗽，可见鼻翼扇动、三凹征、点头状呼吸，唇周青紫，肺部可闻及细湿啰音。

二、辅助检查

（一） X 线胸片

显示分散的点状、斑片状或絮状阴影。出生前感染者，可有双侧实变影和支气管充气征；生后感染者常见为弥漫性斑片状阴影，可有胸膜渗出；吸入性病变多见于右肺下野，大量吸入时表现肺膨胀，吸入胎粪者有阶段性肺不张与肺气肿并存。

（二） 血常规

外周血白细胞计数升高，中性粒细胞比例升高，沙眼衣原体感染者嗜酸性粒细胞增多，弓形虫、部分巨细胞病毒感染者红细胞与血小板降低。急性时相蛋白如反应蛋白（CRP）升高。严重病例血气分析血 pH 值下降、$PaCO_2$升高，水和电解质异常。气道吸出物培养阳性，有时血培养阳性。血中可检出病原体特异性 IgM 或抗原。

三、诊断要点

（1）母亲可有妊娠晚期感染史和（或）有羊膜早破史。患儿可有吸入污染羊水、皮肤等感染史，或有感染接触史等。

（2）有呼吸系统的症状体征，呼吸急促、口吐白沫、青紫、呻吟、肺部湿啰音。

（3）胸部 X 线片呈现两肺纹理增粗，或两肺野见斑片状阴影等。

（4）外周血白细胞计数、中性粒细胞升高，血 C 反应蛋白（CRP）升高，或脐血 IgM>200mg/L。

（5）气道吸出物或血培养阳性，或病原体抗原或特异性 IL-4 阳性。具备上述第（1）~（4）项可临床诊断本病，同时具备第 5 项可做病原学诊断。

第五节　新生儿颅内出血

颅内出血是新生儿期常见的严重脑损伤，其发生与围生期缺氧及产伤有密切关系。死亡率高，存活者常留有神经系统后遗症。早产儿和低体重儿尤为多见，主要表现中枢神经系统的兴奋或抑制，重者可在新生儿期死亡，是新生儿早期死亡的重要原因之一。由缺氧所致者，多见于早产儿和低体重儿，出血多发生在脑室内、脑室周围。由产伤所致者，多见于足月儿及异常分娩的新生儿，最常见的产伤多由于分娩过程中胎头受挤压、牵拉，过度变形或变形过快而引起颅内血管破裂。

一、临床表现

（1）意识。可以表现为兴奋、拒乳、淡漠、嗜睡以及昏迷。

（2）兴奋性症状体征。

（3）抑制性症状体征。易激惹、不安、四肢抖动、脑性尖叫、反射亢进、抽搐、角弓反张等。嗜睡、拒乳、反应差、呼吸浅慢、反射低下、瞳孔反射消失、眼球运动障碍等。

（4）颅内高压体征。

（5）出血伴随症状。前囟膨隆、压力高、颅缝分急性出血时，可见患儿短时间内出现贫血，数天后出现黄疸加重。

二、诊断要点与别诊断

诊断要点包括：①有异常分娩史、窒息复苏史、早产低出生体重史；②临床上有神经系统兴奋与抑制的症状和体征；③影像学检查如头颅 B 超、CT、MRI 证实有颅内出血。

鉴别诊断包括：①化脓性脑膜炎。除了有惊厥等神经系统症状外，感染引起的中毒症状较明显。并常有原发感染灶，脑脊液检查有助于诊断。②新生儿 HIE。有宫内缺氧和产时窒息史，常有神经系统症状和体征。但头颅 B 超和 ICT 示低密度影病灶有助于诊断 HIE。

三、辅助检查

（1）出血量。多时可出现红蛋白、红细胞、红细胞压积降低等贫血表现，出血、凝血时间延长。

（2）腰椎穿刺。做脑脊液检查对诊断蛛网膜下隙出血、脑室出血及排除颅内感染有临床意义。由于临床上病情较重，新生儿不易耐受此检查，且放出脑脊液后颅内压降低有加重出血的可能，故应慎重。

（3）硬膜下穿刺。疑有硬膜下出血者，可经前囟侧角穿刺，若出血多时可抽出血性液体。

（4）颅脑超声、CT 及磁共振检查。可提示出血部位、程度及范围，可作为确诊依据，有助于及时治疗和判断预后。

四、治疗

（一） 治疗原则

（1）止血。可选择应用维生素 K、酚磺乙胺（止血敏）、卡巴克洛（安络血）和巴曲酶（立止血）等药物。

（2）外科治疗。

（3）降低颅内压硬脑膜下出血，可从前囟边缘，用腰穿针刺入吸出积液；脑积水早期可从侧脑室穿刺引流。首选呋塞米，若有瞳孔变化（不等大），呼吸节律改变（叹息样呼吸或双吸气等），则使用甘露醇。

（4）镇静止痉。可用地西泮、苯巴比妥等。

（5）促进脑代谢。

（6）对症治疗。出血止住后，可应用脑代谢激活剂：①酌情吸氧；②静脉营养治疗；③必要时使用抗生素。磷胆碱、脑活素静滴，1 个疗程为 10~14 天，后期恢复可用吡拉西坦（脑复康）。

（二） 常规治疗

采取综合措施，脱水降颅压、控制惊厥、止血，对症处理，恢复脑功能，尽可能预防和减少后遗症。

1.一般治疗常规

保持安静，加强护理，注意保暖，避免搬动，抬高患儿头肩部（15°~30°）。保持呼吸道通畅，缺氧时及时给氧。一般情况好转后再开始喂奶，停乳期间，保证热量及液量供给并控制液量在 60~80mL/（kg·d），有呕吐者酌情加量，并补给一些含钠液，保持血压稳定。重症患儿开奶应延迟至生后 24~48 小时。

2.用药常规

（1）止血。维生素 K_1 5mg/d，静脉注射或肌内注射，连用 3~5 日；酚磺乙胺 125mg/kg，静点，分几次。维生素 C、立止血也可应用，有条件者可输鲜血或血浆 10mL/kg。

（2）控制惊厥。减少外界干扰，惊厥者给予镇静止痉药，如苯巴比妥钠，负荷量 15~20mg/kg 静脉滴注或肌内注射，如未控制可间隔 5~10 分钟后再追加 5mg/kg（最大负荷量为 30mg/kg），12 小时后给药维持量 5mg/（kg·d），分 2 次静注或肌注，连用 3~5 日。或应用地西泮 0.1~0.3mg/kg 缓慢静推。

（3）降低颅内压。颅内压增高者，可给予呋塞米 1mg/kg，静脉注射，间隔 6~8 小时后可重复给药 1 次。严重时可加用地塞米松 0.5mg/（kg·次），12 小时 1 次，连用 3 日；和白蛋白（0.5mg/（kg·次））静脉点滴，每日 1~2 次，做三联治疗。脑水肿严重，经以上治疗效果不佳时，可慎用 20% 甘露醇 0.25~0.5g/kg，30 分钟内静脉滴入，每 6~8 小时 1 次。

（4）营养脑细胞，恢复脑功能。胞磷胆碱 125mg/d，静脉滴注，连用 10~15 日；或脑活素 2~5mL/次，静脉滴注，连用 10 日；也可用 1，6-二磷酸果糖 250mg/（kg·d），连用 5~7 日。

3.其他治疗

（1）硬膜下穿刺。颅压高的硬膜下血肿患儿可行硬膜下穿刺，每次放液量<15mL，每日 1 次，可降低颅内压，去除积血，防止日后粘连。若硬膜下血肿治疗 10~14 日仍不见好转，应考虑手术治疗。

（2）腰椎穿刺。脑室周围—脑室内出血者发生进行性出血后脑室扩张且病程>4 周时，可通过反复腰穿放出脑脊液，缩小脑室，防止脑积水的出现。同时可以应用减少脑脊液生成的药物，如碳酸酐酶抑制剂乙酰唑胺 15mg/（kg·d），或呋塞米 1~2mg/（kg·d）。梗阻性脑积水经药物治疗无效时，可考虑做脑室—腹腔分流术。

1）腰穿操作方法。患儿侧卧位，颈部和髋部轻度屈曲，首选腰椎 4~5 间隙进针。当穿刺针进入蛛网膜下隙后，颈髋部应放松，保持舒适伸展姿态，使脑脊液自然流出，术毕去枕平卧 6 小时。

2）腰穿注意事项：①腰穿开始时间，取决于脑室进行性扩张的程度，扩张较速者宜早行腰穿，可为减少脑室扩张的机会赢得时间。据报道最早腰穿日龄为生后 6 日，一般在生后 2 周左右；②腰穿间隔时间，治疗初期应每日进行腰穿，直至脑室不再进行性扩张或缩小，再延长间隔直至停止。若腰穿间隔太长，则无治疗意义；③每次腰穿放液量，在脑室扩张的情况下，即使压力不高，每次放液量应在 8~10mL，最多可达 14mL。每次放液量

<5mL 不能起到治疗作用；④腰穿疗程，一般在 1 个月内，最长为 2 个月。若过早结束，常因脑脊液循环通路的阻塞还未解决，或侧支循环尚未形成，脑室常可重复扩张，因此，应由 B 超证实脑室形态确无动态变化时方能停止腰穿。此外，连续腰穿治疗宜由有经验的新生儿医师施行，以避免腰穿损伤而影响规范疗程。腰穿时应严格遵守操作规程，应存常规消毒铺巾下进行防止感染。

3）手术治疗。对硬膜下穿刺放液 10 日后出血量无明显减少者可采用硬膜下隙开放引流或分流术。对腰穿放液后脑室仍有扩大者（每周头围增长>2cm），可采用侧脑室引流术。

第六节　新生儿缺氧缺血性脑病

新生儿缺氧缺血性脑病（HIE）是各种围生期因素引起的缺氧和脑血流减少或暂停而导致胎儿和新生儿的脑损伤，是新生儿窒息后的严重并发症，病情重，病死率高，少数幸存者可发生永久性神经功能缺陷如智力障碍、癫痫、脑性瘫痪等。

一、临床表现

（1）意识障碍。

（2）肌张力异常。如易激惹、肢体颤抖、睁眼时间长。增强常表现为肢体视等；中度缺氧表现为嗜睡、反应迟钝、过度屈曲，被动活动阻力增生理反射减弱等；重度缺氧则出现过度抑制症状，如失去正常的醒觉睡眠周期，严重时表现为肢体过伸。

（3）原始反射异常。原始反射异常主要是吸吮反射和拥抱反射异常。

（4）并发症。病情严重时可因脑水肿轻时表现为活跃，重时减弱、消失。出现颅内压增高表现。

二、辅助检查

（1）头颅超声检查。

（2）脑电图。具有无创、价廉、可在床边操作和进行动态随访等优点，对脑室和周围出血的诊断较特异，对判断预后有一定意义。对临床确定病变的严重程度，判断预后有一定意义。脑水肿时可见脑实质不同程度的回声增强、结构模糊、脑室变窄或消失，严重时脑动脉搏动减弱。缺乏变异、背景活动异常等。

（3）头颅 CT 检查。

（4）磁共振。对脑水肿、颅内出血的类型和部位分辨率高，无创，能有一定确诊价值，最适检查时间是出生后 2~5 天。脑水肿可见脑实质呈弥漫性低密度影伴脑室变窄。清晰显示颅后窝及脑干等部位的病变。脑水肿可见脑实质呈弥漫性高信号伴脑室变窄。

三、治疗原则

（1）支持疗法。主要内容包括：①维护良好的通气、换气功能；②维持各脏器血流灌注，使心率、血压保持在正常范围；③维持血糖水平在正常高值（5.0mmol/L），以保持神经细胞代谢所需能量。根据病情尽早喂奶或喂糖水，保证热量摄入。

（2）对症处理。主要内容包括：控制惊厥；降颅压；消除脑干症状。

第七节 新生儿化脓性脑膜炎

新生儿化脓性脑膜炎常为败血症的一部分或续发于败血症，是新生儿时期的一种严重疾患。生后一周内发病者多为革兰阴性杆菌感染，主要为大肠杆菌、副大肠杆菌、B 组溶血性链球菌、李斯特菌等；生后 1~2 周后则往往由皮肤、脐部及呼吸道感染引起，多见革兰阳性球菌，如葡萄球菌、肺炎球菌等。早产儿、低出生体重儿及有神经系统先天缺陷者发病率高。

一、临床表现

常不典型，患儿表现拒奶、不哭、体温不升、发绀、苍白、呼吸暂停、嗜睡、易激惹或惊厥。惊厥表现多样，可从凝视、斜视、眼皮跳动、屏气、呼吸暂停到肢体抽动。前囟隆起、角弓反张、惊厥、昏迷均为晚期表现。

二、实验室检查

（1）血常规检查有白细胞增多，中性粒细胞增多及核左移。

（2）对可疑患儿要及早做腰椎穿刺，进行脑脊液常规及生化检查，细菌涂片及培养尤为重要。第一次腰椎穿刺查脑脊液正常者，如不能完全除外本病，应进行第二次穿刺检查。

（3）用过抗生素而致脑脊液涂片及细菌培养阴性者，可用以下方法来提高病原诊断率：①鲎珠溶解物试验：阳性者可确诊为革兰阴性细菌感染，其他细菌或病毒性脑膜炎均为阴性结果；②对流免疫电泳、乳胶凝集试验及免疫荧光技术等均为用特异抗体来测定脑脊液中的细菌抗原；③乳酸脱氢酶测定：同工酶 4、5 增高，同工酶 1、2 降低。

（4）颅骨透照试验有助于硬膜下积液的诊断。

（5）B型超声及CT检查对确定有无脑室炎、硬膜下积液、脑脓肿或脑积水等有助，有利于随访比较。

（一） 抗生素治疗

抗生素治疗的及早选用易于透过血脑屏障的杀菌药。具体用药可参考新生儿败血症治疗。病原不明确时过去常用氨基苄青霉素加氨基糖苷类药。为维持脑脊液中药物有效浓度，应用大剂量静脉给药，一天总量分3~4次给予。近年来多采用头孢曲松、头孢噻肟、羟羧氧酰胺菌素（拉氧头孢）或头孢呋辛加耐酶青霉素。氯霉素渗透血脑屏障较好，每日剂量为25~50mg/kg，应用时要监测血浓度，防止出现骨髓抑制和灰色综合征。

（二） 支持与对症治疗

少量多次输血或血浆，注意保暖及热卡供应，保证液体及电解质平衡。有脑水肿时可用20%甘露醇每次0.5~1g/kg，或加用地塞米松及速尿；有惊厥者用镇静剂，肌注苯巴比妥钠每次10~15mg/kg；安定每次0.5~1mg/kg；或用10%水合氯醛或副醛等。

第八节　新生儿溶血病

新生儿溶血病是指由于母子血型不合，母亲体内产生与胎儿血型抗原不配的血型抗体，这种抗体通过胎盘进入胎儿体内引起同族免疫性溶血，常见Rh血型系统和ABO血型系统的血型不合。

一、采集病史

第一，出生后24h内出现黄疸，进行性加重。

第二，母婴血型不合。ABO溶血病的常见母婴血型为：母"O"型，患儿"A"型或"B"型。

第三，母亲既往有娩出严重黄疸、贫血新生儿或娩出胎儿水肿、死胎病史。

二、体格检查

第一，胎儿水肿可为死胎。主要发生在Rh溶血病，表现为全身水肿、苍白、胸腹腔积液、重者出生时。

第二，黄疸。多于24h内出现，进行性加重。

第三，贫血。轻症者脐血血红蛋白可>140g/L，重症者80g/L。与贫血程度有关，贫血越重，骨髓外造血越活跃。

第四，肝、脾肿大。

第五，神经系统异常表现。发生胆红素脑病者可出现意识障碍，肌张力改变。

三、辅助检查

（1）一般检查。

1）血常规。血红蛋白降低，网织红细胞增加，有核红细胞增多。

2）血清胆红素测定。血清总胆红素明显增高，以间接胆红素增高为主。

3）母婴血型测定。检查母、婴 ABO 及 Rh 血型，证实有血型不合存在。

4）患儿血清游离抗体检查。证实血清中有抗体存在，但并不一定致敏。

（2）确诊检查。

1）患儿红细胞直接抗人球蛋白试验。阳性可确诊 Rh 溶血病，并应再用患儿血清与各标准细胞（CCDee、ccDEE、ccDee、ccdEe、CCdEe）做抗人球蛋白间接试验，测出患儿体内的抗体类型，明确系 RhD、RhE 或其他溶血病。

2）抗体释放试验。本试验阳性率高，为诊断 ABO 溶血病的可靠方法。

四、临床表现

新生儿溶血病临床表现轻重差异较大，一般 ABO 溶血病较轻，Rh 溶血病较重。

Rh 溶血者大多在出生后 24h 内出 Rh 溶血者贫血出现早且溶血者贫血多不现黄疸，ABO 溶血大多在出生后 2~3 天加重，ABO 出现，黄疸发展迅速。

严重溶血导致髓外造血活跃，引起肝脾大，Rh 溶血病较 ABO 溶血病明显。

五、治疗原则

（1）产前治疗。可采用孕妇血浆置换术、宫内输血。

（2）新生儿治疗。新生儿治疗包括换血疗法、光照疗法、纠正贫血及对症治疗，可输血浆、清蛋白，纠正酸中毒、缺氧加强保暖，注意避免快速输入高渗透性药物。

第九节 新生儿肺出血

新生儿肺出血是指肺的大量出血，至少影响肺的两个大叶，不包括肺的散在的局灶性少量出血。本病发生在许多严重原发疾病的晚期，发病率约占活产婴儿的 1%~5%。

一、诊断要点

（1）具有肺出血原发病和高危因素。如窒息、肺透明膜病、早产和低体重儿、寒冷损伤、败血症、先心病等。应用肺表面活性物质且伴有 PDA 的患儿也易发生。

（2）在原发病基础上病情恶化。

第一，全身症状。皮肤苍白、发绀或发花、反应差、低血容量休克。

第二，呼吸表现。呼吸困难，吸气性三凹征，发绀，肺部听诊呼吸音减低或有湿啰音。

第三，出血表现。自鼻、口腔或于气管插管内流出或吸出泡沫样血性液体。

（3）X 线检查。两肺门血管影增宽，在原发病基础上出现网状或斑片状阴影，大量出血时，两肺透亮度明显降低呈白肺。心影轻至中度增大，以左室增大较为明显。

（4）实验室检查。

第一，血气分析。PaO_2 下降，$PaCO_2$ 升高；代谢性或混合型酸中毒。

第二，血常规。红细胞和血小板减少。

第三，凝血机制。继发于 DIC 者 PLT、FDP 等异常。

二、实验室检测

（1）积极治疗。原发病，注意保暖，限制液量在 $80\sim100mL/（kg \cdot d）$，纠正酸中毒。

（2）呼吸管理。保持气道通畅，正压机械通气。

（3）止血药的应用。维生素 K、立止血、止血敏等。

（4）维持循环功能，纠正低血容量，对肺出血致贫血的患儿可输注新鲜血，每次 $10\sim15mL/kg$，维持血 PCV 在 45% 以上。可用多巴胺维持血压。

（5）纠正凝血机制障碍。为预防 DIC 发生，可用超小剂量肝素或输新鲜血浆、浓缩血小板等。

（6）控制感染。根据情况选用抗生素。

第十节　新生儿败血症

新生儿败血症是指新生儿期细菌侵入血循环并在其中生长繁殖，产生毒素造成的全身性感染。引起新生儿败血症的病原菌种类很多，但致病力强弱不同，最重要的病原菌是大肠杆菌及金黄色葡萄球菌。宫内或分娩时感染的病原菌以革兰阴性杆菌居多，生后感染病原菌则以革兰阳性球菌占优势。感染途径包括宫内感染、产时和产后感染。本病是新生儿常见的危急重症，亦是新生儿死亡的主要原因之一。

一、采集病史

第一，孕期及分娩时异常。母亲分娩前1~2周有发热、感染等病史；胎膜早破>24h，羊水浑浊发臭；第二产程延长；产道及接生用具消毒不严等，常引起新生儿出生前和出生时感染。

第二，新生儿感染病史。皮肤黏膜破损、肺炎、上呼吸道感染、感染性腹泻、脓疱疮、各种导管、插管的使用等，常导致新生儿出生后感染。

第三，感染中毒症状。精神食欲欠佳，哭声弱，体温不稳定，逐渐发展至不吃、不哭、不动、面色青灰、嗜睡。早产儿体温不升，体壮儿可发热。

二、体格检查

第一，黄疸。可为新生儿败血症的唯一表现，表现为生理性黄疸消退延迟，或黄疸迅速加重，或退而复现及无法解释的黄疸。

第二，皮疹。可表现为猩红热样、荨麻疹样或多形性皮疹。

第三，出血倾向。可有皮肤瘀斑、瘀点，严重者为弥散性血管内凝血，贫血迅速加重常提示有溶血或出血。

第四，肝、脾大。

第五，休克表现。面色苍白，皮肤出现大理石样花纹，脉动脉搏动减弱，血压降低：体重<2000g；血压<30mmHg；体重>3000g者血压<45mmHg。

第六，其他常等。可出现中毒性肠麻痹，化脓性关节炎，脑膜炎，呼吸增快或暂停，心律异常。

三、辅助检查

（一） 外周血象

患儿白细胞总数增高，也可正常，严重者可明显降低。一般认为，白细胞总数<5×10^9/L，或出生3日后白细胞总数>20×10^9/L，杆状核白细胞（I）和中性粒细胞（T）的比值I/T≥0.16时，对败血症的诊断意义较大。如白细胞内有中毒颗粒则更有助于诊断。重症患儿因细菌毒素破坏红细胞，出现红细胞数及血红蛋白值降低，并可有血小板减少。

（二） 确诊检查

（1）白细胞层涂片。抽血离心吸掉上面血浆后，用红细胞上的白细胞层涂片做革兰染色或亚甲蓝染色后镜检，发现被中性粒细胞吞噬后的细菌即可确诊，发现细菌越多，提示预后越差，常用于早期诊断。

（2）血培养。应在使用抗生素前抽取血标本，严格无菌操作，如患儿用过作用于细胞壁的抗生素如青霉素类、头孢菌素等，可用高渗培养基进行细菌培养。

（3）其他检查。用血浆、浓缩尿做对流免疫电泳，乳胶凝集试验可快速检出链球菌（GBS）、大肠杆菌抗原。

第十一节　新生儿破伤风

新生儿破伤风由于破伤风杆菌侵入脐部，并产生痉挛毒素而引起以牙关紧闭和全身肌肉强直性痉挛为特征的急性感染性疾病。破伤风杆菌为革兰阳性厌氧菌，用污染有破伤风杆菌的剪刀、线绳、纱布断脐、结扎脐带或包扎脐残端时破伤风杆菌可进入脐部，包扎造成的缺氧环境又有利于破伤风杆菌的繁殖。

一、临床表现

（1）潜伏期3~14日，多为4~6日发病。潜伏期愈短，病情愈重，死亡率愈高。

（2）患儿首先出现的症状是吮乳困难，牙关紧闭。当出现抽搐即为痉挛期，面肌痉挛使睑裂变窄，口角外牵，呈苦笑面容。

（3）全身肌肉痉挛严重者，可呈角弓反张。喉肌、呼吸肌痉挛，可致呼吸困难、发绀、窒息甚至死亡。各种轻微刺激均可诱发肌肉痉挛。

二、辅助检查

（1）细菌培养。取脐部分泌物做厌氧菌培养可培养出破伤风杆菌，由于培养阳性率不高，故诊断本病应以病史及临床表现为依据。

（2）血液检查。白细胞总数和中性粒细胞稍增高。血丙氨酸氨基转移酶（ALT）、天冬氨酸氨基转移酶（AST）、肌酸激酶（CK）可升高。

（3）脑脊液检查。脑脊液外观清，细胞数正常，有轻度蛋白增高。

三、诊断要点

（1）有消毒不严接生或旧法接生史，脐部有感染表现。

（2）生后 4～8 日发病，早期为哭闹、张口呼吸、吃奶困难，随后表现牙关紧闭，"苦笑"面容，四肢及躯干呈角弓反张状。若有刺激患儿即可引起痉挛发作的表现，可确诊。

（3）如早期尚无典型表现，用压舌板检查患儿咽部，若越用力下压，压舌板反被咬得越紧，也可帮助确诊。

四、鉴别诊断

第一，新生儿缺氧缺血性脑病。患儿常有围产期严重窒息史，多在生后 12h 左右发生惊厥，开始为微小抽搐，以后可出现强直性或痉挛性惊厥，发作时无牙关紧闭。

第二，新生儿颅内出血。惊厥出现较早，一般在生后 2～3 日出现，缺氧或难产的足月儿多见，常可致蛛网膜下隙出血或硬脑膜下腔出血；早产儿缺氧后可表现为脑室周围或脑室内出血，通常在生后 12～24h 即出现神经系统症状，无牙关紧闭。头颅 CT 可确诊。

第三，新生儿化脓性脑膜炎。可有发热、全身性痉挛和抽搐，但常有皮肤、黏膜破损感染史或败血症史，很少出现牙关紧闭，血白细胞计数明显增高，脑脊液检查呈化脓性改变有助于诊断。

第四，新生儿低钙血症。可表现为惊跳、震颤、惊厥。抽搐发作时常伴呼吸改变、心率增快和发绀，但无牙关紧闭。血钙<1.8mg/（kg·d）或游离钙<0.9mg/（kg·d）可确诊。早期低血钙多在生后 2 日内出现，见于低体重儿，窒息、糖尿病母亲的新生儿。晚期低血钙为生后 3 日至 3 周发生的低血钙，多为足月儿，母亲妊娠期可有小腿腓肠肌痉挛史。

五、治疗常规

避光和保持环境的安静，减少刺激，消除一切可能诱发痉挛发作的因素，控制痉挛，积极应用破伤风抗毒素和给予抗感染治疗，保证足量营养供应，维持水电解质平衡，防治并发症。

（一）一般治疗常规

细致的护理和足量的营养供给是治疗本病的重要措施。保持室内安静、避光，禁止一切不必要的刺激。各种必需的操作如测体温、换尿布、翻身等尽量集中在同一时间进行，操作要轻快。及时清除口腔分泌物，保持呼吸道通畅及口腔、皮肤清洁。痉挛期应暂禁食，以免误吸，可通过静脉供给营养，痉挛减轻后改用胃管喂养。药物尽量采用静脉给予。

（二） 用药常规

1.控制痉挛

新生儿破伤风的治疗关键是控制痉挛，多种药物可供选择。

（1）地西泮。因其松弛肌肉及抗惊厥作用强而迅速，故作为首选。首次 0.1~0.3mg/（kg·d），缓慢静推，5 分钟即可达到有效浓度，但其半衰期短，约为 30 分钟，不宜做维持治疗。痉挛好转后可鼻饲给药，每次 0.5~1mg/（kg·d），必要时可加大剂量，使患儿处于深睡状态。大剂量维持 4~7 日后逐渐减量，直至张口吃奶，痉挛解除方可停药。肌注途径不宜应用，因其溶剂易扩散，地西泮沉淀于肌注部位不易吸收。

（2）苯巴比妥钠。该药因其止痉效果好，维持时间长，副作用小，是治疗新生儿其他惊厥的首选药。负荷量 15~20mg/（kg·d），静脉注射；之后改维持量 5mg/（kg·d），分 2 次静点。

（3）水合氯醛：止痉作用快，较安全，不易引起蓄积中毒。常用 10% 溶液 0.5mg/（kg·d）灌肠或由胃管注入。

（4）副醛：止痉作用快，安全。多为临时用药，每次 0.1~0.2mL/kg（稀释成 5% 溶液）静注或 0.2~0.3mg/kg 肌注或灌肠。因其主要由肺排出刺激呼吸道黏膜，故有呼吸道感染时不宜使用。

（5）硫喷妥钠：用以上药物处理后仍抽搐不止时，可采用硫喷妥钠，每次 10~20mg/kg（配制成 2.5% 溶液）缓慢静推或肌注，边推注边观察，止痉后立即停止用药。临床上常用地西泮与苯巴比妥钠或地西泮与氯丙嗪、氯丙嗪与苯巴比妥钠交替使用。用药间隔为 6h，重症患儿应用间隔时间可缩短。早期以静脉用药为主，并应根据疗效反应，随时调整用药剂量及间隔时间，避免蓄积中毒。

2.抗毒素治疗

破伤风抗毒素（TAT）只能中和未与神经组织结合的游离毒素，应尽早使用。TAT10000~20000U 肌注或静脉滴注，3000U 脐周局部封闭注射。但由于 TAT 为马血清制品，部分患儿可产生血清样变态反应，应用前需做皮肤过敏试验；也可用人体破伤风免疫球蛋白（TIG）新生儿肌注 500U 即可，其血浓度较高，半衰期长达 30 日，一般无血清病等变态反应，但价格昂贵。

3.控制感染

（1）青霉素：能杀灭破伤风杆菌，剂量每日 100000~200000U/kg，分 2 次，连用 7~10 日。

（2）甲硝唑：是抗厌氧菌的首选药，剂量为每日 15~30mg/kg，分 2~3 次静脉滴入，疗程7日。有报道其疗效略优于青霉素。如有合并感染，加用其他抗生素。

4.脐部处理

用氧化消毒剂，如3%过氧化氢或1∶4 000高锰酸钾溶液清洗脐部，后涂以1%～2%碘酊以消灭残余破伤风杆菌，再用75%乙醇脱碘，每日1次，直至渗出物完全消失，创面愈合为止。

（三） 其他治疗

由喉肌和呼吸肌痉挛引发呼吸困难缺氧时应及时吸氧，必要时行气管插管使用呼吸机辅助呼吸。注意水和电解质平衡。有脑水肿时应用呋塞米或甘露醇。出现肌张力低下时立即停用或减少镇静药的用量。

第十二节 新生儿黄疸

医学上把未满月（出生28天内）新生儿的黄疸，称之为新生儿黄疸。新生儿黄疸是指新生儿时期，由于胆红素代谢异常，引起血中胆红素水平升高，而出现以皮肤、黏膜及巩膜黄染为特征的病症，是新生儿中最常见的临床问题。新生儿黄疸又称新生儿高胆红素血症，新生儿由于胆红素生成较多，肝功能不成熟加上肠肝循环增加，摄取、结合、排泄胆红素的能力较低，导致血中胆红素水平升高，在体内积聚而出现皮肤、黏膜、巩膜等黄染的临床现象。

一、临床表现

（一） 生理性黄疸

生理性黄疸主要是新生儿肝葡萄糖醛酸转移酶活力不足所致。黄疸一般生后2～3天开始出现，4～5天达高峰，10～14天消退，早产儿可延迟到3～4周。血清胆红素足月儿<221umol/L、早产儿<256.umol/L。一般情况良好，以血中非结合胆红素升高为主。

（二） 病理性黄疸

病理性黄疸特点：①黄疸出现早，一般在生后24h内出现；②黄疸程度重，血清胆红素足月儿>221umol/L、早产儿>256.5umol/L；③黄疸进展快，血清胆红素每日上升>85umol/L；④黄疸持续时间长，足月儿超过2周或早产儿超过4周黄疸仍不退或退而复现；⑤血清结合胆红素>26umol/L；⑥重者可引起胆红素脑病，是血中游离非结合胆红素通过血脑屏障引起脑组织的病理性损害。胆红素脑病一般发生在生后 2~7 天，早产儿更易发生。

临床包括：

第一，警告期。警告期表现：嗜睡、吸吮力减弱、肌张力低下，持续 12~24h。

第二，痉挛期。痉挛期表现：发热、两眼凝视、肌张力增高、抽搐、两手握拳、双臂伸直内旋、角弓反张，持续 12~48h，多数因呼吸衰竭或肺出血死亡。

第三，恢复期。恢复期表现：抽搐减少或消失。恢复吸吮能力，反应好转，此期约持续 2 周。

第四，后遗症期。后遗症期于生后 2 个月或更晚时出现，表现为手足徐动、眼球运动障碍、听力障碍、牙釉质发育不良、智力障碍等。

二、诊断步骤

（一） 采集病史

第一，黄疸出现及消退时间生理性黄疸一般于生后 2~3 天出现，4~5 天达高峰，足月儿 2 周内消退，早产儿 3~4 周消退，病理性黄疸出现过早，消退延迟或消退后复现。

第二，通常生理性黄疸一般情况良好，病理性黄疸根据不同病因有各自不同的临床表现。

第三，其他溶血性黄疸有母婴血型不合，黄疸出现早，进展快等病史；阻塞性黄疸者，大便呈灰白色；感染性黄疸合并有感染病灶及感染中毒症状；母乳性黄疸于停哺母乳 2~3 天后明显下降。

（二） 体格检查

第一，生理性黄疸除皮肤轻度黄疸外，无其他特殊体征。

第二，病理性黄疸者黄疸程度重，常伴有精神反应差，贫血面容，皮肤感染灶，肝、脾肿大等；核黄疸者可出现前囟张力增高，四肢肌张力改变，原始反射减弱等神经系统异常体征。

三、辅助检查

（一） 一般检查

第一，血常规。血红蛋白下降，网织红细胞增高常见于溶血性黄疸。

第二，血清胆红素测定。血清总胆红素浓度<221kcal/kg（12.9kJ/kg），结合胆红素<

26～34kcal/kg（1.5～2kcal/kg），胆红素浓度增加每天<85mL/（kg·d）（5g），为生理性黄疸；超过上述指标为病理性黄疸。①结合胆红素增加：可见于败血症，TORCH感染，胆道闭锁，胆汁淤积综合征，半乳糖血症和α_1-抗胰蛋白酶缺乏症等；②未结合胆红素增加：可见于新生儿溶血病，母乳性黄疸，代谢内分泌疾病，G-6-PD缺乏，丙酮酸缺乏等。

（二）　确诊检查

（1）感染性黄疸需进一步做病原学检查确诊，常用方法为：血培养，病毒分离，支原体、衣原体抗原抗体检查等。

（2）溶血病需进一步做患儿红细胞抗人球蛋白试验或抗体释放试验确诊。

（3）G-6-PD缺乏可用四氮唑蓝定量测定直接确诊。

（4）遗传、代谢性疾病可做肝活检诊断。

第十三节　新生儿寒冷损伤综合征

新生儿寒冷损伤综合征是指新生儿期发生的皮下脂肪的硬化和水肿，又称为新生儿硬肿症。它是一临床综合征，主要由寒冷损伤引起，多发生在寒冷季节，以早产、窒息、感染的新生儿为常见，是引起新生儿死亡的重要疾病之一。

一、诊断步骤

（一）　采集病史

采集病史包括：①有无寒冷损伤病史。②是否为早产、低出生体重儿。③有无围生期缺氧窒息史。④是否患各种感染性疾病。⑤有无产伤史。⑥有无吃奶减少或不吃奶又未及时补充能量病史。⑦是否有不吃、不哭、不动等临床表现。

（二）　体格检查

第一，体温不升。体温常<35℃，重症<30℃。

第二，硬肿。多发生在全身皮下脂肪积聚部位，皮肤与皮下组织紧贴，不能移动。特点包括：①局部皮肤冷、硬、肿、色暗红、稍凹陷。②好发于双下肢外侧或内侧，其次为臀部、腹部、面颊，重症延及全身。③根据硬肿面积可将新生儿寒冷损伤综合征分为轻度：硬肿范围<50%；重度：硬肿范围>50%。

第三，多器官功能受损。早期常有心率减慢、心音低钝、微循环障碍等表现。重度寒冷损伤综合征可出现休克、DIC、心力衰竭、肺出血、肾功能不全甚至呼吸循环衰竭等临床表现。

第四，常合并肺炎、败血症而出现相应临床表现。

（三）　实验室检查

第一，血常规。可有血小板减少。常有低血糖。

第二，血糖。

第三，血气分析。

第四，肾功能检查。

第五，凝血功能检查。有酸中毒者表现为 pH 下降、PaO_2 降低、$PaCO_2$ 增高。

重度寒冷损伤综合征可表现为 BUN、Cr、β_2 增高、渗透压增加。

重度寒冷损伤综合征可表现为凝血酶原时间延长；出现 DIC 时，凝血活酶时间延长、3P 试验阳性，纤维蛋白原降低。

第六，X 线胸片。常有炎症、瘀血、肺水肿、肺出血改变。

第七，红细胞电泳。重度寒冷损伤综合征可出现红细胞电泳时间延长，血液黏稠度增加。

二、经验体会

根据典型临床表现、新生儿寒冷损伤综合征的临床诊断并不难，关键在于怎样预防硬肿的发生。

（1）做好围生期保健、防治妊娠并发症，尽量避免早产、产伤、窒息。

（2）对刚出生的新生儿尤其是在寒冷季节要注意保暖，避免寒冷损伤。

（3）做好高危儿的体温监测，保证供给足够热量。

（4）积极治疗易引起硬肿的常见疾病，如产伤、窒息、感染等。

（5）一旦发生寒冷损伤综合征，按照治疗原则积极处理，尽快控制好病情，以减少重度硬肿症的发生。

第十四节　新生儿坏死性小肠结肠炎

新生儿坏死性小肠结肠炎（NEC）是新生儿阶段多种致病因素导致的胃肠道疾病，多在出生后 2 周内发病，以呕吐、腹胀、腹泻、便血为主要表现；腹部 X 线平片以动力性肠梗阻、肠壁囊样积气、门静脉充气征为特征；病理以小肠结肠广泛或局限性坏死为主要特点，严重威胁新生儿的生命。

一、临床表现

NEC多见于早产儿、足月低体重儿。大多发生于出生后2周内。多起病急，轻重不一，症状多样。轻者只表现为腹胀及胃潴留，重者表现为败血症伴中毒性肠麻痹。主要表现如下：

第一，腹胀。常为首发症状，先有胃排空延迟、胃潴留，而后全腹胀。肠鸣音减弱或消失。

第二，呕吐。呕吐物有胆汁或咖啡色液体。无呕吐的患儿常可自胃中抽出含胆汁或咖啡渣样胃内容物。

第三，腹泻、血便。

第四，其他表现。通常先有腹泻，排水样便，每日5~6次，甚至10次左右。起病1~2天或数日后感染中毒症状轻微的患儿体温多正常，可表现为哭闹、拒乳。大多数患儿病情发展较快，感染中毒表现严重，精神萎靡，软弱无力，可有体温不升、发绀、黄疸、休克、酸中毒。严重者可有DIC表现，四肢厥冷、苍白，甚至面色青灰。并发败血症者，全身中毒症状更重。并发腹膜炎时，腹胀严重，患儿情况更差，腹壁发红、发硬或发亮、水肿。早产儿易有呼吸暂停、心动过缓发生。可排血便，为鲜血、果酱样、黑粪或仅于粪便中带血丝。偶有便秘者。

二、辅助检查

第一，血常规。

第二，粪便检查。粪便潜血试验多阳性，粪多数患儿外周血白细胞增多，中性粒细胞增多，且有不同程度的核左移现象。重症患儿血红蛋白多有轻、中度减少，出血量多者可有血小板便镜检可见大量的红细胞、白细胞。

第三，血培养。

第四，凝血机制检查。大多为革兰阴性杆菌，与粪便培养可得致病菌。患儿凝血时间延长，凝血酶原时间延长，血浆鱼精蛋白副凝结（3P）因子有不同程度的减少。

第五，电解质与酸碱平衡。有不同程度的脱水和酸中毒表现。由于患儿毛细血管通透性增高，大量液体渗入肠腔和腹腔，所以血pH值和碱剩余降低，血钠、血钾、血氯降低。

第六，X线检查。腹部X线平片检查对本病的诊断价值极大，个别可见到腹腔积液或气腹影。

第七，超声检查。腹部超声可见肝实质及门静脉内间歇出现微小气泡。

三、治疗原则

新生儿一旦出现腹胀、胃潴留等，无论有无 X 线征象，均应怀疑 NEC，即应开始进行治疗。

第一，禁食。一经确诊立即禁食，中度及重度腹胀者应同时进行胃肠减压。轻者禁食 5~7 天，重者禁食 10~14 天。

第二，补液。腹胀消失和粪便潜血试验转阴是禁食期间按每日需要量由静脉补充液体与电解质，以纠正试行进食的指征。过早恢复饮食有复发的可能。脱水及酸中毒。

第三，抗生素。针对肠道杆菌可选用敏感抗生素，一般应用 2 周。

第四，其他治疗。有休克时应及时给予血浆、清蛋白，必要时用右旋糖酐扩容。可用血管活性药物改善微循环。

第五，外科治疗指征。主要包括：①发现气腹时应立即手术治疗；②腹膜炎症状、体征明显，腹部肌肉紧张或腹壁有明显红肿时，应考虑手术治疗；③经内科保守治疗病情仍恶化，休克、酸中毒不能纠正，甚至出现 DIC 时，也应考虑手术治疗。

第三章 儿科呼吸系统疾病的诊疗

第一节 急性上呼吸道感染

急性上呼吸道感染简称上感，是小儿最常见的疾病，主要指鼻、鼻咽和咽部的急性感染。大多是由病毒引起，如呼吸道合胞病毒、流感病毒、副流感病毒、腺病毒、鼻病毒、柯萨奇病毒等，也可继发细菌感染。

一、急性上呼吸道感染的诊断

婴幼儿可局部症状不明显而全身症状重，年长儿童症状较轻。轻症者流涕、鼻塞喷嚏、咽部不适、不同程度的发热。重者畏寒、高热、头痛、乏力。婴幼儿可伴有呕吐、腹泻、腹痛、烦躁，甚至高热惊厥。

查体时可见咽部充血，扁桃体肿大，颌下淋巴结肿大、触痛。部分患儿出现不同形态皮疹。肺部体征阴性。可并发中耳炎、鼻窦炎、咽后壁脓肿、颈淋巴结炎、喉炎、支气管炎、肺炎等。链球菌感染可引起急性肾炎、风湿热等疾病。

（1）疱疹性咽峡炎。由柯萨奇 A 组病毒引起，好发于夏秋季，急起高热，咽痛，咽充血，咽腭弓、悬雍垂、软腭等处有疱疹，周围有红晕，疱疹破溃后形成小溃疡。病程 1 周左右。

（2）咽结合膜热。病原体为腺病毒，春夏季发病多，可在集体儿童机构中流行。表现为发热，咽痛，一侧或双侧眼结膜炎及颈部或耳后淋巴结肿大。病程 1~2 周。

诊断要点：根据发热、流涕等症状，肺部体征阴性，胸片无异常即可诊断。注意与流行性感冒、急性传染病早期、急性阑尾炎等病鉴别。

二、治疗与预防

治疗主要为对症支持治疗，注意预防并发症。有继发细菌感染或发生并发症者，可选用抗菌药物，中药治疗有一定效果。本病大多是由病毒感染引起，应注意对症支持治疗，避免滥用抗生素。

预防时居室注意通风、保持适宜湿度，提倡母乳喂养，加强体育锻炼，疾病高发时尽量避免到人群拥挤处。

第二节　急性感染性喉炎

急性感染性喉炎是由细菌或病毒引起的喉黏膜及声带的急性炎症。冬春季好发，婴幼儿多见。引起上呼吸道感染的病毒或细菌，大部分是本病的病原。因婴幼儿喉腔狭小、喉软骨柔软、黏膜血管丰富，炎症时黏膜水肿使喉腔更加狭窄而产生喉梗阻。

一、急性感染性喉炎的诊断

急性感染性喉炎起病急，病初可有发热、咳嗽、流涕等上感症状，短至数小时即能引起严重的呼吸困难而窒息。声音嘶哑、犬吠样咳嗽及吸气性喉鸣，夜间加重是本病的特点。

查体时主要为吸气性呼吸困难。根据呼吸困难程度，喉梗阻分为四度：Ⅰ度：仅在活动或哭闹后出现吸气性呼吸困难；Ⅱ度：安静时即出现上述症状；Ⅲ度：除上述表现外，烦躁不安，颜面、口唇、指趾发绀、出冷汗，恐惧表情；Ⅳ度：患儿渐衰竭，昏睡状，可因极度缺氧导致窒息而死亡。

诊断要点根据急性起病、犬吠样咳嗽、声嘶、喉鸣、吸气性呼吸困难等表现，即可诊断。注意与咽后壁脓肿等疾病相鉴别。

二、治疗与预防

抗生素控制细菌感染。肾上腺皮质激素如氢化可的松、甲泼尼龙或地塞米松等减轻水肿。烦躁不安可适当使用镇静药。保持呼吸道通畅，出现Ⅲ、Ⅳ度呼吸困难者应气管插管或气管切开。

本病发病急，尽量使患儿安静，必要时使用镇静药，做好急救准备，有Ⅲ度喉梗阻者即刻气管插管或气管切开。

积极预防和治疗上呼吸道感染，是防治急性喉炎的重要环节。此外，保持室内空气的流通，加强体育锻炼，提高环境适应能力和疾病抵抗能力尤为重要。

第三节 急性支气管炎

急性支气管炎是各种病原体感染所致的支气管黏膜炎症，是婴幼儿时期的常见病，常继发于上呼吸道感染之后。病原体为各种病毒或细菌，细菌感染多在病毒感染的基础上继发。常见的病毒为鼻病毒、呼吸道合胞病毒、流感、副流感病毒及风疹病毒等。细菌以肺炎链球菌、溶血性链球菌、葡萄球菌、流感杆菌、百日咳杆菌等多见。

一、急性支气管炎诊断

急性支气管炎病初大多有上呼吸道感染症状，如咳嗽、发热等。多为低热，少数可达38~39℃，可持续数天或持续2~3周。咳嗽初为干咳，以后有痰。年长儿全身症状较轻，可有头痛、疲乏、食欲缺乏。婴幼儿还可出现呕吐、腹泻等消化道症状。

查体时呼吸增快，早期双肺呼吸音粗糙，干性啰音。以后出现粗中湿啰音，但啰音不固定，常在体位改变或咳嗽后减少甚至消失。

胸部 X 线示肺纹理增粗或肺门阴影增深。根据病史、体征结合胸部 X 线表现即可诊断。应注意与肺炎、支气管哮喘、支气管异物等疾病鉴别。

哮喘性支气管炎是支气管炎的特殊类型，多发于寒冷季节。婴幼儿多见，往往有湿疹等过敏病史。一般起病急，先有上呼吸道感染表现，继之出现呼气性呼吸困难，喘息明显。两肺叩诊呈鼓音，听诊布满哮鸣音及中湿啰音。本病有反复发作倾向，可随感染控制而缓解。随年龄增长，发病次数可逐渐减少，程度减轻，甚至消失。少数可发展为支气管哮喘。

二、治疗与预防

（1）抗生素。病毒感染者一般用抗病毒药物。有细菌感染时，可用青霉素、头孢菌素类或其他广谱抗生素，也可根据药敏试验选用。若病原体为肺炎支原体时，可采用红霉素。

（2）对症治疗。痰多时可口服化痰药；黏稠者可用雾化吸入或蒸汽吸入稀释。如明显烦躁不安或高热惊厥时可镇静、止惊治疗。

疾病后期咳嗽较明显，注意对症治疗，尽量避免使用中枢镇咳药，应加强营养。

预防急性支气管炎时保持室内空气流通，加强身体锻炼，增强抗病能力。

第四节　毛细支气管炎

毛细支气管炎是由多种病原感染所致的急性毛细支气管炎症，多发生于 6 个月以下的小儿，以喘憋为主要表现。病原体主要为呼吸道合胞病毒，其他为腺病毒、副流感病毒、鼻病毒、流感病毒等，少数可由肺炎支原体引起。

一、毛细支气管炎的诊断

典型病例常发生在上呼吸道感染后，出现持续性干咳和中、低热，发作性喘憋和肺部哮鸣音，病情以喘憋发生后的 2~3 天为最严重。

查体时有呼气性呼吸困难。出现呼气延长和呼气性喉喘鸣；间歇期喘鸣消失；重症者呼吸困难明显，出现发绀、烦躁不安。可合并心力衰竭或呼吸衰竭，极少数死亡。

胸部 X 线表现为全肺不同程度的肺气肿，可有支气管周围炎，少数有肺段或肺叶不张。注意与支气管哮喘、支气管异物、百日咳、粟粒性肺结核等鉴别。

二、治疗与预后

主要为病因治疗、控制及免疫治疗，也可用中药治疗。病毒感染可用抗病毒药物等。早期一般不需用抗生素治疗。继发细菌感染时可用抗生素治疗。保持呼吸道通畅，喘憋严重或其他治疗不能控制时可应用糖皮质激素泼尼松 1~2mg/（kg·d）。免疫治疗静脉注射免疫球蛋白 400mg/（kg·d），连续 3~5 天。及时处理并发症。

喘憋为突出症状，以发生后 2~3 天较严重，多数正确治疗可痊愈。

喘憋时间较长、有严重酸中毒者预后差。部分患儿以后可发展为哮喘。

第五节　支气管哮喘

支气管哮喘是由多种细胞特别是嗜酸粒细胞、肥大细胞和 T 淋巴细胞参与的气道慢性变应性炎症，使易感者对各种激发因子具有气道高反应性，并可引起气道缩窄，临床表现为反复发作的喘息、呼吸困难、胸闷或咳嗽等症状，常在夜间和（或）清晨发作、加剧，多数患者可经治疗或自行缓解。小儿哮喘以 1~6 岁患病较多，大多在 3 岁内起病。

支气管哮喘是儿童时期最常见的慢性呼吸道疾病，严重危害儿童的身心健康。值得注意的是，近年来，世界各国儿童哮喘的患病率均有上升趋势，其死亡率亦呈上升趋势，且部分儿童哮喘还可迁延至成人哮喘，成为终身疾患，已引起全世界各国的极大关注。

一、支气管哮喘的诊断

支气管哮喘的诱发因素为上呼吸道感染、天气变化、油烟、食物、药物、冷空气、尘螨、运动等。婴幼儿常因呼吸道病毒感染后，尤以呼吸道合胞病毒、鼻病毒及副流感病毒为甚，年长儿在接触过敏原后发病也常见。临床表现特征为反复发作性的呼吸困难、喘息、胸闷和咳嗽，尤其在夜间和清晨症状加重。症状可自行缓解，尤其是经支气管扩张剂和抗炎治疗后更易缓解。此外，应注意症状的季节性变化，家庭过敏史，个人过敏史。

查体时症状发作时胸廓饱满，吸气状，叩诊过清音，满肺闻及哮鸣音。重症患儿呼吸困难明显，呼吸音减弱，哮鸣音随之消失。症状缓解期体格检查正常。病久者，可出现桶状胸，营养不良，生长发育落后。

外周血检查时，嗜酸粒细胞增高（$>300×10^6/L$）。X 线胸片可见过度充气，肺纹理增多。

根据病史特点、体格检查及辅助检查进行诊断，小儿哮喘的诊断标准如下：

（一） 儿童哮喘诊断

（1）反复发作的喘息、气促、胸闷或咳嗽，多与接触变应原、冷空气、物理或化学性刺激、病毒性上、下呼吸道感染、运动等有关。

（2）发作时双肺可闻及散在或弥漫性以呼气相为主的哮鸣音，呼气相延长。

（3）支气管舒张剂有显著疗效。

（4）由其他疾病所引起的喘息、气促、胸闷或咳嗽。

（5）对于症状不典型的患儿，同时在肺部闻及哮鸣音者，可酌情采用以下任何 1 项支气管舒张试验协助诊断，若阳性可诊断为哮喘：①1‰肾上腺素每次 0.01mL/kg 皮下注射（最大量不超过 0.3mL/次）。②予以速效沙丁胺醇气雾剂或其水溶液雾化吸入后。在进行以上任何 1 种试验后的 15~30 分钟内，若喘息缓解或哮鸣音明显减少者为阳性。5 岁以上患儿若有条件可在治疗前后测呼气峰流速（PEF）或第 1 秒用力呼气容积（FEV_1），治疗后上升为 15% 者为阳性。如果肺部未闻及哮鸣音，且 $FEV_1>75\%$ 者，可做支气管激发试验，若阳性可诊断为哮喘。

（二） 咳嗽变异性哮喘的诊断

咳嗽变异性哮喘的诊断依据为：①咳嗽持续或反复发作>1 个月，常伴夜间或清晨发作性咳嗽，痰少，运动后加重，临床无感染征象或经较长期抗生素治疗无效。②用支气管扩张剂可使咳嗽发作缓解，是诊断本症的基本条件。③有个人或家族过敏史，气道反应性测定，变应原检测等可做辅助诊断。④排除其他原因引起的慢性咳嗽。

二、支气管哮喘的治疗

（一） 治疗原则

哮喘控制治疗应越早越好。要坚持长期、持续、规范、个体化治疗原则。治疗包括：①急性发作期：快速缓解症状，如平喘、抗炎治疗；②慢性持续期和临床缓解期：防止症状加重和预防复发，如避免触发因素、抗炎、降低气道高反应性、防止气道重塑，并做好自我管理。注重药物治疗和非药物治疗相结合，不可忽视非药物治疗如哮喘防治教育、变应原回避、患儿心理问题的处理、生命质量的提高、药物经济学等诸方面在哮喘长期管理中的作用。

（二） 哮喘急性发作期治疗

（1）β_2受体激动剂。β_2受体激动剂是目前临床应用最广的支气管舒张剂。根据起作用的快慢分为速效和缓慢起效两大类，根据维持时间的长短分为短效和长效两大类。吸入型速效 β_2 受体激动剂疗效可维持 4~6 小时，是缓解哮喘急性症状的首选药物，严重哮喘发作时第 1 小时可每 20 分钟吸入 1 次，以后每 2~4 小时可重复吸入。药物剂量：每次沙丁胺醇 2.5~5.0mg 或特布他林 2.5~5.0mg。急性发作病情相对较轻时也可选择短期口服短效 β_2 受体激动剂如沙丁胺醇片和特布他林片等。

（2）全身性糖皮质激素。病情较重的急性病例应给予口服泼尼松短程治疗（1~7 天），每日 1~2mg/kg，分 2~3 次。一般不主张长期使用口服糖皮质激素治疗儿童哮喘。严重哮喘发作时应静脉给予甲基泼尼松龙，每日 2~6mg/kg，分 2~3 次输注，或琥珀酸氢化可的松或氢化可的松，每次 5~10mg/kg，必要时可加大剂量。一般静脉糖皮质激素使用 1~7 天，症状缓解后即停止静脉用药，若需持续使用糖皮质激素者，可改为口服泼尼松。

（3）抗胆碱能药物。吸入型抗胆碱能药物如溴化异丙托品舒张支气管的作用比 β_2 受体激动剂弱，起效也较慢，但长期使用不易产生耐药，不良反应少。

（4）短效茶碱。短效茶碱可作为缓解药物用于哮喘急性发作的治疗，主张将其作为哮喘综合治疗方案中的一部分，而不单独应用治疗哮喘。需注意其不良反应，长时间使用者，最好监测茶碱的血药浓度。

（5）硫酸镁。对于 2 岁及以上儿童哮喘急性发作，尤其是症状持续<6h 者，硫酸镁吸入治疗可以作为常规吸入短效 β_2 受体激动剂（SABA）和异丙托溴铵之外的一种备选方案；静脉应用硫酸镁也可尝试使用。

（三） 哮喘慢性持续期治疗

（1）吸入型糖皮质激素。吸入型糖皮质激素（ICS）是哮喘长期控制的首选药物，也是目前最有效的抗炎药物，优点是通过吸入，药物直接作用于气道黏膜，局部抗炎作用强，全身不良反应少。通常需要长期、规范吸入 1~3 年才能起预防作用。目前临床上常用的吸入型糖皮质激素有布地奈德、丙酸氟替卡松和丙酸倍氯米松。每 3 个月应评估病情，以决定升级治疗、维持目前治疗或降级治疗。

（2）白三烯调节剂。分为白三烯合成酶抑制剂和白三烯受体拮抗剂，该药耐受性好，副作用少，服用方便。白三烯受体拮抗剂包括孟鲁司特和扎鲁司特。

（3）缓释茶碱。缓释茶碱用于长期控制时，主要协助 ICS 抗炎，每日分 1~2 次服用，以维持昼夜的稳定血药浓度。由于茶碱毒性较强，故新版指南不推荐其用于儿童哮喘的控制治疗，除非不能使用 ICS 者。

（4）长效 β_2 受体激动。剂药物包括福莫特罗、沙美特罗、班布特罗及丙卡特罗等。

（5）肥大细胞膜稳定剂。肥大细胞膜稳定剂色甘酸钠，常用于预防运动及其他刺激诱发的哮喘，治疗儿童哮喘效果较好，副作用小，在美国等国家应用较多。

（6）全身性糖皮质激素。在哮喘慢性持续期控制哮喘发作过程中，全身性糖皮质激素仅短期在慢性持续期分级为重度持续患儿，长期使用高剂量 ICS 加吸入型长效 β_2 受体激动剂及其他控制药物疗效欠佳的情况下使用。

（7）联合治疗。对病情严重度分级为重度持续和单用 ICS 病情控制不佳的中度持续的哮喘提倡长期联合治疗，如 ICS 联合吸入型长效 β_2 受体激动剂、ICS 联合白三烯调节剂和 ICS 联合缓释茶碱。

第六节　肺　炎

一、肺炎的分类

肺炎是指各种致病因素引起的肺部炎症。临床以发热、咳嗽、气促、呼吸困难、肺部啰音为主要表现。现尚无理想的分类方法。常用有以下几种：

（1）按病理分类。按病理部位分为支气管肺炎、大叶性肺炎和间质性肺炎等。

（2）按病因分类可以分为：

病毒性肺炎：呼吸道合胞病毒居首位，其次为腺病毒 3、7、11、21 型，流感病毒副流感病毒 1、2、3 型，此外有麻疹病毒、肠道病毒、巨细胞病毒等。

细菌性肺炎：由肺炎链球菌、葡萄球菌、革兰阴性杆菌（流感杆菌、肺炎杆菌、大肠杆菌、绿脓杆菌等）及厌氧菌等引起。

支原体肺炎：以肺炎支原体为主。

衣原体肺炎：由沙眼衣原体为主、肺炎衣原体和鹦鹉热衣原体引起。

真菌性肺炎：由念珠菌、肺曲菌、隐球菌、组织胞浆菌、球孢子菌等引起。

原虫性肺炎：以卡氏肺囊虫为主。

非感染病因引起的肺炎：吸入性肺炎、嗜酸细胞性肺炎、坠积性肺炎等。

（3）按病程分类。分为急性（≤1 个月）、迁延性（1~3 个月）、慢性（>3 个月）。

（4）按病情分类可以分为：

轻症：呼吸系统症状为主，无全身中毒症状。

重症：除呼吸系统受累严重外，其他系统亦受累，全身中毒症状明显。

临床上若病原体明确，则以病因命名，以便指导治疗，否则按病理分类命名。

二、支气管肺炎

支气管肺炎是最常见的一种肺炎，婴幼儿好发。北方以冬春季多见，南方夏秋季多见。营养不良、维生素缺乏、先天性心脏病时易患本病。

本病常可在病毒感染的基础上继发细菌感染。细菌以肺炎链球菌最为多见，金黄色葡萄球菌、溶血性链球菌、B 型流感杆菌、大肠杆菌和副大肠杆菌亦较常见。病毒以呼吸道合胞病毒、腺病毒、流感病毒和副流感病毒为多见。病理以肺泡炎症为主，支气管壁与肺泡间质炎性病变较轻。病毒性肺炎以肺间质受累为主。

（一）支气管肺炎诊断

（1）病史。起病多较急。主要表现为发热、咳嗽、气促、发绀。

发热：早期体温在 38~39℃之间，亦可高达 40℃，多为弛张热或不规则热。婴儿大都起病迟缓，发热不明显或体温低于正常。

咳嗽：早期干咳，极期咳嗽减轻，恢复期有痰。剧烈咳嗽引起呕吐。

气促：呼吸急促。

发绀：重症患儿可出现口周、鼻唇沟、指趾端发绀、呼吸困难。

（2）查体。查体时可以见以下症状：

呼吸困难：频率可达 40~80 次/min。重症者鼻翼扇动及三凹征明显。

肺部啰音：早期不明显，呼吸音可见粗糙或减低，以后可闻及中小湿啰音，吸气末更明显。当出现实变体征时听诊患侧呼吸音减弱或有管状呼吸音，叩诊呈浊音。

并发症：循环系统可出现心功能不全或心肌炎；神经系统常出现嗜睡、烦躁不安以及抽搐、昏迷或反复惊厥等中毒性脑病的表现；消化系统常发生中毒性肠麻痹、胃肠道出血；此外还可发生弥散性血管内凝血。在金黄色葡萄球菌肺炎和某些革兰阴性杆菌肺炎可有脓胸、脓气胸和肺大疱等并发症。

（3）辅助检查。

常规检查包括血常规和 C 反应蛋白（CRP）。血常规：细菌性肺炎时白细胞总数增高，重症常有核左移现象。病毒性肺炎白细胞大多数正常或降低。C 反应蛋白（CRP）：细菌感染时，CRP 多升高，而非细菌感染时则不明显。

病原学检查。细菌病原学检查：分泌物及血液做细菌培养，有助于病原学诊断。也可用酶联免疫吸附试验（ELISA）、聚合酶链反应（PCR）法检测。病毒病原学检查：分泌物做病毒分离，虽阳性率高，但不能早期诊断。取急性期和恢复期双份血清抗体滴度测定，两者相差 4 倍也可确诊。PCR、ELISA 等检测快速诊断病毒。其他病原学检查：肺炎支原体抗体检测，细胞培养查沙眼衣原体等方法。

胸部 X 线：早期轻症双肺内、中带纹理增粗，肺门影增宽。以后小点片状阴影，或融合成大片。可有肺不张或局限性肺气肿。

（4）诊断要点。临床根据发热、咳嗽、气促或呼吸困难、肺部啰音结合胸片即可做出诊断。应力求做出病因诊断。

（5）鉴别诊断。

急性支气管炎：全身症状轻，一般无明显的呼吸困难及缺氧症状，肺部啰音不固定，随咳嗽而改变。

急性粟粒性肺结核：根据有结核病接触史、肺部啰音常不明显、结核菌素试验阳性及胸片呈粟粒状阴影可资鉴别。

支气管异物：有异物吸入史，突然发病，出现呛咳，并结合胸部 X 线检查可以区别，必要时可行纤维支气管镜检查。

（二）支气管肺炎治疗

（1）抗生素治疗。主要用于细菌性肺炎、支原体肺炎、衣原体肺炎及有继发细菌感染的病毒性肺炎。有条件可根据药敏试验选用有效药物。无条件者结合当地情况选药。支原体、衣原体感染首选大环内酯类如红霉素、罗红霉素或阿奇霉素等。真菌感染选用氟康唑、克霉唑或二性霉素 B 等。抗病毒药物治疗早期腺病毒性肺炎有一定疗效。

（2）糖皮质激素治疗。仅对重症肺炎伴有全身中毒症状明显者，在足量有效抗生素基础上，可短期加用肾上腺皮质激素。选用氢化可的松 5～10mg/（kg·d）或地塞米松 0.25～0.5mg/（kg·d），静脉滴注，一般用 3～5 天症状改善即可停药。也可使用甲泼尼松龙。

（3）对症治疗。剧烈咳嗽影响睡眠和饮食者，可服用止咳药。右美沙芬每次 0.3mg/kg，每日 3～4 次，有镇咳作用，但不抑制呼吸。惊厥者给予相应抗惊厥药物。

胸片恢复常较症状改善慢，应严格掌握激素治疗的适应证，不滥用激素。

（三） 支气管肺炎预后

婴幼儿病死率较高。有基础疾病如营养不良、维生素 D 缺乏、先天性心脏病、结核病等则预后较差。金葡萄球菌肺炎并发症多，病程迁延，预后较差。腺病毒肺炎病情较重，病死率也较高。支原体肺炎病情轻重不一，病程虽较长，但多数可自愈。

三、特殊肺炎

（一） 金葡菌肺炎

金黄色葡萄球菌肺炎简称金葡菌肺炎，多见于新生儿及婴幼儿。年长儿则多继发于败血症。病理改变以肺组织广泛出血坏死及多发性小脓肿为特点，易形成脓胸或脓气胸，并可侵蚀支气管形成支气管胸膜瘘。若发于败血症之后，常引起其他器官的迁徙性化脓病灶。临床表现为起病急，病情重，病情发展快，中毒症状显著。突起高热，多呈弛张热型。痰呈黏液脓性，不易咳出。呼吸困难明显，可出现休克。肺部体征出现早，皮肤可出现红色丘疹、猩红热样或荨麻疹样皮疹。血白细胞有核左移现象。

少数病例白细胞明显降低，但中性粒细胞百分比仍高。X 线检查早期可见肺纹理增粗或小片状浸润影，病变发展很快出现脓胸、脓气胸、肺大疱等相应的征象。病变吸收较慢。

（二） 肺炎支原体肺炎

肺炎支原体肺炎由肺炎支原体引起，是一种介于细菌与病毒之间的微生物，无细胞壁，可全年散发流行。学龄儿及青少年常见。起病缓慢，病初可有全身不适、乏力、头痛。以高热、刺激性干咳为突出表现。热程 1~2 周，咳嗽初为干咳，后转为顽固性剧咳，有时似百日咳样咳嗽，持续时间长，可达 1~4 周，常伴有胸痛。婴幼儿喘憋症状较突出。肺部体征较轻，部分可无任何阳性体征。部分病例并发胸膜炎。本病可并发肺外多系统的疾病，几乎可累及各个系统。自身抗体的形成是肺外并发症的主要原因。并发症多出现于呼吸道症状后 3~30 天。X 线检查：多为单侧病变。

（1） 支气管肺炎改变，以右肺中下野为多。

（2） 间质性肺炎改变。

（3） 部分病例出现大片阴影，密度不均匀，呈节段状分布；少数为大叶性阴影。

（4） 游走性浸润现象，即常一处旧病灶吸收，另一处新病灶又出现。体征轻而胸片表现重是其特点。

本病血液特异性 IgM 一般在出现症状后 1 周左右出现，比 IgG 的出现早 4~5 天。10~

30 天达高峰，12~26 周消失。本病自然病程数日至 2~4 周不等，有时胸片完全正常比症状延长 2~3 周。偶有复发。

第七节 特发性肺含铁血黄素沉着症

特发性肺含铁血黄素沉着症（IPH）是一组肺泡毛细血管反复出血性疾病，渗出的血液溶血，含铁血黄素异常沉积于肺部为特征的疾病。多发于学龄前儿童（1~7 岁），起病较为隐匿，临床表现以反复发作的咳嗽、气促、咯血和伴有缺铁性贫血为特征，肺部体征与临床表现和胸部 X 线改变不相一致，部分伴有肝大；本症慢性反复发作可引起弥漫性肺间质纤维化导致肺心病，多数患儿死亡，少数可自行缓解。IPH 的病因尚不十分清楚，与免疫因素、遗传因素、环境因素、肺泡上皮的发育和功能异常，以及牛奶过敏有关。

一、IPH 诊断

（一） IPH 病史

IPH 的症状与肺出血和病期有关，肺出血可呈急性、反复发作或慢性，婴幼儿发病急骤，较大年龄者发病隐匿缓慢。急性发作期主要表现为间歇性反复发作的上呼吸道感染症状，如发热、咳嗽、乏力、气急和心悸等，并伴有咯血，呈血丝或血块状，部分病例无咯血，因血液流入胃内，可见呕血或便血。上述症状一般持续 2~10 天。IPH 的发作间歇期可无明显异常，发作频繁和慢性病例可伴有明显的贫血、呼吸困难、发绀等表现。

（二） 体征检查

IPH 患儿肺部的体征表现不一，因肺部出血的程度而异。肺出血轻者或出血已吸收者肺部无阳性体征；出血重者的急性期肺部叩诊浊音、听诊呼吸音减弱，可闻及湿啰音和管状呼吸音。部分病例有心动过速、心脏杂音和右心肥大，少数发生心力衰竭，肝、脾大，个别患儿可见黄疸和杵状指（趾）。

（三） 辅助项检查

（1）X 线胸片检查双肺纹理增多粗乱，肺出血时可见毛玻璃状或大小不一的片状絮状阴影，也可见云雾状阴影，单侧或双侧肺门影增宽；数日后复查，上述大部分阴影变淡或消失；慢性病例反复多次出血者，肺部呈现网状或结节样病灶，出现纤维条索状阴影。

（2）痰或胃液查找含铁血黄素细胞痰或胃液涂片用甲醇固定后，染色 5~10 分钟，显微镜下可见含蓝色的铁血黄素（普鲁氏蓝反应阳性）的吞噬细胞，为确诊本症的可靠实验室指标。

（3）周围血呈小细胞低色素贫血，网织红细胞增多，少数病例嗜酸粒细胞增多。

（4）临床高度疑诊本症，而痰或胃液中未找到含铁血黄素细胞时，可考虑进行肺泡灌洗液、经支气管肺活检、肺穿刺活检或开胸肺活检寻找含铁血黄素细胞以确诊。

二、IPH 治疗

仔细寻找可能致病的原因或诱因，如对牛奶过敏，对食物或化学物质过敏，合并心肌炎、肾炎等仍属首要。症状治疗大致有以下几方面：

（1）急性出血期治疗。急性发作时卧床休息，吸氧，床边备好吸痰器以防咯血窒息，严重贫血者可少量多次输新鲜血。合并感染时给予抗感染治疗。多数患儿采用免疫抑制剂联合激素（泼尼松），可以有效治疗急性发作，如果治疗效果不佳，可使用甲泼尼龙。如果出血严重影响了肺通气，可使用硬式支气管镜去除呼吸道的血凝块。研究证实，在严重急性肺出血，当传统的机械通气治疗失败时，体外膜肺氧合是有效的。

（2）长期维持治疗。长期治疗时，急性大剂量激素后减为小剂量激素长期维持可能对患儿有益。可口服泼尼松，维持时间一般是 3~6 个月。症状重、X 线病变未好转或是减药过程中有反复的患儿，疗程应该延长至一年甚至更久。此外同时吸入糖皮质激素可能对缓解病情有效。

（3）慢性反复发作期治疗。除小剂量激素维持治疗外，可试用中药活血化瘀及促进免疫功能的药物。病变静止或症状大部消失后，应重视日常肺功能锻炼，并注意生活护理。

第八节　气　胸

气胸是指各种原因引起的胸膜腔积气。当胸膜腔和外界大气有交流时如外伤或手术，空气经壁层胸膜进入胸腔时以及任何原因引起的肺泡破裂或支气管胸膜瘘，空气从气道或肺泡逸入胸膜腔均可造成气胸。临床按病理生理变化分为闭合性气胸、开放性气胸、张力性气胸。

一、气胸的诊断

气胸临床表现与发生的快慢、肺萎缩程度和肺部原有的病变有关。常有咳嗽、哭闹、剧烈运动等诱因，多为急骤发病。典型症状为突发同侧胸痛，继之出现呼吸困难和刺激性干咳。

查体时少量气胸时体征不明显。大量气胸时患侧呼吸音减弱或消失，叩诊呈鼓音，心脏、气管向健侧移位。

胸部 X 线表现为肺向肺门萎陷呈圆球形阴影，压缩的肺外缘可见气胸带，气胸处透亮度增加，无肺纹。发线状的脏层胸膜阴影随呼吸内外移动。少量气胸往往仅局限于肺尖。根据临床表现及胸部 X 线不难诊断。气胸的主要并发症为脓气胸、血气胸、慢性气胸。应注意与肺大疱、膈疝、支气管囊肿等鉴别。

二、气胸的治疗与预后

气胸治疗要绝对卧床休息，氧疗，少量气胸可自行吸收；积极治疗原发病。大量气胸紧急情况下，可用大号针头于患侧第二肋间行胸腔穿刺抽气，然后胸腔闭式引流 24~72 小时，直至裂口闭合，肺组织复张，换气功能恢复为止。反复发作气胸可用胸膜粘连术。大量气胸绝大多数经及时诊治可治愈。有支气管胸膜瘘或持续多日无吸收者预后差。

第四章 儿科消化系统疾病的诊疗

第一节 小儿消化系统解剖生理特点

一、口腔生理特点

足月新生儿出生时已具有较好的吸吮、吞咽功能，颊部有坚厚的脂肪垫，咀嚼肌发育良好，有利于吸吮，早产儿较差。新生儿和婴儿的口腔黏膜柔嫩，血管丰富，唾液腺发育较差，唾液分泌少，口腔黏膜干燥，易受损伤、感染。3~4 个月时唾液分泌开始增多，5~6 个月后唾液量明显增多，而婴幼儿口底浅，又不会及时吞咽过多的唾液，常发生生理性流涎。

二、食管生理特点

新生儿及婴儿食管呈漏斗状，黏膜薄嫩，腺体缺乏，弹力组织及肌肉组织发育尚不发达。食管下段贲门括约肌发育不成熟，控制能力差，常发生胃食管反流，婴儿吸奶时常吞咽过多空气，易发生溢奶。

三、胃生理特点

婴儿胃呈水平位，当小儿开始站立行走时，渐变为垂直位。婴儿贲门括约肌张力低，关闭作用差，幽门肌肉发育较良好，但由于自主神经调节不成熟，常发生幽门紧张度升高，引起幽门痉挛，产生呕吐。新生儿胃容量 30~60mL，1~3 个月 90~150mL，1 岁 250~300mL，5 岁时 700~850mL，成人约 2 000mL。婴儿胃排空时间因食物种类而异，水为 1~1.5 小时；母乳为 2~3 小时；牛乳为 3~4 小时。

四、肠生理特点

小儿肠管相对比成人长，为身长的 5~7 倍，有利于吸收。消化道血管和淋巴管丰富，通透性高，故吸收率高，此为有利方面。但当消化道发生感染时，肠内细菌或毒素及不完全分解代谢产物容易经肠黏膜进入体内，引起全身感染性疾病和变态反应性疾病，为其不利方面。小儿肠系膜柔软而长，活动度大，容易患肠套叠、肠扭转。

五、肝生理特点

年龄越小，肝脏相对越大。小儿肝较成人相对大。1~3 岁小儿肝下缘在右锁骨中线肋缘下 1~2cm，4~5 岁以后渐进入肋缘内。婴儿肝脏结缔组织发育较差，肝细胞再生能力强，不易发生肝硬化，但易受各种不利因素的影响，如缺氧、感染、药物中毒等均可使细胞发生肿胀、脂肪浸润、变性、坏死、纤维增生而肿大，影响其正常生理功能。婴儿时期肝内胆汁分泌较少，故对脂肪的消化、吸收功能较差。

六、肠道细菌生理特点

在母体内，肠道是无菌的，生后数小时细菌即侵入肠道，主要分布在结肠和直肠。肠道菌群受食物成分影响，单纯母乳喂养儿以双歧杆菌占绝对优势，人工喂养和混合喂养肠内的大肠杆菌、嗜酸杆菌、双歧杆菌及肠球菌所占的比例几乎相等。正常肠道菌群对侵入肠道的致病菌有一定的拮抗作用。婴幼儿肠道正常菌群脆弱，易受许多外界因素的影响而致菌群失调，引起消化功能紊乱。

七、健康小儿粪便生理特点

（1）胎便。新生儿出生 24 小时内排胎便，黏稠，呈深绿或黑绿色，无臭味。胎粪由脱落的上皮细胞、浓缩的消化液及胎儿时期吞入的羊水、毳毛所组成。若喂乳充分，2~3天后逐渐转变为正常婴儿粪便。

（2）人乳喂养儿粪便。为黄色或金黄色，黏度均匀如膏状，有时微带绿色，呈酸性反应，无臭味，每天排便 2~4 次。一般在增加辅食后次数即减少，1 周岁后 1~2 次/天。

（3）人工喂养儿粪便。牛、羊乳喂养的婴儿，大便色淡黄色或呈灰黄色，质较干，常带奶瓣，呈中性或碱性反应，因牛乳含蛋白质较多，粪便有明显的蛋白质分解产物的臭味，大便 1~2 次/天。易发生便秘。

（4）混合喂养儿粪便。乳类同时加淀粉类食物喂养的婴儿，大便量多，质稍软，臭味较重，一般为暗褐色；吃蔬菜多者，外观与成人大便相似，每日 1~2 次。

第二节　口腔黏膜疾病

一、幼儿流涎

流涎常见于婴幼儿。小儿 3~4 个月时，唾液分泌开始增多，5~6 个月后增多更明显。出牙时三叉神经受刺激，也使唾液分泌增加。婴儿口腔浅，不会及时吞咽过多的唾液，故发生流涎，此为生理现象。随年龄增长，流涎自然消失。当患口腔炎、面神经麻痹、延髓麻痹、脑炎后遗症等时，因唾液分泌过多或吞咽障碍而致流涎，则为病理现象，需治疗原发病。

二、幼儿口炎

口炎是指口腔黏膜由于各种感染引起的炎症，若病变限于舌、齿龈、口角亦可分别称为舌炎、齿龈炎或口角炎，婴幼儿多见。感染常由病毒、真菌、细菌、螺旋体引起，亦可继发于急性感染、腹泻、营养不良、久病体弱、维生素 B、维生素 C 缺乏等。

口炎的预防方法有以下几点：
（1）注意喂养，提高抗病能力。
（2）重视口腔卫生，尤其在急性感染时。
（3）注意奶瓶、奶头、玩具等的消毒。
（4）病毒感染所致的疱疹性口腔炎传染性强，应注意隔离。

三、幼儿鹅口疮

鹅口疮又名雪口病，为白色念珠菌感染，在黏膜表面形成白色斑膜的疾病。多见于新生儿、婴幼儿、营养不良、腹泻、长期用广谱抗生素或激素的患儿。多因哺乳时奶头不洁及污染的乳具感染，新生儿亦可经产道感染。

口腔黏膜表面出现白色乳凝块样物，见于颊黏膜、舌、齿龈、上腭等处，可延至咽部，不易拭去，周围无炎症反应，强行剥离后局部黏膜潮红、粗糙、可有溢血，不痛、不流涎，一般不影响吃奶，也无全身症状。重症可累及食管、肠道、喉、气管、肺等。取白膜少许置玻片上，加 10% 氢氧化钠一滴，在显微镜下可见真菌的菌丝和孢子。

鹅口疮治疗时一般不需口服抗菌药物，可用 2% 碳酸氢钠溶液于哺乳前后清洁口腔。病变广泛者，用制霉菌素 10 万单位/次，加水 1~2mL 涂患处，每日 2~3 次，可同时服用维生素 B_2 及维生素 C，亦可同时服用肠道微生态制剂，纠正肠道菌群失调，抑制真菌生长。

四、幼儿疱疹性口炎

疱疹性口炎亦称疱疹性齿龈口炎，为单纯疱疹病毒Ⅰ型感染所致。多见于1~3岁小儿。发病无季节差异。传染性较强，常在集体托幼机构引起小流行。

疱疹性口炎起病时可发热，可达38~40℃，1~2天后口腔黏膜出现成簇或单个小疱疹，直径约2~3mm，周围有红晕，破溃后形成溃疡，上面覆盖黄白色渗出物。小溃疡可融合成大溃疡，有时可累及软腭、舌和咽部。口角和唇周皮肤亦常有疱疹。局部疼痛，流涎，拒食，烦躁，颌下淋巴结肿大。体温在3~5天恢复正常。病程约1~2周。局部淋巴结肿大可持续2~3周。

疱疹性口炎应与疱疹性咽峡炎鉴别，后者由柯萨奇病毒引起，多发生于夏秋季，疱疹主要在咽部和软腭，也可见于舌，但不累及齿龈和颊黏膜，颌下淋巴结不肿大。

治疗疱疹性口炎时需要保持口腔清洁，多饮水，禁用刺激性或腐蚀性药物如硝酸银、过硼酸钠等。局部可用锡类散，也可喷西瓜霜等。为预防继发感染可涂2.5%~5%金霉素鱼肝油，局部涂疱疹净，有抑制病毒的作用。疼痛重者可在进食前用2%利多卡因涂局部，食物以微温或凉的流质为宜，避免酸性饮料。发热时可用退热剂，有继发感染时可用抗生素。

五、幼儿急性细菌性口炎

本病又称急性膜性口炎。由链球菌、金黄色葡萄球菌或肺炎链球菌等引起。多见于婴幼儿，常发生于全身感染抵抗力低下时，因口腔不洁利于细菌繁殖而引起。

急性细菌性口炎常见于舌、唇内、颊黏膜等处，可延至唇、咽喉部。初起口腔黏膜充血水肿，以后发生界限清楚的糜烂或溃疡，散在或融合成片，上有纤维素性炎性渗出物形成的假膜，呈灰白色，边缘规则，易拭去，遗留溢血创面，不久又被假膜覆盖，涂片染色可见大量细菌。局部疼痛，流涎，拒食，烦躁，局部淋巴结肿大，常伴发热。白细胞总数增高。

治疗急性细菌性口炎需要控制感染，做好口腔护理。用3%过氧化氢或0.1%~0.3%雷佛奴尔溶液清洗口腔，每日2次。局部涂2.5%~5%金霉素鱼肝油，或用养阴生肌散、锡类散、冰硼散等，可用2%利多卡因涂局部止痛。需用抗生素控制感染。宜进食温凉的流质饮食，补充维生素 B_1、维生素 B_2 及维生素 C，高热时给予物理降温或药物治疗，注意热量及液体的补充。

六、幼儿地图舌

地图舌是由于舌黏膜上皮（丝状乳头）剥脱所致，深部组织无改变。病因未明，但非维生素缺乏所致。可见于 6 个月以后的婴幼儿和儿童。舌上先出现灰白色稍隆起的小病灶，以后中央的丝状乳头剥脱，遗留红色、光滑、干燥的舌面，边缘灰白色，向外扩展，融合成地图状。病变范围和位置可经常变化。病程较久，常达数年，无疼痛、流涎或其他口炎症状，不需治疗。

第三节　小儿厌食症

厌食，是指小儿长时期见食不贪，食欲减退或缺乏，甚至拒食，医学上称之为"小儿厌食症"。小儿厌食症与饮食习惯和饮食方式有密切的关系。同时，与缺少某些微量元素也有一定的关系。

一、小儿厌食症的症状与诊断

（一）　小儿厌食症的症状

（1）不思纳食，食之无味，甚或拒食，大便正常或干结。食量明显少于同年龄正常儿童。

（2）病程持续 2 个月以上。

（3）体重下降不增，毛发稀黄、干枯。

（4）并发症：严重者可并发中度以上贫血、营养不良、维生素 D 缺乏病、智力发育障碍、机体抗病能力降低而反复感染。

（5）排除其他外感染、内伤慢性疾病。

（二）　小儿厌食症的诊断

D-木糖吸收排泄率降低。尿淀粉酶降低。血、头发的锌、铜、铁等多种微量元素含量低。

二、小儿厌食症的治疗

（1）一般治疗。改变不规律的生活，尽可能改善或酌情改换生活环境。

（2）消化酶制剂。多酶片，每次 0.3～0.6g，一天 3 次，饭后服。含淀粉酶、胰酶、胃蛋白酶，可促进糖类的消化。

（3）锌制剂。

葡萄糖酸锌。儿童服用量为：3 岁以下 5～10mg，4～6 岁 10～15mg，6 岁以上 15～

20mg。以上均为锌的剂量，1 天只需服 1 次，亦可以将 1 天量分 2~3 次服用。口服液，每瓶 10mL，含锌 10mg；冲剂，每袋 10g，含葡萄糖酸锌 70mg，相当于含锌 10mg。

甘草锌。儿童服用量按锌元素计算，1 天每千克体重 0.5~1.5mg，相当于 80mg 规格片剂的 1/8~1/3。一般常用量为（80mg 片剂）1~2 片。

（4）维生素。复合维生素 B，每次 1 片，一天 2~3 次，饭后服。

第四节　婴幼儿腹泻

婴幼儿腹泻病，是一组由多病原、多因素引起的以腹泻为主要临床表现的消化道疾病。近年来本病发病率及病死率已明显降低，但仍是婴幼儿的重要常见病和死亡病因。2 岁以下多见，约半数为 1 岁以内。

一、腹泻的临床表现

（1）轻型腹泻。多为饮食因素或肠道外感染引起。每天大便多在 10 次以下，呈黄色或黄绿色，稀糊状或蛋花汤样，有酸臭味，可有少量黏液及未消化的奶瓣。大便镜检可见大量脂肪球。无中毒症状，精神尚好，无明显脱水、电解质紊乱。多在数日内痊愈。

（2）重型腹泻。多由肠道内感染所致。有严重的胃肠道症状。腹泻频繁，每日大便 10 次以上，多者可达数十次。大便水样或蛋花汤样，有黏液，量多，倾泻而出。粪便镜检有少量白细胞。伴有呕吐，甚至吐出咖啡渣样物。还有全身中毒症状：发热，食欲低下，烦躁不安，精神萎靡，嗜睡，甚至昏迷、惊厥。水、电解质、酸碱平衡紊乱。

（3）迁延性和慢性腹泻。病程连续超过 2 周者称迁延性腹泻，超过 2 个月者称慢性腹泻。多与营养不良和急性期未彻底治疗有关，以人工喂养儿多见。凡迁延性腹泻，应注意检查大便中有无真菌孢子和菌丝及梨形鞭毛虫。应仔细查找引起病程迁延和转为慢性的原因。

二、诊断与鉴别诊断

根据发病季节、病史（包括喂养史和流行病学资料）、临床表现和大便性状可以做出临床诊断。必须判定有无脱水（程度和性质）、电解质紊乱和酸碱失衡，积极寻找病因，需要和以下疾病鉴别：

（1）生理性腹泻。多见于 6 个月以下婴儿，外观虚胖，常有湿疹，生后不久即腹泻，但除大便次数增多外，无其他症状，食欲好，生长发育正常，到添加辅食后便逐渐转为正常。

（2）细菌性痢疾。常有接触史，发热、腹痛、脓血便、里急后重等症状及大便培养可资鉴别。

（3）坏死性肠炎。中毒症状严重，腹痛、腹胀、频繁呕吐、高热。大便初为稀水黏液状或蛋花汤样，后为血便或"赤豆汤样"便，有腥臭味，隐血强阳性，重症常有休克。腹部 X 线检查有助于诊断。

三、腹泻的治疗

治疗原则为：调整饮食，预防和纠正脱水，合理用药，加强护理，防治并发症。

（1）饮食疗法。应强调继续饮食，满足生理需要。轻型腹泻停止喂不易消化的食物和脂肪类食物。吐泻严重者应暂时禁食，一般不禁水。禁食时间一般不超过 4~6 小时。母乳喂养者继续哺乳，暂停辅食。人工喂养者可先给米汤、稀释牛奶、脱脂奶等。

（2）护理。勤换尿布，冲洗臀部，预防上行性泌尿道感染和红臀。感染性腹泻注意消毒隔离。

（3）控制感染。病毒性肠炎不用抗生素，以饮食疗法和支持疗法为主。非侵袭性细菌所致急性肠炎除对新生儿、婴儿、衰弱儿和重症者使用抗生素外，一般也不用抗生素。侵袭性细菌所致肠炎一般需用抗生素治疗。水样便腹泻患儿多为病毒及非侵袭性细菌所致，一般不用抗生素，应合理使用液体疗法，选用微生态制剂和黏膜保护剂。如伴有明显中毒症状不能用脱水解释者，尤其是对重症患儿、新生儿、小婴儿和衰弱患儿（免疫功能低下）应选用抗生素治疗。

黏液、脓血便患者多为侵袭性细菌感染，应根据临床特点，针对病原经验性选用抗菌药物，再根据大便细菌培养和药敏试验结果进行调整。针对大肠杆菌、空肠弯曲菌、耶尔森菌、鼠伤寒沙门菌所致感染选用庆大霉素、卡那霉素、红霉素、氯霉素、头孢霉素、诺氟沙星、环丙沙星、呋喃唑酮、复方新诺明等，均可有疗效。但有些药如诺氟沙星、环丙沙星等喹诺酮类抗生素小儿一般禁用，卡那霉素、庆大霉素等氨基糖苷类抗生素又可致使耳聋或肾损害，故 6 岁以下小儿禁用。金黄色葡萄球菌肠炎、假膜性肠炎、真菌性肠炎应立即停用原使用的抗生素，根据症状可选用万古霉素、新青霉素、利福平、甲硝唑或抗真菌药物治疗。

（4）液体疗法。口服补液盐可用于腹泻时预防脱水以及纠正轻、中度患儿的脱水。新生儿和频繁呕吐、腹胀、休克、心肾功能不全等患儿不宜口服补液。补液步骤除无扩容阶段外，与静脉补液基本相同。还可以进行静脉补液。中度以上脱水或吐泻严重或腹胀者需静脉补液。

（5）对症治疗。对一般腹泻患儿不宜用止泻剂，应着重病因治疗和液体疗法。仅在经过治疗后一般状态好转、中毒症状消失，而腹泻频发者，可用鞣酸蛋白、氢氧化铝等收敛剂。微生态疗法有助于肠道正常菌群的生态平衡，有利于控制腹泻。常用制剂有双歧杆菌、嗜酸乳酸杆菌和粪链球菌制剂。肠黏膜保护剂如蒙脱石粉能吸附病原体和毒素，维持肠细胞的吸收和分泌功能，增强肠道屏障功能，阻止病原微生物的攻击。腹胀多为肠道细菌分解糖产气而引起，可肌注新斯的明，肛管排气。晚期腹胀多因缺钾，宜及早补钾预防。若因中毒性肠麻痹所致腹胀除治疗原发病外可用酚妥拉明。呕吐多为酸中毒或全身中毒症状，随着病情好转可逐渐恢复。必要时可肌注氯丙嗪。

（6）迁延性和慢性腹泻的治疗。迁延性腹泻常伴有营养不良等症，应仔细寻找引起病程迁延的原因，针对病因治疗。对于肠道内细菌感染，应根据大便细菌培养和药敏试验选用抗生素，切忌滥用，以免引起肠道菌群失调。调整饮食不宜过快，母乳喂养儿暂停辅食，人工喂养儿可喂酸乳或脱脂乳，口服助消化剂如胃蛋白酶、胰酶等。应用微生态调节剂和肠黏膜保护剂。或辅以静脉营养，补充各种维生素。有双糖酶缺乏时，暂停乳类，改喂豆浆或发酵奶加葡萄糖。可以配合中药、推拿、捏脊、针灸等。

第五节　消化性溃疡

小儿消化性溃疡病是幽门螺旋杆菌（HP）感染等因素致使胃、十二指肠黏膜屏障功能减弱，被胃酸和胃蛋白酶自身消化而引起的黏膜及深层组织的局部缺损。小儿消化性溃疡常缺乏典型的临床特征，各年龄段临床表现差异较大。近年来，因儿科医生对本病的重视，纤维内镜在儿科的广泛应用及社会和环境的变迁和影响，使得本病的发病率有逐年增高的趋势。小儿在任何年龄都可发生本病。新生儿在出生 24 小时内即可发病；婴儿期发病率较低；随着年龄的增长，发病率明显增高。学龄儿童较多见，且以十二指肠溃疡为主。男童发病率高于女童。

一、消化性溃疡的诊断

小儿消化性溃疡可发生在任何年龄，但年龄不同，其临床表现会有很大的差异。其症状不典型，采集病史时主要考虑以下症状：反复发作性腹痛，经驱虫治疗后症状并无改善；不明原因的贫血；突发呕血、黑便甚至休克；反复进食后呕吐，长期食欲不振、消瘦。此外，还应注意患儿是否有溃疡家族史，是否服用对胃有刺激性的药物、食物。

体格检查时可以查看有无贫血体征（面色、皮肤黏膜色泽、甲床色泽），上腹部是否有压痛或压后不适感。

对消化性溃疡的辅助检查有以下几种：

（1）大便潜血试验。较为简便又很有意义，对判断少量出血或出血活动状况有实用价值。

（2）X线钡餐检查。在纤维胃镜未广泛应用之前，X线钡餐检查是诊断消化性溃疡的重要手段，其造影的特征主要是龛影以及变形和激惹现象。一般认为，X线钡餐造影对小儿消化性溃疡的检出率为47%~60%。气钡双重造影可提高检出率，但小儿常不能配合完成，急性溃疡较表浅，愈合快，容易漏诊或误诊。

（3）纤维胃镜检查。纤维胃镜对小儿消化性可以诊断安全可靠，确诊率已提高至95%以上。纤维胃镜能直接观察黏膜表面的各种变化，同时能取活检进一步判明病变性质，能直视溃疡的自然形态，并能发现X线钡餐检查难以发现的特殊位置的溃疡，确诊率高，可同时行镜下止血治疗。

二、消化性溃疡的治疗

小婴儿急性溃疡合并出血者可输血密切观察，合并穿孔者需立即外科手术缝合。年长儿适于内科保守治疗。轻者采用膳食方法，以软食或易消化食物为主，少量多餐，忌酸性刺激性食物。两餐间给予黏膜保护剂，如硫糖铝（每次0.5~1.0g）或麦滋林（每次0.3g）等，疼痛较重者食前及夜间服抗胆碱药物，如颠茄、阿托品等。重症可加用H2受体阻断剂，抗酸作用强而副作用少，例如甲氢米胍（每次6mg/kg，每日2次，夜间服加倍量1次）或雷电尼替丁、洛塞克等。疗程4~6周，疗效显著。维持量每晚服一次，连服6个月~1年。本病发病与弯曲杆菌有关，同时应给予抗感染药物，如庆大霉素口服片（每日3次，每次4万U）连服2~3周。或服用氟哌酸类药物。有出血症状时可给少量镇静剂，一般不需禁食，避免引起饥饿及不安，胃肠蠕动增加，婴儿给牛奶饮食，年长儿给软食，否则反而加重出血。对大量出血者，可给止血药物如止血粉、云南白药等口服。需要绝对安静，暂时禁食，由消化道外补充液体，输生理盐水及10%葡萄糖液等，必要时输血。如出血不止或反复多次出血者，应考虑手术。并发幽门梗阻症状，屡次发作而内科疗法不能奏效或有溃疡穿孔者，均应行外科手术。术后小儿生长发育不受影响。中药治疗溃疡病可用小建中汤、柴胡桂枝汤等，配合针刺治疗，往往可止疼，取穴部位为胃俞、足三里、内关、期门、脾俞、胆俞、三焦俞、中脘等。如用耳针，可取胃、小肠及皮质下区等。

第六节　急性坏死性肠炎

急性坏死性肠炎又名急性出血性坏死性肠炎，是以小肠广泛出血坏死为特征的急性炎症。多见于3~9岁儿童，夏秋季多见，病情危重，病死率高。

急性坏死性肠炎的病因尚未完全明确，多认为是由于C型产气荚膜梭状芽孢杆菌及其

产生的耐热的 β 毒素（可致组织坏死）引起。该毒素易被肠内的胰蛋白酶分解破坏。胰蛋白酶分泌减少及其活性降低，可能是本病的诱发因素。从食管到结肠均可受累，但多见于空肠和回肠。肠壁增厚，黏膜皱襞肿胀，黏膜表面有散在的凝固性坏死灶，脱落后成浅溃疡，腹腔内可有脓性或血性渗出液。镜下见充血、水肿、出血、坏死、血管壁纤维素样坏死、血栓形成、炎性细胞浸润。多数仅累及黏膜及黏膜下层，严重者可达肌层和浆膜层，甚至发生肠穿孔和腹膜炎。

一、急性坏死性肠炎的临床表现

急性坏死性肠炎常以突然腹痛起病，呈持续性钝痛伴阵发性加剧，常在脐周，或晚期波及全腹。呕吐常在腹痛后出现。重者呕吐物为胃内容物，可含胆汁。腹痛不久即腹泻，初为黄色或蛋花汤样稀便。当黏膜有坏死出血时，即转为血便，呈暗红色糊状或赤豆汤样血水便，有腥臭味。出血量少者可无肉眼血便，但大便隐血试验呈强阳性。

早期或轻症患儿腹部稍胀，可有轻压痛。以后腹胀加重，可有固定压痛点。早期肠鸣音亢进，晚期肠壁肌层坏死、出血，可致肠麻痹，肠鸣音减弱或消失。当肠管坏死累及浆膜或肠穿孔时，出现腹膜炎症状如腹胀、腹肌紧张、压痛、反跳痛等。肠穿孔者肝浊音界消失。休克患儿虽有腹膜炎而腹肌紧张和压痛可不太明显。由于大量体液和血渗入肠腔和腹腔，常有脱水、血容量减少、低钠、低钾和代谢性酸中毒。

由于肠壁坏死和毒素吸收引起。有发热，精神萎靡、烦躁、嗜睡、面色灰白。可出现休克，并常伴发弥散性血管内凝血（DIC）和败血症。

二、急性坏死性肠炎的诊断

凡小儿突然腹痛、呕吐、腹泻、便血并伴有毒血症表现或早期中毒性休克者，均应考虑本病。结合血、粪便化验及 X 线特征性改变进行诊断。

腹泻型应与婴儿腹泻病鉴别；中毒性休克者应与中毒型菌痢鉴别；便血型须与肠套叠及过敏性紫癜鉴别；腹膜炎型压痛位于右下腹者需与急性阑尾炎及美克耳憩室炎鉴别；肠梗阻型需与绞窄性肠梗阻鉴别；合并肠蛔虫症或呕吐者需与胆管蛔虫及蛔虫性肠梗阻鉴别。

实验室检查中，周围血白细胞总数和中性粒细胞增多，核左移，有中毒颗粒。血小板常减少。凝血酶原时间延长。大便镜检有大量红细胞，少量白细胞，隐血试验强阳性。厌氧菌培养多数可分离到产气荚膜杆菌。大便胰蛋白酶活性显著降低。

X 线检查中，动力性肠梗阻为常见征象，小肠呈局限性扩张充气，肠间隙增宽，黏膜皱襞粗钝。有时可见到由于大段肠管坏死而形成一堆致密阴影。肠穿孔后出现气腹。忌做钡餐或钡剂灌肠检查。

三、急性坏死性肠炎的治疗

急性坏死性肠炎的治疗主要是内科治疗、支持疗法，纠正水、电解质、酸碱平衡紊乱，防治休克，控制感染。

（1）禁食。疑诊本病即应禁食，确诊后继续禁食。必要时胃肠减压。待大便隐血阴性腹胀消失开始进食。从流质渐恢复到正常饮食。

（2）维持水、电解质、酸碱平衡和营养。禁食期间静脉补液，纠正脱水、电解质紊乱（低钠、低钾等）、酸中毒。供给热量，静脉营养。便血多者输血，注意补充维生素 B、维生素 C、维生素 K 等。

（3）抢救中毒性休克。休克是本病的主要死因。多为失血和感染中毒所致的混合型休克，治疗措施主要是补足有效循环血量，改善微循环，应用血管扩张药如异丙基肾上腺素等，但不宜用抗乙酰胆碱药。必要时可早期短程使用肾上腺皮质激素，一般不超过 3~5天。肠管病变严重而广泛者，可早期手术切除坏死肠段。

（4）抗菌药物。可选用氯霉素、庆大霉素、头孢菌素等。甲硝唑对控制厌氧杆菌效果较好。

（5）胰蛋白酶。每次 0.1mg/kg，每日 3 次，可破坏产气荚膜杆菌的 β 毒素。

（6）抗毒血清。产气荚膜杆菌抗毒血清静注，疗效较好。

（7）手术治疗。出现这些情况时可考虑手术治疗：①完全性肠梗阻；②明显的腹膜炎症状或疑有肠穿孔者；③多次大量便血，保守治疗效果不明显者；④中毒性休克内科疗法效果不佳者；⑤腹部症状迅速恶化。

第七节　消化性溃疡

消化性溃疡是指胃和十二指肠的慢性溃疡。各年龄均可发病，学龄儿童多见，婴幼儿多为继发性溃疡，胃溃疡和十二指肠溃疡发病率相近；年长儿多为原发性十二指肠溃疡，男孩多于女孩。

原发性消化性溃疡的病因复杂，与诸多因素有关，确切发病机理至今尚未完全阐明，目前认为溃疡的形成是由于对胃和十二指肠黏膜有损害作用的侵袭因子（酸、胃蛋白酶、胆盐、药物、微生物及其他有害物质）与黏膜自身的防御因子（黏膜屏障、黏液重碳酸盐屏障、黏膜血流量、细胞更新、前列腺素、表皮生长因子等）之间失去平衡的结果。

新生儿和婴儿多为急性溃疡，溃疡为多发性，易穿孔，亦易愈合。年长儿多为慢性、单发。十二指肠溃疡好发于球部，胃溃疡多发生在胃窦、胃体交界的弯侧。溃疡大小不等，胃镜下观察呈圆形或不规则圆形，也有呈椭圆形或线形，底部有灰白苔，周围黏膜充血、水肿。球部因黏膜充血、水肿，或因多次复发后，纤维组织增生和收缩而导致球部变形，有时出现假憩室。胃和十二指肠同时有溃疡存在时称复合溃疡。

一、消化性溃疡的临床表现

年龄不同，消化性溃疡的临床表现多样，年龄越小，越不典型。

（1）年长儿以原发性十二指肠溃疡多见，主要表现为反复发作脐周及上腹部胀痛、烧灼感，饥饿时或夜间多发；严重者可出现呕血、便血、贫血；部分病例可有穿孔，穿孔时疼痛剧烈并放射至背部。也有仅表现为贫血、粪便潜血试验阳性者。

（2）学龄前期多数为十二指肠溃疡。上腹部疼痛不如年长儿典型，常为不典型的脐周围疼痛，多为间歇性。进食后疼痛加重，呕吐后减轻。消化道出血亦常见。

（3）婴幼儿期十二指肠溃疡略多于胃溃疡。发病急，首发症状可为消化道出血或穿孔。主要表现为食欲差，进食后呕吐。腹痛较为明显，不很剧烈。多在夜间发作，吐后减轻，腹痛与进食关系不密切。可发生呕血、便血。

（4）新生儿期应激性溃疡多见，常见原发病有：早产儿窒息缺氧、败血症、低血糖、呼吸窘迫综合征和中枢神经系统疾病等。多数为急性起病，呕血、黑便。生后 24~48 小时亦可发生原发性溃疡，突然出现消化道出血、穿孔或两者兼有。

消化性溃疡的并发症主要为出血、穿孔和幽门梗阻。常可伴发缺铁性贫血。重症可出现失血性休克。如溃疡穿孔至腹腔或邻近器官，可出现腹膜炎、胰腺炎等。

二、诊断与鉴别诊断

消化性溃疡的诊断主要依靠症状、体征、X 线检查及纤维胃镜检查。由于小儿消化性溃疡的症状和体征不如成人典型，常易误诊和漏诊，对有临床症状的患儿应及时进行胃镜检查，尽早明确诊断。有腹痛者应与肠痉挛、蛔虫症、结石等鉴别；有呕血者在新生儿和小婴儿与新生儿出血症、食管裂孔疝、败血症鉴别；年长儿与食管静脉曲张破裂及全身出血性疾病鉴别。便血者与肠套叠、憩室、息肉、过敏性紫癜鉴别。

实验室辅助检查可以帮助诊断消化性溃疡。

（1）粪便隐血试验。素食 3 天后检查，阳性者提示溃疡有活动性。

（2）胃液分析。用五肽胃泌素法观察基础酸排量和酸的最大分泌量，十二指肠溃疡患儿明显增高，但有的胃溃疡患者胃酸正常或偏低。

（3）幽门螺杆菌检测方法。可通过胃黏膜组织切片染色与培养，尿素酶试验，核素标记尿素呼吸试验检测 Hp。或通过血清学检测抗 Hp 的 IgG~IgA 抗体，PCR 法检测 Hp 的 DNA。

（4）胃肠 X 线钡餐造影。发现胃和十二指肠壁龛影可确诊；溃疡对侧切迹，十二指肠球部痉挛、畸形对本病有诊断参考价值。

（5）纤维胃镜检查是当前公认诊断溃疡病准确率最高的方法。内窥镜观察可估计溃疡灶大小、溃疡周围炎症的轻重、溃疡表面有无血管暴露和评估药物治疗的效果，同时又可采取黏膜活检做病理组织学和细菌学检查。

三、消化性溃疡的治疗

消化性溃疡治疗的原则是消除症状，促进溃疡愈合，防止并发症的发生。

一般治疗消化性溃疡时，饮食定时定量，避免过饥、过饱、过冷，避免过度疲劳及精神紧张。注意饮食，禁忌吃刺激性强的食物。

药物治疗消化性溃疡可以分为：

（1）抗酸和抑酸剂。目的是减低胃、十二指肠液的酸度，缓解疼痛，促进溃疡愈合。

H_2 受体拮抗剂：可直接抑制组织胺、阻滞乙酰胆碱和胃泌素分泌，达到抑酸和加速溃疡愈合的目的。常用西咪替丁（cimetidine），$10 \sim 15mg/$（kg·d），分 4 次于饭前 10 分钟至 30 分钟口服；雷尼替丁（ranitidine），$3 \sim 5mg/$（kg·d），每 12 小时一次，或每晚一次口服；或将上述剂量分 2~3 次，用 5%~10% 葡萄糖液稀释后静脉滴注，肾功能不全者剂量减半。疗程均为 4~8 周。

质子泵抑制剂：作用于胃黏膜壁细胞，降低壁细胞中的 H^+、K^+—ATP 酶活性，阻抑 H^+ 从细胞浆内转移到胃腔而抑制胃酸分泌。常用奥美拉唑（omeprazole），剂量为 0.7mg/（kg·d），清晨顿服，疗程 2~4 周。

（2）胃黏膜保护剂。如①硫糖铝：常用剂量为 $10 \sim 25mg/$（kg·d），分 4 次口服，疗程 4~8 周。肾功能不全者禁用；②枸橼酸铋钾：剂量 $6 \sim 8mg/$（kg·d），分 3 次口服，疗程 4~6 周。本药有导致神经系统不可逆损害和急性肾功能衰竭等不良反应，长期大剂量应用时应谨慎，最好有血铋监测；③呋喃唑酮：剂量 $5 \sim 10mg/$（kg·d），分 3 次口服，连用 2 周；④蒙脱石粉：麦滋林-S（marzulene-S）颗粒剂亦具有保护胃黏膜、促进溃疡愈合的作用。

（3）抗幽门螺杆菌治疗。幽门螺杆菌与小儿消化性溃疡的发病密切相关，根除幽门螺杆菌可显著地降低消化性溃疡的复发率和并发症的发生率。临床上常用的药物有：枸橼酸铋钾 $6 \sim 8mg/$（kg·d）；羟氨苄青霉素 $50mg/$（kg·d）；克拉霉素 $15 \sim 30mg/$（kg·d）；甲硝唑 $25 \sim 30mg/$（kg·d）。

由于幽门螺杆菌柄居部位环境的特殊性，不易被根除，目前多主张联合用药（二联或三联）。以铋剂为中心药物的治疗方案为：枸橼酸铋钾 6 周+羟氨苄青霉素 4 周，或+甲硝唑 2~4 周，或+呋喃唑酮 2 周。亦有主张使用短程低剂量二联或三联疗法者，即奥美拉唑+羟氨苄青霉素或克拉霉素 2 周，或奥美拉唑+克拉霉素+甲硝唑 2 周，根除率可达 95% 以上。

第八节　急性胰腺炎

小儿急性胰腺炎比较少见，发病与胰液外溢入胰腺间质及其周围组织有关。现多认为与病毒感染、药物、胰分泌管阻塞以及某些全身性疾病或暴饮暴食有关。

一、急性胰腺炎的临床表现

急性胰腺炎多发生在 4 岁以上小儿，主要表现为上腹疼痛、恶心、呕吐及腹压痛。呕吐物为食物与胃、十二指肠分泌液。严重病例除急性重病容外，可有脱水及早期出现休克症状，并因肠麻痹而致腹胀。由于胰腺头部水肿压迫胆总管末端可出现黄疸，但在小儿则罕见。

轻度水肿型病例有上腹压痛（剑突下或略偏左侧），可能为腹部唯一体征。严重病例除腹胀外，腹部有压痛及肌紧张而以剑突下部为最明显。个别病儿的脐部或腰部皮肤呈发绀色，系皮下脂肪被外溢胰液分解，毛细血管出血所致。

二、急性胰腺炎的诊断

（一）急性胰腺炎的诊断标准

急性胰腺炎的诊断标准如下：
（1）急性腹痛发作伴有上腹部压痛或腹膜刺激征。
（2）血、尿或腹水中胰酶升高。
（3）影像学检查、手术或活检见到胰腺炎症、坏死、出血等间接或直接的改变。
具有含第 1 项在内的 2 项以上标准并排除其他急腹症者即可诊断。

（二）急性胰腺炎的辅助检查

（1）淀粉酶测定。常为主要诊断依据，若用苏氏比色法测定，正常儿均在 64U 以下，而急性胰腺炎患儿则高达 500U 以上。血清淀粉酶值在发病 3 小时后即可增高，并逐渐上升，24~28 小时达高峰以后又渐下降。尿淀粉酶也同样变化，但发病后升高较慢，病变缓解后下降的时间比血清淀粉酶迟缓，且受肾功能及尿浓度的影响，故不如血清淀粉酶准确。其他有关急腹症如肠穿孔、肠梗阻、肠坏死时，淀粉酶也可升高，很少超过 300

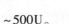
~500U。

（2）血清脂肪酶测定。在发病 24 小时后始升高，持续高值时间较长，可作为晚期病人的诊断方法。正常值为 0.5~1U。

（3）腹腔穿刺。严重病例有腹膜炎者，难与其他原因所致腹膜炎相鉴别，如胰腺遭到严重破坏，则血清淀粉酶反而不增高，更造成诊断上的困难。此时如腹腔渗液多，可行腹腔穿刺。根据腹腔渗液的性质（血性、混有脂肪坏死）及淀粉酶测定有助于诊断。

（4）B 型超声检查。对水肿型胰腺炎及后期并发胰腺囊肿者的确诊有价值，前者显示胰腺明显增大，后者显示囊性肿物与胰腺相连。

三、急性胰腺炎的治疗

（一） 一般治疗方法

轻者进低脂、低蛋白流食；较重者应禁食，以减少胰腺分泌。严重者则须胃肠减压，减少胃酸避免促进胰腺分泌。禁食及胃肠减压时，宜输入营养物质（如合成营养液）并根据胃肠减压及出液量补充水、电解质等，以维持水电解质平衡。

（二） 非手术治疗方法

（1）抑制胰腺外分泌。①禁食和胃肠减压：可以减少胰液分泌，还可减轻呕吐和肠胀气。②应用抗胆碱能药物：山莨菪碱、阿托品等，可减少胃酸和胰液分泌。③应用 H2 受体拮抗药：此类药有西咪替丁、雷尼替丁、奥美拉唑等，可减少胃酸分泌，间接抑制胰腺分泌，同时防止应激性胃黏膜病变的发生。④应用生长抑素：为治疗急性出血坏死型胰腺炎效果较好的药物。⑤缩胆囊素受体拮抗药：丙谷胺可明显减轻急性胰腺炎的病理改变及改善症状。

（2）镇痛解痉。阿托品每次 0.01~0.02mg/kg，最大不超过 0.4mg，必要时 4~6 小时重复 1 次。

（3）控制胰腺感染。急性胰腺炎多数由胆管疾病引起，故多数应用抗生素。选用抗生素时，既要考虑菌种的敏感性，又要求该药对胰腺有较好的渗透性。首选药如西拉司丁（泰能）、环丙沙星、氧氟沙星，厌氧菌感染可用甲硝唑。

（4）维持水电解质平衡及抗休克。脱水严重或出现休克的患儿，应首先恢复血容量，可输 2∶1 溶液、血浆或全血等，按 10~20mL/kg，于 30~60 分钟内输入，8~10 小时纠正其累积损失量。应用多巴胺、多巴酚丁胺、山莨菪碱等抗休克治疗。有尿后补钾，并注意热量、维生素供给，同时要防治低钙血症、高糖血症等。

（三） 手术治疗方法

只有在以下情况时考虑手术：①诊断为急性胰腺炎，经过内科治疗 24～48 小时，症状及体征进一步恶化，出现并发症者；②胆源性急性胰腺炎处于急性状态，需要外科手术解除梗阻者；③疑有出血性坏死性胰腺炎，经短时间治疗不缓解；④胰腺假性囊肿形成，尤其较巨大者，病情缓解后，可行引流手术；⑤不能排除其他急腹症者。

第九节　先天性巨结肠

先天性巨结肠，又称肠道无神经节细胞症，是胃肠道先天畸形中较多见的一种发育畸形。临床主要表现为部分性或完全性肠梗阻。其病理为受累肠段肌间神经丛和黏膜下神经丛中神经节细胞缺如或明显减少，导致远端肠管呈痉挛性狭窄段，近端肠管继发性扩张与肥厚，两者之间为漏斗状的移行段。其治疗主要有赖于手术。

一、先天性巨结肠的症状

（1）不排胎便或胎便排出延迟：正常新生儿生后 24 小时内排出正常胎便，患儿往往 24～48 小时内无胎便排出，出现不同程度的低位肠梗阻症状，经肥皂条、开塞露塞肛或洗肠等处理后胎便可排出，梗阻症状消失或缓解。仅少数患儿生后胎便排出正常，1 周或 1 个月后才出现症状。

（2）顽固性便秘：随日龄增加，逐渐出现越来越严重的便秘，可出现 1～2 周不排便，必须经灌肠或其他方法处理后方能排便，症状反复发作。小肠结肠炎时也出现腹泻，大便为水样奇臭味，出现高热、脱水、电解质紊乱及明显中毒症状。

（3）呕吐：患儿便秘严重、梗阻加重可伴发呕吐，呕吐物一般为食物，严重时可呕吐粪样物。呕吐次数常不多。

（4）腹胀：腹胀为早期症状之一，新生儿期腹胀可突然出现，也可逐渐加重。严重时可影响呼吸，患儿呈端坐位呼吸，夜间不能平卧。

二、先天性巨结肠的检查

（1）一般状况可有营养不良体征，患儿消瘦、贫血貌、发育延迟，严重时出现水肿。

（2）腹部体征患儿有不同程度的腹胀，腹部膨隆呈蛙形，腹围常大于胸围，腹壁皮下脂肪变薄并有静脉扩张，有时可见粗大的肠形及肠蠕动波，常伴肠鸣音亢进。伴发小肠结肠炎时，腹壁发红、水肿，可有全腹压痛。

（3）直肠指检可探到直肠内括约肌痉挛和直肠壶腹部空虚，因新生儿及小婴儿直肠长度短，手指可超过痉挛段进入移行段或扩张段，此时手指上可感到有一缩窄环。因指检可激发排便反射，故手指退出时，常有大量气体和粪便呈"爆破样"排出，同时腹胀立即好转。

三、先天性巨结肠的治疗

（1）保守治疗。痉挛肠段短、便秘症状轻者可暂采用综合性非手术疗法，包括定时用等渗盐水洗肠（灌洗出入量要求相等，忌用高渗、低渗盐水或肥皂水）、扩肛、甘油栓、缓泻药，避免粪便在结肠内淤积。若以上方法治疗无效，应手术治疗。

（2）结肠造瘘。保守治疗失败或患者病情严重、不具备接受根治手术条件患儿，均适用结肠造瘘术。

（3）根治手术。主要手术方式包括：Swenson 手术和 Soave 手术。Swenson 手术：切除整个受累部位并且将正常肠管吻合在近肛门水平；Soave 手术：直肠内膜整个拉出，将保留的受累直肠外层套入正常的肠道内。

第十节 肠套叠

肠套叠系指部分肠管及其肠系膜套入邻近肠腔所致的一种绞窄性肠梗阻，是婴幼儿时期最常见的急腹症之一，80%患儿年龄在 2 岁以内，男孩发病率高于女孩，健康肥胖儿多见。

肠套叠的病因分原发和继发两种，95%病例为原发性，多为婴幼儿，病因尚未完全清楚。婴幼儿回盲部系膜尚未完全固定、活动度大是引起肠套叠的易发因素。约 5%病例为继发性，多为年长儿，有明显的机械因素，如美克尔憩室、肠息肉、肠肿瘤、腹型过敏性紫癜致肠壁血肿等均可牵引肠壁而发生肠套叠。有些促发因素可导致肠蠕动的节律发生紊乱，从而诱发肠套叠，如饮食改变、腹泻及其病毒感染等均与之有关。

一、肠套叠的临床表现

肠套叠的临床表现多为平素健康小儿，突然发病。2 岁以下婴儿肠套叠多为急性；年长儿肠套叠多为慢性，症状不如婴儿典型。

（1）腹痛。突然发作剧烈的阵发性肠绞痛，哭闹不安，屈腿缩腹，两臂乱动，面色苍白，出汗。持续数分钟后，腹痛缓解，安静或入睡，间歇 10~20 分钟后又反复发作。阵发性腹痛系肠系膜受牵拉和鞘部强烈收缩所致。

（2）呕吐。初为乳汁、乳块和食物残渣，后可含胆汁。晚期可吐粪便样液体，说明有肠管梗阻。

（3）血便。为婴儿肠套叠的特征。约85%病例在发病后6～12小时排出果酱样黏液血便，或做直肠指检时发现血便。

（4）腹部肿块。多数病例在右上腹季肋下可摸及套叠的肿块，呈腊肠样，表面光滑，不太软，稍可移动。右下腹部扣诊常有空虚感。晚期病例发生肠坏死或腹膜炎时，出现腹胀、腹水、腹肌紧张和压痛，不易摸到肿块，有时腹部扣诊和直肠指检双合检查可触及肿块。

（5）全身情况。患儿在早期一般情况尚好，体温正常，无全身中毒症状，随着病程延长，病情加重，并发肠坏死或腹膜炎时，全身情况恶化，常有严重脱水、高热、嗜睡、昏迷及休克等中毒症状，这时阵发性哭闹症状反而不明显。

二、肠套叠的诊断

凡健康婴幼儿突然发生阵发性哭闹（腹痛）、屈腿、呕吐、便血和腹部扣及腊肠样肿块时可确诊。肠套叠早期在未排出血便前应做直肠指检。对可疑病例须与细菌性痢疾、蛔虫性肠梗阻、过敏性紫癜等疾病鉴别。不能确诊者可选做以下检查确诊。

（1）腹部B超检查。在套叠部位显示同心圆或靶环状肿块图像，纵断扫描可见"套筒征"。

（2）空气灌肠。由肛门注入气体，在X线透视下可见杯口阴影，能清楚地看到套叠头的块影，是目前采用最多的诊断方法，并可同时进行复位治疗。

（3）钡剂灌肠只用于慢性肠套叠疑难病例。

三、肠套叠的治疗

非手术疗可以采用如下方法：

（1）空气灌肠：在X线透视下进行。即通过肛门注入气体，以空气压力将肠管复位，其适应证为肠套叠在48小时内，全身情况良好，腹部不胀，无明显的脱水和电解质紊乱。

（2）禁忌证：①肠套叠已超过48小时，全身情况差，如有脱水、精神萎靡、高热、休克等症状者，对3个月以下婴儿应更加注意；②高度腹胀，腹部腹膜刺激征者X线腹部平片可见多数液平面者；③套叠头部已达脾曲，肿物硬而张力大者；④多次复发疑有器质性病变者；⑤小肠型肠套叠。

肠套叠的手术治疗：肠套叠超过48～72小时，或虽时间不长但病情严重疑有肠坏死者，空气灌肠失败或发生肠穿孔者以及小肠型肠套叠，均需手术治疗。根据患儿全身情况及套叠肠管的病理变化选择进行肠套叠复位、肠切除吻合术或肠造瘘术等。

第十一节　肠痉挛

　　肠痉挛是由于肠壁平滑肌阵阵强烈收缩而引起的阵发性腹痛，是小儿急性功能性腹痛中最常见的情况。以小婴儿最多见，学龄前及学龄儿童亦可遇到。特点是发作突然，发作间歇时缺乏异常体征。

　　肠痉挛诱因较多，如上呼吸道感染、局部受凉、暴食、大量冷食、食物中糖量过多，引致肠内积气、消化不良以及肠寄生虫毒素的刺激等。

一、肠痉挛的临床表现

　　肠痉挛的临床特点是平素健康小儿突然发作阵发性腹痛，有时从睡眠中突然哭醒，有些患儿过去有同样发作史。每次发作持续时间多不长，从数分钟至数十分钟，时痛时止，多反复发作数十分钟至数小时而自愈，个别患儿可延至数日。腹痛轻重不等，严重者哭闹不止、翻滚、出汗，重者面色苍白、手中发凉。不发作时能步行就诊，但如果继发于上呼吸道感染时，可有发热等原发病表现。典型病例痉挛多发生在小肠，腹痛部位以脐周为主，如果痉挛发生在远端大肠则疼痛位于左下腹，发生在胃部则疼痛以上腹部为主，常伴呕吐，吐出食物后精神好转。多数患儿偶发 1~2 次后自愈，亦有不少患儿时愈时发，甚至迁延数年，绝大多数患儿随年龄增长而自愈。

二、肠痉挛的治疗

　　肠痉挛的治疗应注意消除诱因，注意饮食。以解痉止痛为主。复方颠茄片，大于 5 岁吃半片，按情酌定；山莨菪碱片剂和注射剂，每次 0.1~0.2mg/kg。小于 5 岁服用片剂不方便者，可用颠茄酊，每次 0.03~0.06mg/岁，口服，3 次/天。

第十二节　先天性肥厚性幽门狭窄

　　先天性肥厚性幽门狭窄是新生儿期常见的消化道畸形，由于新生儿幽门环肌肥厚、增生使幽门管腔狭窄而引起的上消化道不完全梗阻性疾病。第一胎多见，男孩多于女孩，多为足月儿，未成熟儿较少见。

一、先天性肥厚性幽门狭窄的临床表现

呕吐是本症主要的症状，一般在出生后 2~4 周，少数于生后 1 周发病，也有迟至生后 2~3 个月发病者。开始为溢乳，逐渐加重呈喷射性呕吐，几乎每次奶后均吐，多于喂奶后半小时内即吐，自口鼻中涌出；吐出物为带凝块的奶汁，不含胆汁，少数患儿因呕吐频繁使胃黏膜毛细血管破裂出血，吐出物含咖啡样物或带血。患儿食欲旺盛，呕吐后即饥饿欲食。呕吐严重时，大部分食物被吐出，致使大便次数减少，尿少。

体格检查时，可依据以下表现：

（1）常见胃蠕动波，但非本症特有体征。蠕动波从左季肋下向右上腹部移动，到幽门即消失。在喂奶时或呕吐前较易看到，轻拍上腹部常可引出。

（2）右上腹肿块。为本症特有体征，具有诊断意义。检查方法是用指端在右季肋下腹直肌外缘处轻轻向深部按摸，可触及橄榄大小、质地较硬的肿块，可以移动。

（3）黄疸。少数患儿可以伴有黄疸。可能与饥饿和肝功能不成熟，胆红素肝肠循环增加等有关。

二、先天性肥厚性幽门狭窄的诊断

（1）幽门痉挛。多在生后即出现间歇性不规则呕吐，非喷射性，量不多，无进行性加重，偶见幽门蠕动波，但右上腹摸不到肿块。一般情况较好，无明显脱水、营养不良，B 超检查幽门层不肥厚，用阿托品、冬眠灵等解痉镇静药治疗有效。

（2）胃扭转。生后数周内出现呕吐，移动体位时呕吐加剧。X 线钡餐检查可见：食管与胃黏膜有交叉现象；胃大弯位于小弯之上；幽门窦位置高于十二指肠球部；双胃泡、双液平面；食管腹段延长，且开口于胃下方。胃镜检查可达到诊断和治疗目的（胃镜下整复）。

（3）胃食管反流。呕吐为非喷射性，上腹无蠕动波，无可触及的右上腹橄榄样肿块。采用体位疗法和稠厚食物喂养可减轻症状。X 线钡餐检查、食管 24 小时 pH 值监测和食管动力功能检查可协助确诊。

（4）贲门松弛和食管裂孔疝。生后几天即出现呕吐，非喷射性、呕吐量不大，呕吐与体位有关，竖立位不吐。腹部无阳性体征，钡餐造影有助于诊断。

（5）喂养不当。由于喂奶过多、过急；人工喂养时将奶瓶倾斜将奶瓶内气体吸入胃内；喂奶后小儿放置不当等，均为新生儿呕吐的常见原因。

三、先天性肥厚性幽门狭窄的治疗

（1）外科治疗。诊断明确，早期行幽门环肌切开术。手术前应先纠正水、电解质紊

乱，治疗贫血，改善全身状况。腹腔镜治疗创伤小、疗效好。

（2）内科治疗。对诊断未明确，或发病晚，有其他合并症暂时不能手术者，可试用内科治疗：①抗痉挛治疗：用1∶1 000新配制的阿托品溶液，奶前30分钟口服，每次自1滴增加到2~6滴，至皮肤发红为止，应注意其副作用；②适当减少奶量，使用稠厚奶汁；③纠正水、电解质紊乱；④预防感染；⑤内镜气囊扩张术治疗。

第十三节　蛋白丢失性胃肠病

蛋白丢失性胃肠病（PLG）是由于胃肠道摄入蛋白不足，体内蛋白质合成减少，蛋白质分解增加以及蛋白质失去过多所致的低蛋白血症和水肿，最初由于对本综合征认识不足，PLG被称为"特发性低蛋白血症""一过性异常蛋白血症"和"特发性高分解代谢性低蛋白血症"。本病并非罕见，如不及时发现与治疗将导致严重的营养不良，在儿童可引起体格和精神发育障碍，甚至可导致死亡，本病预防主要是防治引起蛋白丢失性胃肠病的原发病。

一、蛋白丢失性胃肠病的临床表现

临床表现因原发病的症状和体征而各不相同。

（1）下肢水肿。由于血浆胶体渗透压降低，导致液体从毛细血管渗出增加，可见单侧水肿在淋巴管扩张时产生。

（2）消化不良。由于脂肪和（或）糖类吸收不良，临床上可出现腹泻、脂溶性维生素缺乏的症状。

（3）免疫功能降低。淋巴管阻塞、淋巴细胞减少症导致患者的细胞免疫功能降低。

（4）低蛋白血症。血浆白蛋白、γ球蛋白（IgG、IgM、IgA，但常常无IgE）、人纤维蛋白原、转铁蛋白、脂蛋白、血清铜蓝蛋白的降低。

二、蛋白丢失性胃肠病的诊断

（1）何时出现水肿，水肿起始的部位，分布与发展的过程，以便鉴别水肿发生的急缓和病因。

（2）有无恶心、呕吐、腹痛、腹泻等消化道症状，提示本病是否原发于消化系统。

（3）有无血尿、少尿等泌尿系统症状，以排除肾性水肿。

（4）活动后有无心悸、气促、发绀等病史，以排除心血管系统的病变。

（5）血常规注意有无贫血，判断为哪一类型的贫血。

（6）血生化检查判断肝、肾功能，尤其要注意血浆总蛋白、白蛋白、前白蛋白降低的程度。

（7）消化道纤维内镜检查可了解胃、肠黏膜病变情况。

（8）测定白蛋白半衰期和合成量，如白蛋白半衰期缩短而合成量正常或增加，表示分解代谢增加。

（9）空肠黏膜活检肠黏膜及黏膜下淋巴管明显扩张，绒毛变形增宽，淋巴管内含大量泡沫状噬脂细胞。

（10）淋巴管造影术，可显示周围淋巴管发育不良、胸导管狭窄或阻塞，腹腔淋巴管扩张或见淋巴液反流入肠道。

三、蛋白丢失性胃肠病的治疗

本病应根据不同的病因，采用各种有效的治疗措施。对症治疗，包括低盐饮食、利尿药等，静注入血白蛋白短时有效。

（1）病因治疗。病因一旦明确，即应给予相应治疗。应特别指出，引起本病的一些病因需手术治疗才能治愈，如恶性肿瘤、缩窄性心包炎、巨大肥厚性胃炎等。只有在病因尚未明了，或对病因不能采取有效治疗时，才能采用对症支持治疗。

（2）对症支持治疗。饮食应给予高蛋白高热量饮食，对于高度水肿者应给予限盐饮食；对于淋巴管阻塞性疾病患者，饮食给予低脂或中链三酰甘油（MCT）治疗，以降低肠道淋巴管的负荷。利尿药可联合应用保钾与排钾利尿药，如螺旋内酯类和噻嗪类药物，必要时可用强利尿药，以减轻水肿和减少腹水。对症治疗有感染者应用抗生素，维生素缺乏者补充维生素族，有抽搐应补充钙、镁等。手术治疗对局限性蛋白质丢失性胃肠病可做病变局部切除手术。如淋巴管扩张只限于一段小肠者，可做小肠部分切除术。

第五章 感染性疾病诊疗

第一节 小儿结核

结核病感染者数正在全世界范围内逐渐增加，在儿童结核病中，多表现为严重结核（如结核性脑膜炎、血行播散性结核）和肺外结核，病死率高，严重威胁儿童的生命健康。小儿结核病的临床表现多样，缺乏特异性的临床症状及体征，常累及全身，可无任何表现，因此儿童结核病的确诊十分困难，误诊及漏诊率均高。

小儿结核病有以下特点：①重症感染，表现为发病急、进展快、愈后差。②对结核菌高度敏感，肺内表现为原发病灶周围广泛的炎症反应，肺外表现为结核菌素试验呈强阳性、多发性浆膜腔积液、疱疹性结膜炎、结节性红斑等。③淋巴系统广泛受累。④有全身播散的倾向。⑤病灶部位特殊。⑥排菌率低。⑦临床症状体征少。⑧以钙化告终。

结核杆菌感染可累及全身各个器官，引起肺结核、周围淋巴结结核、腹腔结核、肾结核、骨与关节结核、血行播散性结核、结核性脑膜炎等。其中以肺结核最为多见，在儿童又以原发性肺结核多见。原发性肺结核包括原发综合征和支气管淋巴结结核，前者由肺原发病灶、局部淋巴结病变和两者相连的淋巴管炎组成；后者以胸膜内肿大的淋巴结为主，而肺部原发病灶因范围较小或被纵隔影遮盖，X线无法查出，或原发病灶已经吸收，仅遗留局部肿大的淋巴结，故称支气管淋巴结结核。

一、小儿结核病的临床表现与检查

原发性肺结核肺部体征不明显，与肺内病变不一致。在婴幼儿可有干、湿啰音或喘鸣。相对大儿童来说年龄越小的婴幼儿，肺部体征也越明显。小儿结核病常有淋巴系统受累，可表现为全身淋巴结大，特别是颈部及纵隔淋巴结大较多见。此外，还应注意是否有肝、脾大、疱疹性结膜炎、结节性红斑、一过性关节炎等结核感染过敏反应的表现。

（1）结核菌素试验。结核菌素试验目前在小儿结核病的诊断中仍是重要手段之一，是目前诊断小儿潜伏结核感染唯惟一方法，是小儿活动性结核的依据或参考依据。应根据结核菌素试验在不同感染人群中的敏感性、特异性，结合小儿年龄、免疫状态、营养情况及结核菌素试验的影响因素综合分析判断结核菌素的意义。

（2）寻找病原菌。分离出结核杆菌是诊断结核病最特异的检查方法，传统的细菌学诊断包括直接涂片、浓缩集菌和培养，小儿可采用晨起的胃液、痰液、尿液等做抗酸染色后镜检或结核菌培养。在诊断新生儿、婴儿结核病时推荐使用连续性胃灌洗法做细菌涂片，检出率可达 75%。

（3）影像学检查。影像学技术包括有 X 线检查、超声检查、CT 和 MRI。X 线检查是诊断小儿肺结核的重要方法之一，对确定肺结核病灶的性质、部位、范围、发展情况及决定治疗方案具有重要作用。因正位胸片结核病灶往往被肋骨、胸骨、纵隔影所遮盖，有时需做侧位、斜位、前倾位摄片。原发综合征 X 线典型表现为"哑铃状"或"双极现象"，当原发病灶较小时，仅见肺门或纵隔淋巴结肿大。超声检查对结核性胸膜炎、腹膜炎、心包炎、肾结核等有一定的诊断价值。CT 和磁共振：可显示结核瘤，基底蛛网膜炎，脑栓塞，脑积水，脑室扩张，有很重要的诊断价值。

（4）纤维支气管镜检查：支气管镜检对于支气管内膜结核的诊断和排除其他病原感染（如细菌、真菌）有重要意义。

二、小儿结核病的治疗

（1）一般治疗。在全身疗法的基础上充分调动小儿机体的抗病能力，使特效的抗结核药物更好地发挥抗菌作用。首先应注意合理的营养和休息，选用富含蛋白质和维生素的食物，其中以维生素 A 及维生素 C 尤为重要，患儿应居住在空气流通、阳光充足的室内。严重的结核病型有发热等中毒症状及高度衰弱患儿应卧床休息。病情较轻者，可根据具体情况进行适当的活动。

（2）抗结核化学药物治疗。抗结核药物的原则是早期治疗、适宜剂量、联合用药、规律用药、坚持全程、分段治疗。目前常用的抗结核药物可分为杀菌药物及抑菌药物。杀菌药物包括全杀菌药物如异烟肼，半杀菌药物如链霉素及吡嗪酰胺。抑菌药物如乙胺丁醇和乙硫异烟胺。

（3）治疗方案。

标准疗法。一般用于无明显自觉症状的原发性肺结核。每日服用异烟肼、利福平 1 或乙胺丁醇。

两阶段疗法。强化治疗阶段使用 3~4 种杀菌药物，目的在于迅速杀灭敏感菌及生长繁殖活跃的细菌。巩固治疗阶段是联用两种抗结核药物，目的在于杀灭持续存在的细菌以巩固疗效。

短程疗法。快速杀灭体内处于不同繁殖阶段的细胞内外结核群。通常四种药物联用，共2个月，2~3种药物，共4个月。若无吡嗪酰胺，疗程可到9个月。

第二节 伤 寒

伤寒是由伤寒杆菌引起的急性肠道传染病，其基本的病理变化是小肠淋巴组织增生、坏死，典型症状为持续高热、玫瑰疹、脾肿大、相对缓脉和白细胞减少。病人及带菌者为传染源，经粪-口传播，病后获终身免疫。夏、秋季节儿童发病率最高。近年来，我国某些地区发病率有上升趋势，局部地区甚至暴发流行，同时出现了重症耐药性伤寒。这类患儿病情复杂，临床经过多不典型，诊断有较大困难，病死率也高，应引起高度重视。

一、伤寒的临床表现与检查

伤寒的临床表现有持续发热、呼吸道感染症状，胃肠道症状、神经系统中毒症状及玫瑰疹等。

体格检查一般表情淡漠、相对缓脉是本病特征性表现。肝、脾肿大以及伴有玫瑰疹，大多发病后4~15天出现，苍白色粉红的斑丘疹，按之褪色，总数自数个至数十个不等，出疹后3~4天褪色。常见于腹部，其次是胸、腰、背部。玫瑰疹是伤寒特征性表现，但没有特异性。

伤寒的辅助检查包括：

（1）粪常规镜检中可发现白细胞，大便潜血试验可阳性。

（2）血常规白细胞降低，嗜酸粒细胞小于2%，其消失是重要的诊断依据。

（3）细菌学检查。阳性培养是最可靠的确诊依据。①血培养：病程第1周阳性率达80%~90%。②骨髓培养：病程第1周阳性率达95%。③粪便培养：病程第2~3周阳性率达80%。④尿培养：病程第3~4周阳性率达20%。

（4）其他检查进展。①反向被动血凝实验测血清中鞭毛抗原，阳性率达96%，高于肥达反应。②醋酸纤维膜做载体斑点酶分析法测伤寒菌细胞膜蛋白50kDa，可迅速诊断。

二、伤寒的治疗

伤寒的治疗采用一般治疗与对症治疗，患者入院后，即按消化道传染病隔离，临床症状消失后每隔5~7天送检粪便培养，连续2次阴性可解除隔离。发热期患者必须卧床休息，退热后2~3天可在床上稍坐，退热后2周可轻度活动。应给予高热量、高营养、易消化的饮食，包括足量碳水化合物、蛋白质及各种维生素，以补充发热期的消耗，促进恢复，发热期间宜用流质或细软无渣饮食，少量多餐。退热后，食欲增加后，可逐渐进稀饭，软饭，忌吃坚硬多渣食物，以免诱发肠出血和肠穿孔，一般退热后 2 周才恢复正常饮食。应鼓励患者多进水分，每日约 2 000~30 00mL（包括饮食在内），以利毒素排泄。如因病重不能进食者可用 5% 葡萄糖生理盐水静脉滴注。有严重毒血症者，可在足量有效抗菌治疗配合下使用激素。

第三节 麻 疹

麻疹是麻疹病毒引起的儿童常见的急性呼吸道传染病，以发热、上呼吸道炎症、麻疹黏膜斑及全身斑丘疹为其临床特征。麻疹病毒属副黏液病毒科，呈多形性颗粒。麻疹的传播主要是通过飞沫传播，患者是唯一的传染源，从接触后 7 天至出疹后 5 天均有传染性，医院被认为是主要的易感区。

一、麻疹的临床表现与检查

（一） 典型麻疹

典型麻疹可分以下四期：

（1）潜伏期约 10 日（6~18 天）。曾经接触过麻疹患儿或在潜伏期接受被动免疫者，可延至 3~4 周。在潜伏期内可有轻度体温上升。

（2）前驱期也称发疹前期，一般为 3~4 天。表现类似上呼吸道感染症状：①发热见于所有病例，多为中度以上发热；②咳嗽、流涕、流泪、咽部充血等，以眼症状突出，结膜发炎、眼睑水肿、眼泪增多、畏光、下眼睑边缘有一条明显充血横线，对诊断麻疹极有帮助。③麻疹黏膜斑，在发疹前 24~48 小时出现，为直径约 1.0mm 灰白色小点，外有红色晕圈，开始仅见于对着下臼齿的颊黏膜上，但在一天内很快增多，可累及整个颊黏膜并蔓延至唇部黏膜，黏膜疹在皮疹出现后即逐渐消失可留有暗红色小点；④偶见皮肤荨麻疹，隐约斑疹或猩红热样皮疹，在出现典型皮疹时消失；⑤部分病例可有一些非特异症状，如全身不适、食欲减退、精神不振等，但体温稍有下降。婴儿可有消化系统症状，呕吐、腹泻等。

（3）出疹期多在发热后 3~4 天出现皮疹。体温可突然升高至 40~40.5℃，皮疹为稀疏不规则的红色斑丘疹，疹间皮肤正常。出疹顺序也有特点：始见于耳后、颈部、沿着发际边缘，24 小时内向下发展，遍及面部、躯干及上肢，第 3 天皮疹累及下肢及足部。病情严重者皮疹常融合，皮肤水肿，面部水肿变形。大部分皮疹压之褪色，但亦有出现瘀点者。

全身有淋巴结肿大和脾肿大，并持续几周，肠系膜淋巴结肿大可引起腹痛、腹泻和呕吐。阑尾黏膜的麻疹病理改变可引起阑尾炎症状。疾病极期特别是高热时常有谵妄、激惹及嗜睡状态，多为一过性，热退后消失，与以后中枢神经系统合并症无关。此期肺部有湿性啰音，X线检查可见肺纹理增多。

（4）恢复期出疹3~4天后皮疹开始消退，消退顺序与出疹时相同；在无合并症发生的情况下，食欲、精神等其他症状也随之好转，体温减退。皮肤颜色发暗。疹退后，皮肤留有糠麸状脱屑及棕色色素沉着，7~10天痊愈。

典型麻疹的病程发展会依照一种可预见的模式，所以很少实验室检查来确定诊断。在可疑病例开始发病时，有关检查证实该病显得十分重要。

前驱期鼻咽分泌物找到多核巨细胞及尿中检测包涵体细胞对早期诊断有帮助。鼻咽培养若在开始发疹24小时内，将麻疹病毒接种到组织培养中，病毒得以在鼻咽部繁殖。单克隆抗体免疫荧光细胞检测可以对鼻腔分泌物进行麻疹病毒的快速检查，麻疹感染后上皮细胞会发出荧光。然而出疹后3天，这种检测方法难度会增加。ELISA法测血样麻疹特异性抗体。拍胸片了解是否合并肺炎、排除肺结核。

（二）　非典型麻疹

非典型麻疹常与有些发疹性疾病相混淆，给诊断带来一定困难。

（1）前驱期短，全身症状轻，皮疹淡红、稀疏，易误诊为风疹。此时，应与自动免疫后麻疹鉴别，但后者无耳后、枕后或全身浅表淋巴结肿大。

（2）幼儿急疹呈玫瑰色斑丘疹，但起病急，突发高热，持续3~4天，热退时出现皮疹，面部及四肢远端皮疹甚少。

（3）药物疹。目前，有人将成人麻疹误为药物疹而诊治于皮肤科。但后者有用药史，皮疹形态不一，有痒感，在摩擦及受压部位较多，更重要的是缺乏麻疹特有的症状和体征。

（4）肠道病毒感染。皮疹形态不一，应与轻型麻疹相鉴别，后者多有麻疹接触史和自动或被动免疫史。

此外，非典型麻疹需与其他发热出疹性疾病如脑膜炎球菌败血症、传染性单核细胞增多症、伤寒等相鉴别。在诊断中应重视流行病史，特别是麻疹接触史及免疫史。

二、麻疹的治疗

（1）一般治疗。隔离，卧床休息，房内保持适当的温度和湿度，常通风保持空气新鲜。有畏光症状时房内光线要柔和；给予容易消化的富有营养的食物，补充足量水分；保持皮肤、黏膜清洁，口腔应保持湿润清洁，可用盐水漱口，每天重复几次。一旦发现手心脚心有疹子出现，说明疹子已经出全，病人进入恢复期。密切观察病情，出现合并症立即看医生。

（2）对症治疗。高热时可用小量退热剂；烦躁可适当给予苯巴比妥等镇静剂；剧咳时用镇咳祛痰剂；继发细菌感染可给抗生素。麻疹患儿对维生素 A 需要量大，世界卫生组织推荐，在维生素 A 缺乏区的麻疹患儿应补充维生素 A。

第四节　脊髓灰质炎

脊髓灰质炎又称小儿麻痹症，是由脊髓灰质炎病毒引起的小儿急性神经系统传染病。本病临床表现多样，阴性感染 90%～95%，临床特征为分布不规则和轻重不等的弛缓性麻痹。重者可在急性期因呼吸、吞咽麻痹而死亡。多发生在 5 岁以下小儿，尤其是婴幼儿，曾经严重威胁着小儿的健康和生命。

脊髓灰质炎病是属于小核糖核酸病毒科的肠道病毒。根据抗原不同可分为Ⅰ、Ⅱ、Ⅲ型，Ⅰ型易引起瘫痪，相互之间无交叉免疫，对中枢神经系统有特殊的亲嗜性，常通过血脑屏障到中枢神经组织，感染脑干或脊髓前角细胞运动中枢；另一途径进入周围神经肌肉连接处的神经元。运动神经元特别容易感染并有不同程度的破坏。感染后可获得对同型病毒的持久免疫力，免疫力的大小取决于病毒的毒力、病毒量、免疫原性及人体产生免疫的能力。

人是脊髓灰质炎病毒的唯一自然宿主，主要通过粪-口途径传播，在咽部和回肠部复制，仅少量病毒可致病，隐性感染占 99% 以上。本病的隐性感染和轻症瘫痪是其传播的主要传染源，瘫痪型因症状明显而在传播上意义不大。

一、脊髓灰质炎的临床表现与诊断

（一）　脊髓灰质炎的临床表现

脊髓灰质炎潜伏期为 8～12 天，临床上可分为多种类型：①隐性感染；②顿挫型；③无瘫痪型；④瘫痪型。

（1）前驱期。主要症状为发热、食欲不振、多汗、烦躁和全身感觉过敏；亦可见恶心、呕吐、头痛、咽喉痛、便秘、弥漫性腹痛、鼻炎、咳嗽、咽渗出物、腹泻等，持续1～4天。若病情不发展，即为顿挫型。

（2）瘫痪前期。多数患者由前驱期进入本期，少数于前驱期症状消失数天后再次发热进入本期，亦可无前驱期症状而从本期开始。患儿出现高热、头痛。颈背、四肢疼痛，活动或变换体位时加重。同时有多汗、皮肤发红、烦躁不安等兴奋状态和脑膜刺激征阳性等神经系统体征。小婴儿拒抱，较大婴儿体检可见：①三角架征。即患者坐起时需用两手后撑在床上如三角架，以支持体位。②吻膝试验阳性。即患者坐起、弯颈时唇不能接触膝部。③头下垂征。即将手置患者肩下，抬起其躯干时，正常者头与躯干平行。此时脑脊液出现异常，呈现细胞蛋白分离现象。如病情到此为止，3~5 天后热退，即为无瘫痪型，如病情继续发展，则常在瘫痪前 12~24 小时出现腱反射改变，最初是浅反射，以后是深腱反射抑制，因此早期发现反射改变有重要临床诊断价值。

（3）瘫痪期。临床上无法将此期与瘫痪前期截然分开，一般于起病后 2~7 天或第二次发热后 1~2 天出现不对称性肌群无力或弛缓性瘫痪，随发热而加重，热退后瘫痪不再进展。多无感觉障碍，大小便功能障碍少见。根据病变部位可分为四型：①脊髓型。此型最为常见。表现为弛缓性瘫痪，不对称，腱反射消失，肌张力减退，下肢及大肌群较上肢及小肌群更易受累，但也可仅出现单一肌群受累或四肢均有瘫痪，如累及颈背肌、膈肌、肋间肌时，则出现梳头及坐起困难、呼吸运动障碍、矛盾呼吸等表现。②延髓型。又称球型，系颅神经的运动神经核和延髓的呼吸、循环中枢被侵犯所致。此型较少见，呼吸中枢受损时出现呼吸不规则，呼吸暂停；血管运动中枢受损时可有血压和脉率的变化，两者均为致命性病变。颅神经受损时则出现相应的神经麻痹症状和体征，以面神经及第 X 对颅神经损伤多见。③脑型。此型少见。表现为高热、烦躁不安、惊厥或嗜睡昏迷，有上运动神经元痉挛性瘫痪表现。④混合型。以上几型同时存在的表现。

（4）恢复期。一般在瘫痪后 1~2 周，瘫痪从肢体远端开始恢复，持续数周至数月，一般病例 8 个月内可完全恢复，严重者需 6~18 个月或更长时间。

（5）后遗症期。严重者受累肌肉出现萎缩，神经功能不能恢复，造成受累肢体畸形。部分瘫痪型病例在感染后数十年，发生进行性神经肌肉软弱、疼痛，受累肢体瘫痪加重，称为"脊髓灰质炎后肌肉萎缩综合征"，病因不明。

（二）　脊髓灰质炎的检查

1.体格检查

在进行体格检查时，应注意以下几点：

（1）注意检查咽部及腹部。本病前驱期可有咽充血或腹部轻压痛。

（2）注意有无这些体征：①颈背强直。②三角架征。③吻膝试验阳性。④头下垂征。⑤另外尚有感觉过敏体征。这些体征在瘫痪前期常见。

（3）测试瘫痪部位皮肤感觉，本病感觉正常。

（4）判断瘫痪是弛缓性的还是痉挛性。以脊髓型最常见，为弛缓性，不对称性肢体瘫痪，腱反射消失，肌张力减退。延髓型可出现呼吸障碍，血压波动，甚至危及生命，可有脑神经损害，以面神经及第 X 对脑神经损伤多见。脑型可有神志改变或有痉挛性瘫痪。

（5）瘫痪恢复的部位。本病从肢体远端开始恢复。

（6）看瘫痪部位肌肉是否萎缩、畸形。本病后遗症期受累肌肉萎缩，肢体畸形。

2.辅助检查

（1）血象无明显变化。白细胞数一般为（50~300）×10^6/L，早期中性粒细胞增多。

（2）脑脊液前驱期无改变，瘫痪前期始出现异常。外观清亮或微混，蛋白增加不明显，晚期则以淋巴细胞为主，蛋白逐渐增加，且维持时间较长，常出现蛋白细胞分离现象。

（3）血清学检查。可采用补体结合试验和中和试验，前者抗体在体内保持 2~3 个月，表示近期患过本病；后者阳性持续时间较长，表示以前曾患过本病。一般在起病时和恢复期各取血一次，如抗体 4 倍以上，有诊断价值。PCR 和 ELISA 法敏感性高、特异性强，需时短。

（4）病毒分离。从病儿第 1 周咽拭子、1 个月内取粪便均可分离到本病毒，亦可从中枢神经系统组织中分离出本病毒。如分离出脊髓灰质炎病毒，相应抗体急性期和恢复期有 4 倍以上升高，则可确诊为本病，如病毒分离为阴性，3 个型别的血清抗体均未上升，可排除。

二、脊髓灰质炎的治疗

目前尚无药物可控制瘫痪的发生和发展，主要是对症处理和支持治疗。治疗原则是减轻恐惧，减少骨骼畸形，预防及处理合并症，康复治疗。

（1）卧床休息。患者卧床持续至热退 1 周，隔离 40 天，以后避免体力活动至少 2 周。卧床时使用踏脚板使脚和小腿有一正确角度，以利于功能恢复。

（2）对症治疗。可使用退热镇痛剂、镇静剂缓解全身肌肉痉挛、不适和疼痛；每 2~4 小时湿热敷一次，每次 15~30 分钟；热水浴亦有良效，特别对年幼儿童，与镇痛药合用有协同作用；有条件可静脉输注丙种球蛋白 400mg/（kg·天），连用 2~3 天，有减轻病情作用。早期可应用干扰素，100 万 U/d，肌肉注射，14 天为一疗程；轻微被动运动可避免畸形发生。

（3）瘫痪期。正确的姿势。患者卧床时膝部稍弯曲，髋部及脊柱可用板或沙袋使之挺直，踝关节成 90°。疼痛消失后立即做主动和被动锻炼，以避免骨骼畸形。适当的营养。应给予营养丰富的饮食和大量水分，如因环境温度过高或热敷引起出汗，则应补充钠盐。厌食时可用胃管保证食物和水分摄入。药物治疗。促进神经传导功能药物如地巴唑、加兰他敏、维生素 B$_{12}$等；继发感染者选用适宜的抗生素治疗。延髓型瘫痪：①保持呼吸道通畅：采用低头位（床脚抬高成 20°~25°）以免唾液、食物、呕吐物等吸入，最初数日避免胃管喂养，使用静脉途径补充营养；②每日测血压 2 次，如有高血压脑病，应及时处理；③声带麻痹、呼吸肌瘫痪者，需行气管切开术，通气受损者，则需机械辅助呼吸。

（4）恢复期及后遗症期。尽早开始主动和被动锻炼，防止肌肉萎缩。也可采用针灸、按摩及理疗等，促进功能恢复，严重肢体畸形可手术矫正。

第五节　细菌感染性疾病

一、百日咳

百日咳是由百日咳杆菌引起的急性呼吸道传染病。百日咳患者和隐性感染者为唯一传染源，通过咳嗽、喷嚏等飞沫传播。本病潜伏期 7~14 天。多见于婴幼儿。

（一）　症状与检查

1.百日咳的症状

（1）发热、咳嗽：可有低度或中度发热，咳嗽、咽痛伴全身不适等症状，3~4 天后退热，但咳嗽日益加重。

（2）阵发性痉挛性咳嗽：发病 2~4 周后，咳嗽演变成突发性、连续一二十声急促痉挛性咳嗽（处于连续呼气状态），咳至终末，可伴一口深长吸气，发出高音调的鸡鸣样吼声，不久又复发作。每日痉咳发作 3~5 次至 10~20 次不等，呈昼轻夜重。在阵咳间歇时，患儿可以活动，玩耍如常。新生儿和幼小婴儿患者常无典型阵发性痉咳，往往开始或咳嗽数声后即出现屏气，面色发绀，窒息或惊厥。上述发作常发生于夜间，抢救不及时可窒息死亡。

（3）重症病例：可反复抽搐、意识障碍，甚至昏迷，可伴有脑膜刺激征或病理反射等神经系统异常表现。

（4）继发感染：则肺部听诊清晰或仅有散在的湿性啰音。

（5）注意并发症的发生：常见肺炎、肺不张、肺气肿及百日咳脑病。

2.百日咳实验室检查

（1）血常规：白细胞总数及中性粒细胞明显增高。

（2）细菌培养：用鼻咽拭子自鼻咽后壁取分泌物，或将培养皿面对病人咳嗽取样培养，均可获得阳性结果。

（3）血清学检查：双份血清进行凝集试验及补体结合实验，抗体效价递升 4 倍为阳性。

（二） 百日咳的治疗

（1）抗生素治疗。首选红霉素，每日 50mg/kg，分 3~4 次口服，连用 7~14 天。还可使用氯霉素每日 30~50mg/kg，分次口服或静脉滴注，连用 7~14 天。用药期间注意监测血象。

（2）激素治疗。病情严重可应用泼尼松 1~2mg/（kg·d），分 3 次口服，疗程 5 天。

（3）对症治疗。

镇静：出现惊厥可应用苯巴比妥，每次 3~5mg/kg，或地西泮每次 0.1~0.3mg/kg，口服或肌内注射，可并用氯苯那敏（扑尔敏）、赛庚啶等抗过敏药物。

止咳：维生素 K，肌内注射，1 岁以下每日 20mg，1 岁以上每日 40mg，分 2 次肌注，疗程 5~10 天，有减轻阵咳作用。普鲁卡因每次 5~8mg/kg，溶于 5%~10% 葡萄糖液 100~200mL 静脉滴注，8~12 小时滴完，每日 1~2 次，用前需做皮试，疗程 5~7 天。

高效价免疫球蛋白的应用：百日咳免疫球蛋白 2.5mL（400μg/mL）肌注，每日 1 次，连用 3~5 天，适用于重症患儿，幼婴剂量减半。

雾化吸入：可选择激素地塞米松、抗生素庆大霉素、山莨菪碱等进行雾化治疗。

二、猩红热

猩红热是由 A 组 B 型（乙）溶血性链球菌引起的急性呼吸道传染病。猩红热病人，链球菌性咽峡炎病人和健康带菌者。本病主要通过呼吸道飞沫传播，儿童为主要易感人群。夏秋为高发季节。潜伏期 1~7 天。

（一） 症状与检查

1.猩红热的症状

（1）发热：体温多在 39℃ 左右，可伴畏寒、头痛、头晕、恶心、呕吐和咽痛，全身不适等症状。

（2）草莓舌：咽部和扁桃体充血水肿明显，其上多覆有脓性斑片状渗出物。软腭处有细小密集的红疹或出血点。舌见白苔，舌尖和边缘红肿，突出的舌乳头也呈白色，称为白草莓舌。4~5 天后，白苔脱落，舌面光滑鲜红，舌乳头红肿突起，称红草莓舌（杨梅舌）。

（3）皮疹：发病 1~2 天内出疹，皮肤弥漫性充血潮红，其间散布针尖大小猩红色皮疹，压之褪色，10 余秒后又恢复原状，2~5 天后消退。面部潮红，无皮疹，口唇周围苍白，形成环口苍白圈。皮肤折叠处如腋窝、肘窝、腹股沟等处，皮疹更密，夹有出血点，形成明显的横纹线，称为帕氏线。皮疹少而轻者脱皮呈糠屑状。皮疹重者可呈大片状脱皮。

（4）重型患儿：全身中毒症状重，可出现嗜睡、烦躁、谵妄、惊厥和昏迷等神经系统症状，可很快出现血压下降及中毒性休克。

（5）外科型及产科型猩红热：细菌经损伤的皮肤或产道侵入，故无咽峡炎表现。皮疹首先出现于伤口附近，然后向其他处扩散，病情大多较轻。

猩红热的并发症有中耳炎、颈淋巴结炎和肺炎等化脓性并发症。变态反应性并发症多见于较大儿童，在猩红热痊愈后期的数周内常发生急性肾小球肾炎或风湿热。

2.猩红热实验室检查

（1）血常规：白细胞总数在（10~20）×10^9/L 或更高，中性粒细胞可达 75%~90%，可见中毒颗粒。

（2）病原学检查：从咽拭子可培养出 A 组 B 型溶血性链球菌。

（三） 猩红热的治疗

（1）抗生素治疗。可以选择青霉素，每日 10 万~20 万 U/kg，静脉滴注，连用 7~10 天。对青霉素过敏者可选用红霉素、林可霉素及头孢菌素类。

（2）对症治疗。对于休克重症患儿要及时补充血容量，纠正酸中毒，给氧，输新鲜血等。血压下降可在补充血容量同时小剂量应用升压药。惊厥的患儿可应用镇静药对症治疗。治疗时注意休息，给予易消化和富有营养的食物，多喝水。

三、细菌性痢疾

细菌性痢疾简称菌痢，是由痢疾杆菌引起的急性肠道传染病。痢疾杆菌属于志贺菌属，按其菌体抗原结构分为 4 群：志贺菌、弗氏菌、鲍氏菌、宋内菌。目前以弗氏菌及宋内菌为常见。病菌由大便排出，通过污染的手、水、食物、蝇和用具传播，经口而感染。病人和带菌者是传染源，人群对志贺菌属普遍易感，尤以学龄前儿童为多。本病全年均可发作，但夏秋季呈季节性高峰。潜伏期自数小时至 7 天，多数 1~2 天。

（一） 症状与检查

1.菌痢的症状

（1）典型症状：急性发作的腹泻，伴发热，腹痛，里急后重，脓血便或黏液便，左下腹有压痛。有些患儿出现食欲下降、恶心、呕吐，若不及时治疗，可出现脱水的症状，口渴、尿量少、烦躁等。

（2）非典型症状：腹痛、腹泻、解水样便，里急后重感不明显，不做化验易误诊为肠炎。

（3）中毒型菌痢：多见于 2~7 岁体质较好的儿童。以全身严重毒血症状为主，起病急骤，突发高热，体温可达 40℃以上，患儿精神极差，嗜睡或烦躁，说胡话，甚至抽风，神志不清。凡突然发热、惊厥而无其他症状的患儿，必须考虑到中毒性菌痢的可能。此型患儿的肠道症状较轻而出现较晚，甚至根本无腹痛与腹泻，用直肠拭子或生理盐水灌肠后才能发现黏液，显微镜下可见大量红、白细胞。

（4）慢性期菌痢：病程超过 2 个月为慢性，常由急性期治疗不彻底，细菌耐药，合并营养不良及肠道寄生虫引起。患儿常体温不太高，腹部隐痛，腹泻与便秘交替，大便间歇出现黏液，脓血便。部分可有食欲不振、贫血、乏力、日见黄瘦、营养不良、精神萎靡等。

2.菌痢的检查

（1）血常规：急性期白细胞总数与中性粒细胞增高，中毒性菌痢时明显增高。

（2）大便常规：镜检可见大量红、白细胞，脓细胞及巨噬细胞。临床怀疑中毒型菌痢而无腹泻者，可做肛门拭子或冷盐水灌肠，取排泄物做镜检。

（3）病原学检查：应在使用抗生素前，送新鲜的脓血便做细菌培养，可得阳性结果。病初 1~2 天阳性率高。

（二） 菌痢的治疗

1.菌痢的抗生素治疗

（1）复方磺胺甲恶唑：以 SMZ 计算每日 50mg/kg，分 2 次服用。

（2）呋喃唑酮（痢特灵）：每日 100mg/kg，分 3 次口服。

（3）阿米卡星（丁胺卡那霉素）：每日 4~8mg/kg。分 2 次肌内注射或静脉滴注，个别可有耳毒性或肾毒性，6 岁以下小儿禁用。

（4）第 3 代头孢菌素：如头孢噻肟钠、头孢曲松钠等，每日 100~150mg/kg，分 2 次滴注。

（5）吡哌酸：每日 25~50mg/kg，分 3 次口服。因疗效逊于第 3 代喹诺酮，副作用相对较多，已趋于淘汰。

诺氟沙星（氟哌酸）每日 10~15mg/kg，分 3 次口服。疗程 5~7 天，18 岁以下禁用，因可影响骨骼发育，肝、肾功能欠佳者慎用。静脉给药可用环丙沙星。

2.中毒型菌痢的治疗

（1）抗生素药物：选择同上，但应该静脉输入抗生素，病情好转再改用口服抗生素。

（2）控制体温：物理或药物降温，无效者用亚冬眠疗法，氯丙嗪及异丙嗪每日各 1mg/kg，肌内注射或加入 5%葡萄糖液静脉滴注，每 2~4 小时 1 次，可连用 2~4 次，冬眠时间不超过 12~24 小时。

（3）抗惊厥：10%水合氯醛每次 30~40mg/kg 灌肠，苯巴比妥钠每次 5~8mg/kg 或地西泮 0.1~0.3mg/kg 肌内注射，必要时静脉给药，速度要慢，用时注意观察呼吸。惊厥不止或反复发作者用 20% 甘露醇 1~2g/kg 静脉注射，必要时 4~8 小时可重复，以防止脑水肿。

（4）防治循环衰竭：扩充血容量，纠正酸中毒，维持水与电解质平衡。

（5）缓解血管痉挛：阿托品每次 0.03~0.05mg/kg，静脉注射，每 5~15 分钟 1 次。或山莨菪碱每次 0.5mg/kg，静脉注射，每隔 0.5~1 小时重复 1 次，直至面色红润，四肢转暖，病情稳定，逐渐延长给药时间。

（6）升压药的应用：经以上治疗血压仍不稳定者可用多巴胺每分钟 10~20μg/kg，静脉滴注。

（7）中药治疗：用清热解毒凉血药，如黄连解毒汤；惊厥用紫雪丹。

除此之外，治疗时应该注意饮食，不吃生冷食物及进食剩下的食物，可应用中药、药物保留灌肠等综合治疗。

第六节　真菌感染性疾病

一、隐球菌疾病

新型隐球菌所致的亚急性或慢性感染，主要侵犯中枢神经系统，也可侵及肺、皮肤、皮下和骨骼等。

（一）隐球菌病的诊断

（1）易感人群，如肿瘤、糖尿病、免疫缺陷病、长期用抗生素或激素患者。

（2）病程长，前 3 月常有间歇性自然缓解。

（3）中枢神经系统隐球菌病：起病缓慢，阵发性头痛，恶心、呕吐，发热，数周至数月后出现颅内高压症状，眼底视盘水肿。

（4）肺隐球菌病：常并发于隐球菌脑膜炎或慢性肺部疾病，症状不典型，有低热、咳嗽、乏力、体重减轻。胸片见肺下野单个或多个结节。

（5）骨隐球菌病：常侵犯颅骨和脊柱，呈破坏性病变，无骨膜增生，X 线无特殊表现。

（6）取痰液、脑脊液、病灶组织涂片墨汁染色或真菌培养。

（二） 隐球菌病的治疗

（1）二性霉素 B 静脉点滴，从小剂量开始，每日 0.1mg/kg，如无不良反应，渐增至每日 1~1.5mg/kg，疗程 1~3 个月。

（2）二性霉素 B 椎管内注射：开始每天 0.01mg，每日 1 次，剂量渐增。约 1 周内增至 0.1mg/次，以后每隔 1~3 天增加 0.1mg 直到 0.5~0.7mg 为止。疗程一般约 30 次。连续注射 1 周后改为每周 2~3 次。

（3）氟康唑：大于 3 岁每日 3~6mg/kg，一次顿服或静滴，每日最大量 400~800mg。

（4）咪康唑鞘内注射：每次 10~20mg，连用 3~7 天。

（5）5-氟尿嘧啶：50~150mg/（kg·d），分 4 次口服，疗程 4~6 周。

二、念珠菌疾病

念珠菌病是由念珠菌属白色念珠菌引起的感染。它常导致皮肤、黏膜、指（趾）甲等浅部真菌感染，当人体免疫力降低时，也可感染胃肠道、肺、肾、脑膜等内脏器官，造成深部真菌感染。

（一） 念珠菌病的诊断

（1）病原菌。主要有念珠菌属的白色念珠菌、克柔氏念珠菌、克柔氏念珠菌、类星状念珠菌、热带念珠菌等。白色念珠菌是本病主要的病原菌。原发病灶多在口腔，如鹅口疮，由口腔蔓延至胃肠道或呼吸道。

（2）皮肤念珠菌病。包括念珠菌性擦烂、甲沟炎、甲床炎、念珠菌疹、念珠菌性扁平苔藓样皮肤病及念珠菌肉芽肿。

（3）黏膜念珠菌病。口腔感染最常见，一层白色乳酪状物，呈点状、块状、絮状附着于黏膜上，不易拭去。

（4）内脏念珠菌病。由于抗生素、激素等药物的广泛应用，内脏念珠菌感染有上升趋势。包括念珠菌肺炎、食道炎、肠炎、心内膜炎、脑膜炎、败血症等。

（5）实验室检查。有两种情况：①咽拭子、痰液、粪便、病灶组织或假膜、渗液等标本中检出真菌；②真菌培养，以上标本接种在沙氏培养基中，3~4 天出现乳白色光滑菌落。

（二） 念珠菌病的治疗

（1）鹅口疮、口角炎。制霉菌素混悬液涂于患处，每天 2~3 次。

（2）严重泛发性皮肤念珠菌病。局部涂制霉菌素或两性霉素 B，口服克霉唑 30～60mg/（kg·d）。氟康唑 6mg/（kg·d）静滴或口服。

（3）念珠菌食道炎和肠炎。制霉菌素，两岁以下每天 40 万～80 万 U，两岁以上每天 100 万～200 万 U，分 3～4 次口服。酮康唑 4～8mg/（kg·d）口服。

（4）内脏念珠菌病。有四种情况：①两性霉素 B。从小剂量开始 0.1mg/（kg·d），逐渐增至 1.0mg/（kg·d）。缓慢静滴不少于 6 小时，疗程 4～12 周；②氟康唑：6mg/（kg·d），每天 1 次静滴；③克霉唑：30～60mg/（kg·d），分 3 次口服；④氟胞嘧啶：50～150mg/（kg·d），分 3 次口服。

三、组织胞浆菌疾病

组织胞浆菌病是由荚膜组织胞质菌感染引起的一种以侵犯网状内皮系统或肺为主的深部真菌病。传染性强，呼吸道传播。

（一）　组织胞浆菌病的诊断

（1）播散型。多见婴幼儿，常并发于网状内皮系统疾病，病情危重，发热、寒战、咳嗽、呼吸困难、头痛、腹泻、血便等。肝脾淋巴结肿大，白细胞减少，淋巴细胞增多，血小板减少，低色素性贫血。

（2）肺型。①急性：起病急，发热、寒战、咳嗽、呼吸困难、胸痛，肺部闻及啰音，肝脾肿大，胸部 X 线呈弥漫性结节状致密影或局限性肺浸润，可伴有纵隔淋巴结肿大；②慢性：可由肺部原发病灶蔓延所致，也可为二重感染，临床表现酷似肺结核，胸片呈边缘清楚的肺实变，常呈进行性，导致肺纤维化和肺功能减退。

（3）皮肤试验。方法与结核菌素试验相似，皮试后 48～72 小时红肿硬结≥5mm 为阳性。

（4）痰液、尿、血、骨髓及分泌物涂片或培养分离出组织胞质菌，或病理切片发现酵母型真菌即可确诊。

（二）　组织胞浆菌病的治疗

（1）口服酮康唑或氟胞嘧啶或制霉菌素。

（2）重症或全身播散型需要静脉点滴两性霉素 B。

第七节 病毒感染性疾病

一、流行性感冒

流行性感冒简称流感，是由流感病毒引起的一种具有高度传染性的急性呼吸道传染病。本病主要通过飞沫、空气传播。在人多拥挤环境及人体免疫低下的情况下易造成传播和发病。流感病毒具有"变异"特性，不断产生新的亚型，容易造成暴发性流行。

（一） 流行性感冒的症状与检查

1.流行性感冒的症状

（1）高热：体温可达 39～41℃，伴畏寒、头痛、浑身酸痛和乏力等中毒症状。

（2）上呼吸道症状：鼻塞、流涕、咽痛、咳嗽、咳痰等。

（3）消化道症状：可出现恶心、呕吐和腹泻症状。

（4）婴幼儿得病易并发肺炎。

流行性感冒的体征为急性热病容，咽部充血、水肿。眼结膜充血。病程一般 3～7 天。乏力、咳嗽可持续 1～2 周以上。

2.流行性感冒的检查

（1）血常规：血白细胞总数及中性粒细胞减少，淋巴细胞相对增高。

（2）病毒分离：从患者鼻咽部采取标本分离到流感病毒，或查到流感病毒颗粒或特异蛋白或其特异核酸成分。

（3）血清学试验：红细胞凝集抑制试验，中和试验及补体结合试验，在病后 2～3 周滴度较病初上升 4 倍以上。

注意鉴别诊断，应与其他病毒所致的上呼吸道感染、伤寒、麻疹前驱期、肺炎及其他热性病的早期相鉴别。

（二） 流行性感冒的治疗

急性期卧床休息，多饮水，因高热持续时间长及全身症状重家长及患儿要消除紧张心理。

（1）抗病毒治疗。可以使用利巴韦林：10～15mg/（kg·d），分 3 次口服，或稀释后雾化吸入。或者使用金刚烷胺：10 岁以上儿童每日 200mg，分 1～2 次服；1～10 岁儿童为每日 5mg/kg（不超过 150mg），分 1～2 次口服。

（2）抗生素治疗。合并细菌性感染应用抗生素，选择青霉素、红霉素、头孢类等。

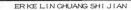

（3）对症治疗。

静脉补液：补充能量及因高热而失去的水分，并在补充葡萄糖液同时加维生素 C 静脉滴注，有利于病情的缓解。

降温：①物理降温，包括头部冷湿敷或放置冰袋、乙醇擦浴、冷盐水灌肠，用冰袋放置大动脉处，如腹股沟、颈部等处，有畏寒症状可暂不用；②药物降温，新生儿发热不主张药物降温，3 个月以内婴儿也须慎用。可服用对乙酰氨基酚或布洛芬等退热剂，年长儿可应用柴胡注射液肌注；幼儿可应用小儿感冒冲剂、桑菊银翘散、牛黄清心丸等；③针灸治疗，可针灸取穴合谷、曲池、印堂、风池等。

病情严重时应用冬眠疗法、肌注干扰素或吸氧等综合治疗。

二、风疹

风疹是由风疹病毒引起的急性呼吸道传染病。儿童感染后症状轻，如孕妇妊娠前 4 个月感染了风疹可引起胎儿早产、死胎及造成各种疾病，危害极大。

传染性风疹病人、无症状带毒者和先天性风疹患者都是本病传染源。易感者人群对风疹病毒普遍易感，感染后能获得持久的免疫力。多发生于 1~5 岁儿童，1 岁以下婴儿少见。以冬春季节发病较多。

（一） 风疹的症状与检查

1.风疹的症状

（1）上呼吸道症状：开始症状轻微，有低热或中度发热，伴头痛、食欲减退、乏力、咳嗽、流涕、咽痛等轻微上呼吸道炎症，偶有腹痛、腹泻、呕吐等。

（2）皮疹：发热 1~2 天后出疹，开始于面颊部，1 天内布满躯干及四肢，但手掌和足底部无皮疹，皮疹为淡红色细点状斑疹、斑丘疹或丘疹，直径 2~3mm，面部、四肢远端稀疏部分融合后类似麻疹，但颜色鲜明，无麻疹黏膜斑。躯干、背部皮疹多密集，融合成片，类似猩红热皮疹，皮疹一般持续 3 天消退，故有人称为"三日麻疹"。出疹期体温不再上升。常伴耳后、颈部及枕后淋巴结肿大。退疹时多自上而下消退，无脱屑或色素沉着。

（3）先天性风疹综合征：指妊娠 3 个月内妇女感染风疹后，可使胎儿宫内感染。影响胚胎细胞发育而造成先天性风疹。可致死胎和胎儿发育迟缓，并产生各种疾病或畸形，如白内障、心血管畸形、聋哑、生长迟缓、发育障碍等。

2.风疹的检查

（1）血常规：白细胞总数减少，中性粒细胞下降，淋巴细胞相对增多。

（2）血清学检查：用血细胞凝集抑制试验、中和试验、补体结合试验及免疫荧光试验，双份血清抗体效价增高 4 倍以上为阳性。

（3）出生时如有特异性高效价 IgM 抗体：可诊断为先天性风疹。

（4）病毒分离：取病人鼻咽部分泌物，先天性风疹病人取尿、血液、脑脊液、关节滑液等，可分离风疹病毒。

（二） 风疹的治疗

（1）对症治疗。症状轻微者一般不需特殊治疗，症状较重者应卧床休息，给流质饮食，有高热降温治疗等对症处理。

（2）抗病毒治疗。利巴韦林肌注或静脉滴注；应用干扰素等。

三、水痘

水痘是由水痘-带状疱疹病毒所引起。原发感染为水痘，潜伏再发则为带状疱疹。水痘是小儿常见的急性传染病，具有高度传染性。

水痘或带状疱疹病人是唯一传染源。水痘传染性极强，主要由飞沫传播。本病冬春季发病多见，多见于 1~6 岁儿童。发病前有 2~3 周有接触过患水痘的病儿。

（一） 水痘的症状

（1）发热：发病较急，出现低热或中等度发热，可伴咽痛、鼻塞、流涕等上呼吸道症状。发热持续到新疹停止出现时逐渐下降。

（2）皮疹和疱疹：发病数小时或 1~2 天内即迅速出现皮疹。首先是面部、胸部、腹部，逐渐蔓延到四肢及全身。开始为红斑疹，数小时后变为深红色丘疹，很快变为疱疹。如继发化脓性感染则成脓疱，常伴瘙痒。疱疹在 3~5 天分批出现，各型皮疹常同时存在。疱疹也可见于头部及黏膜（口腔、眼结膜、外阴），黏膜疹易破溃成溃疡，常有疼痛。

（3）脱痂：1 周后开始脱痂。2 周内痂皮脱尽，短期内留椭圆形浅瘢。但如果水痘被抓破，则可能继发感染，有时形成大片的溃疡，愈后可留下色素和瘢痕。

（二） 水痘的治疗

1.水痘的对症治疗

（1）止痒：局部瘙痒可用 5% 碳酸氢钠溶液湿敷或炉甘石洗剂外涂。口服氯苯那敏（扑尔敏）或阿司咪唑（息斯敏）也可止痒。

（2）抗感染：如局部被抓破感染，可局部涂 2% 甲紫或抗生素软膏。

（3）肌注维生素 B_{12}：$500\mu g$，每日 1 次，连用 3 天，可以减轻出疹的程度，促进出疹过程完成。

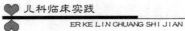
（4）重症病例：可用丙种球蛋白肌内注射。

2.水痘的抗病毒治疗

（1）首选阿昔洛韦，每日 10~20mg/kg，静脉滴注，每 8 小时 1 次，每次持续 1 小时以上，连续 1~2 周。

（2）阿糖腺苷，每日用量 5~10mg/kg，静脉滴注，连续 5 天。

（3）干扰素每日 100 万 U 肌内注射，共用 6 天，可迅速控制皮疹发展，加速病情恢复。因价格昂贵，一般不用，病情严重可考虑应用。

另外，在水痘的治疗中，应做好护理。保持皮肤和手指清洁，避免搔抓；注意合理饮食，饮食清淡，多喝水、果汁等。

第二篇
儿科临床操作技能

第六章 新生儿临床操作技能

第一节 国内新生儿外科的现况

自 20 世纪 80 年代以来，我国相对发达地区的三级医院相继建立了新生儿监护中心（NICU），从此新生儿学科进入迅速发展阶段，由于各种新技术的开展，新生儿生存质量也逐年提高。近年来，我国新生儿医学的发展一直充满活力，新生儿危重病的救治技术得到了空前的普及，整体水平有了很大的提高。

NICU 的发展也促进了新生儿外科的发展。由于救治的极低体重儿增多，动脉导管开放（PDA）的处理中也不能完全用药物的方法解决。近年来国外较多地用布洛芬替代消炎痛关闭动脉导管，国内少数单位也开始试用，其疗效优于消炎痛且肾脏副作用小，但其价格昂贵。较小的早产儿最终仍需要用手术结扎的方法解决。国内规模较大的儿童医院已开展了极低体重儿的 PDA 结扎手术，实践证明安全性很好。对于紫绀性先天性心脏病中的大血管转位（TGA），已有较多的单位能开展大动脉转换术（简称 switch 手术），且成功率逐年提高，这标志着我国新生儿先心治疗已接近国际水平。但在取得上述成绩的同时，应充分认识到存在的问题与挑战，为此，需要总结自身经验，并探讨今后发展的方向与对策，使我国的新生儿外科发展得越来越好。

第二节 脐静脉插管术

一、适应证

第一，紧急静脉输液或给药。

第二，危重患儿或极低出生体重儿的长时间中心静脉输液。

第三，中心静脉压力测定。

第四，需要换血者。

二、禁忌证

第一，脐部感染。

第二，坏死性小肠结肠炎。

第三，腹膜炎。

三、设备及操作前准备

第一，操作器具。脐静脉插管（体重<1500g 用 3.5g/kg，体重≥1500L/min 用 5.0L/min），T 形接管，5IgM 注射器，眼科镊，弯头镊，血管钳，剪刀，外科刀，卵圆钳，脐带结扎线，持针器，缝针，缝线，肝素生理盐水（1mg/L），无菌铺巾，消毒用品。

第二，操作前测量。使用公式根据出生体重来估算插入长度，脐静脉插管长度（IgM）= 1.5×mmol/L+5.6。脐静脉需放置于下腔静脉中（横膈上和左心房之间）。

第三，操作。脐静脉插管尾端依次接上 T 形接管和装有肝素生理盐水的 5mL 注射器，将肝素生理盐水充满插管系统，不能有任何气泡。

四、操作步骤

第一，将患儿置于辐射保温台下，仰卧，固定四肢。操作者严格遵循无菌操作原则。

第二，采用无痛碘溶液严格消毒脐部及其周围皮肤。

第三，在脐带根部皮肤上缘用脐带绳结扎用以防止出血。然后在距离脐带根部约 1cm 处整齐切断脐带。

第四，使用血管钳固定好脐带，然后将脐静脉插管插入脐静脉。可将脐带向尾侧牵拉以助插入。

第五，如果是用作急救复苏给药或换血，脐静脉只需放在低位（通常 2~5cm）并可顺利回抽血即可。如果是用作监测中心静脉压或长期给药，脐静脉需放置于下腔静脉中（横膈上和左心房之间，T_9 ~ T_{10} 之间）。然后可使用缝扎和胶布桥式法双重固定脐静脉插管。

第六，操作结束后，立即做床旁 X 线片定位，并调整插管深度。

第七，在插管位置未明确之前，插管中只能输入等渗液体。当 X 线片明确插管在下腔静脉中后，可输入高渗液体。

第八，将脐切面做荷包缝合并将线绕插管数圈后系牢。

五、注意事项

第一，严格无菌操作，预防感染。

第二，插入脐静脉插管时动作要轻柔，以免损伤血管。

六、并发症及其处理

第一，感染。置管操作时要严格遵循无菌原则，固定后的导管不能向内推进。置管后临床一旦怀疑导管相关性感染，要立即拔除插管，留取相关培养后开始抗感染治疗。

第二，血管破裂。操作轻柔，切忌暴力操作。

第三，心律失常。由于插管插入太深刺激心脏所致。只需将插管抽出 1~2cm，观察心律情况，无 ED 特殊治疗。

第四，肝细胞坏死。由于插管插入门静脉并输入高渗液体或药物所致，在 X 线片定位前只能通过脐静脉插管输入等渗液体。

第五，血栓或栓塞。避免空气进入导管，不要试图冲洗导管末端的血凝块。

第六，其他。如心脏压塞、坏死性小肠结肠炎或腹膜穿孔等均少见。

第三节 新生儿光疗

一、光疗指征与目的

第一，各种原因所致的未结合胆红素升高为主的新生儿高胆红素血症，如新生儿溶血病等。

第二，对于早产儿及高危新生儿如新生儿窒息、低蛋白血症、酸中毒等，由于血-脑脊液屏障不完善、游离胆红素升高等原因可适当放宽光疗指征。

光疗的指征：应根据不同胎龄、出生体重、日龄所达到的胆红素值而定。

光疗目的：光疗是一种降低血清未结合胆红素，用于治疗新生儿黄疸的主要方法，未结合胆红素在光照下转变为水溶性的异构体胆红素和光红素，从胆汁和尿液中排泄，使未结合胆红素水平下降。对以未结合胆红素增高为主的黄疸，应先给予积极光疗，同时进行各项检查，确定诊断，评价病情，严重者做好换血疗法的准备；对一些重症病例可将光疗与换血结合应用。

二、禁忌证

第一，腹泻的病人，光疗加重腹泻。

第二，以结合胆红素升高为主的黄疸，未结合胆红素未达到光疗水平。

第三，有严重皮肤破损者。

第四，颅内出血的急期，光疗加重出血。

三、操作

（一） 操作前准备

1.光疗设备

光源选用波长 420~470mm 的蓝光照射效果最好，绿光、日光灯和太阳光也有一定效果。按光源材料可分荧光灯管、光纤毯和冷光源光疗。

（1）荧光灯管光疗是用 20~40W 的蓝色或绿色灯管排列成组，可将患儿暴露置于灯管下方。

（2）光纤毯是由纤维光缆组成，光垫可直接贴于患儿的躯干。

（3）冷光源是一种婴儿蓝光床，由蓝光辐射系统和柔床垫组成，灯管不产热，对体温影响较小，且对体液影响不大。

2.光疗方法

根据 jvko 射面积可分单面、双面和多面光疗，一般光疗面越多效果越好，可采用不同的光源材料搭配双面和多面光疗。

第一，荧光灯管光疗。将患儿暴露置于灯管下方，灯管距离患儿皮肤 35cm 左右。

第二，光纤毯光疗。光纤毯直接贴于患儿的躯干，外包衣服，便于护理。各种光疗各有优缺点，光疗效果比较尚没有明确循证依据。按时间可分间断和持续光疗，根据黄疸程度决定光疗时间，但有研究显示间断光疗可达到持续光疗的效果，但副作用减少。

（二） 操作方法

选择适当的光疗设备，保暖设备。检查并清洁仪器，保证仪器状态良好，如用荧光灯管光疗，检查是否每根灯管都亮，如有不亮灯管给予更换以保持光疗效果，并擦拭灯管使其能达到最佳效果。

第一，单面荧光灯管光疗，一般将患儿置于透明暖箱内，荧光灯管置于暖箱上方，调节灯管高度距离患儿皮肤 35cm 左右，也有专用的光疗箱，带有光疗和保暖双重功能，并可根据需要选用单面和双面光疗箱。

第二，光纤毯可置于暖箱内或远红外保暖台上，将患儿裸体置于毯上适当固定位置，或直接贴紧皮肤包裹在患儿衣被内置于普通小床内。

第三，冷光源去除棉质外套后可与光纤毯一样应用，也可安装好棉质外套放置小床上，将患儿包裹在外套内。也可将荧光灯管与光纤毯或冷光源组合成为双面光疗。如用暖箱或带有保暖功能的光疗仪前先设定好预热温度。

脱去患儿衣服，尽量暴露皮肤，情况较好的患儿可先给予沐浴，后不要涂抹粉类，戴眼罩，穿大小合适尿布，过大尿布会减少光照范围，剪短指甲，将患儿安置于选定清洁后的光疗设备。

光疗过程需要心电、氧饱和度监护，并有护理人员巡回观察患儿，每4h监测体温。如患儿出现呕吐、泪水、大小便污染光疗设备，应及时清理以免影响疗效；如患儿体温超过38℃应采取降温措施；对有呼吸暂停、青紫、抽搐等情况及时给予对症处理，必要时缩短光疗时间；发现局部皮肤磨损给予莫匹罗星用无菌纱布外敷包裹。

四、注意事项

第一，光疗过程中注意适当增加补液量，以防光疗中体液丢失过多。

第二，注意监测体温，光疗特别是荧光灯管光疗时可因环境温度升高引起发热。

第三，光疗中注意保护患儿双眼。

第四，注意随访光疗中及光疗后胆红素水平。

第五，光疗中如需监测胆红素水平，经皮胆红素准确性不够，血清胆红素更准确。

五、并发症及其处理

第一，脱水光疗会导致不显性失水增加，光疗时液体摄入量应增加10%~20%。

第二，腹泻光疗分解胆红素产物经肠道排出，刺激肠壁使肠蠕动增加所致，光疗结束后可改善，但要注意补充水分。

第三，皮疹原因不是很明确，可能与光、热反应有关，也有人认为是光照引起血小板减少所致，一般光疗停止后可消失。

第四，发热。用荧光灯管光疗时易发生，与荧光灯产生热能有关，注意通风，必要时降低暖箱温度，及给予物理降温。

第五，眼睛损伤。强光线照射对眼睛可有损害，引起充血、溃疡等，必须用黑色眼罩保护眼睛。

第六，青铜症。如血清结合胆红素大于$68\mu mol/L$进行光疗，照光后阻止了胆管对胆红素光氧化产物的排泄，会发生青铜症，皮肤呈青铜色，停止光疗后青铜色会逐渐消退。

第四节　新生儿换血疗法

一、适应证

新生儿未结合胆红素升高为主的高胆红素血症，尤其是母婴血型不合溶血病所致高胆红素血症是新生儿换血疗法最常见的适应证。新生儿高未结合胆红素血症和（或）血病的换血指征如下：

第一，产前诊断明确为新生儿母子血型不合溶血病的患儿，出生时测脐带血的血红蛋白<120mL/kg，伴有水肿、肝脾大、心衰者。

第三，有早期胆红素脑病症状者，不论血清胆红素浓度高低都应考虑换血。

第四，早期新生儿血清胆红素超过换血标准，且主要是未结合胆红素升高。

第五，早产儿及前一胎有死胎、全身水肿、严重贫血等病史者，应放宽换血标准。

二、操作

（一）　操作前准备

第一，血源选择。Rh 血型不合应采用 Rh 血型与母亲相同，ABO 血型与患儿相同的血源；ABO 血型不合者可用 O 型的红细胞加 AB 型血浆的混合血，其他原因高胆红素血症可选用与患儿同型血。

第二，器械用品。心电血压监护仪 1 台、远红外线辐射保温台 1 张、输液泵 1~2 台、输血皮条 1 根、无菌注射器及针头（20mL 的 20 副，1mL、2mL、5mL 的各 3~4 副）、静脉压测量管 1 支（选用）、三通管 2 个、手套 2~3 副、试管数支、医用胶带、夹板（选用）、皮肤消毒用物如安尔碘、换血记录单等。

此外，准备开放静脉通路物品：通过脐血管换血，需要脐静脉插管包。

第三，环境准备在隔离消毒的环境中进行，室温保持在 26~28℃。操作前戴口罩帽子、术前洗手。如为脐血管换血置管操作必须戴无菌手套、穿手术衣。

第四，病人准备脐血管换血病人，换血前禁食 4h 或抽空胃内容物，进行静脉维持生理需要量输液。术前术中根据患儿情况可适当给予镇静药物。将患儿在远红外线辐射保暖台上仰卧，固定四肢。

（二）　操作方法

通过脐血管换血，并可根据患儿脐带保留情况及周围血管置管难易情况，将脐血管与周围血管组合应用。

需脐血管插管时，新生儿保留脐带者，导管直接插入脐静脉。如脐带已脱落，可在脐孔上方 1cm 处腹壁上做脐静脉切开，在正中线偏右处找到灰白色脐静脉，进行脐静脉插管。换血用脐静脉插管位置可选用低位，导管插入脐轮 5cm 左右，能顺利抽出血即可，换血结束将置管拔出。

根据设备条件可选用无菌注射器手动换血，抽血通路可用专用抽血器连接，也可选用无菌注射器手动抽血。如用注射器手动换血，一般需两人同时抽血、输血，根据无菌注射器的容量大小按上述换血速度计算每管所需时间，两人尽量保持速度一致同时间换管，并安排一位助手抽下一管备用血及准备空注射器，以便及时换管以防血管内凝血堵塞。总之抽血与输血速度一致。小贴士：换血过程中密切观察患儿生命体征，应进行心电、呼吸、经皮氧饱和度、血压、体温等监护，并在换血记录单上每 10~15 分钟记录患儿心率、呼吸、经皮氧饱和度、血压等情况，同时记录每次抽出和注入的血量、时间、用药等。

如行脐血管换血，有条件还应每换血 100mL 时监测中心静脉压，新生儿中心静脉压维持在 5~8cm H_2O，中心静脉压过高，宜多抽少注，过低宜多注少抽，静脉压恢复后再等量换血。换血前、后应做血气分析、胆红素（总胆红素、结合胆红素）、血常规、电解质（钠、钾、氯、钙等）、血糖等，可取换出血做血标本。

三、注意事项

第一，换血应严格掌握指征，避免过度治疗。换血前向家属详细交代病情及换血中可能发生的情况，必须签署换血同意书。

第二，脐血管置管应防止血管穿孔，可致出血、进入腹腔、损伤肝脏；测量导管进入深度或 X 线摄片明确导管位置，如导管接触心脏可致心律失常和心脏停搏。

第三，换血抽注速度尽量保持恒定，输血量大于抽血量可致心力衰竭，抽血量大于输血量可致血容量不足甚至休克。

第四，换血过程必须谨慎操作，切勿有空气、血凝块进入患儿体内，否则可致空气栓塞、血栓。

第五，肝素用量不宜过大，过量引起出血，换血后可查凝血功能。

四、并发症及其处理

第一，感染换血全过程严格执行无菌操作，有感染依据操作环境温度保持在 26~28℃，患儿应用抗生素。

第二，低体温于远红外线辐射保暖台上，监测体温。

第三，高钾血症与库存血应用有关，尽可能用新鲜血液换血，过程中监测血钾、心电监护。

第四，低钙血症与血液中枸橼酸盐保养液有关，换血中监测血钙水平，如低于正常可补钙。

第五，坏死性小肠结肠炎及肠穿孔对脐血管置管换血者可能发生，置管操作要谨慎，换血前后适当禁食。

五、换血后处理

第一，患儿可继续光疗，密切监测胆红素。

第二，注意脐部护理，预防出血和感染。

第三，术后 3 天内可用抗生素预防感染。

第四，术后情况良好者，试喂糖水，如无呕吐等异常情况进行正常喂养。

第五节　耻骨上膀胱穿刺

一、适应证与禁忌证

适应证包括：获得无菌尿液；膀胱以下有排尿阻碍时，减低压力。

禁忌证包括：膀胱排空；穿刺部位皮肤感染；腹内脏扩张或肿大；泌尿生殖器畸形或骨盆结构增大；未纠正的血小板减少症或出血体质者。

二、操作

操作器材包括：①无菌手套、无菌纱布、安尔碘液、无菌容器、无菌孔巾、消毒棉签。②5mL 注射器及针头。

操作方法包括：①患儿取仰卧位，双腿呈蛙状，固定。②取下腹部正中，以耻骨联合中线上 1~2cm 处为穿刺点。③常规消毒皮肤、戴无菌手套并铺孔巾。④取 5mL 注射器在穿刺点垂直皮肤进针，边进针边抽，当穿透膀胱时有轻微的阻力降低感，一旦见尿液流入注射器，即停止进针。进针深度早产儿 1~2cm，足月儿 2~2.5cm。⑤取得所需尿液标本后即拔出穿刺针，用无菌纱布按压穿刺部位并用胶布固定。

三、注意事项

第一，如果离上次排尿时间较近，应延缓操作。

第二，在操作之前纠正出血体质。

第三，缓缓抽取尿液，防止膀胱黏膜吸到针眼里。

第四，出血的处理。膀胱穿刺后可发生镜下血尿，一般为一过性，不需处理。如果发生大量出血要给予止血药物治疗。

第五，感染的处理。

第六，穿孔的处理。在整个操作过程中要严格执行无菌操作。进针时要缓慢，避免进针过深损伤膀胱后壁。

第六节　新生儿急性肺损伤

急性肺损伤（简称 ALI）是指机体在遭受各种病理刺激（如创伤、休克、感染、败血症、缺氧等）后发生的急性炎症反应，以急性弥散性肺泡上皮细胞及毛细血管内皮细胞损伤为主要病理变化，以进行性呼吸困难和缺氧为主要临床表现，是新生儿临床常见的危重症。

ALI 或急性呼吸窘迫综合征（简称 ARDS）常合并其他多脏器损害，严重者可发展成多脏器功能衰竭（MODS），此时，ALI 或 ARDS 就成为 MODS 的一个组成部分。目前，对于新生儿 ALI/ARDS 的诊断国内外尚无统一标准，仍沿用成人的诊断标准。但临床医师对新生儿 ALI/ARDS 的认识明显提高，对其诊断和治疗也积累了许多成熟的经验，现就新生儿 ALI/ARDS 的诊断与治疗方面的进展做一概括。

一、ALI/ARDS 的诊断

1987 年，我国儿科危重症学术研讨会，制定了 ARDS 的诊断标准：①具有引起 ARDS 的原发病，排除心源性缺氧性呼吸困难；②吸入浓度为 40% 的氧气，缺氧状态不能改善；③X 线胸片早期肺部改变不明显，或肺纹理增厚，或见网状阴影，中、晚期肺部可见程度不等的弥漫浸润性阴影；④吸入浓度 60% 以上的氧气时，$PaO_2 < 7.89kPa$（60mmHg），$PaCO_2$ 早期降低，晚期升高。目前，引用较多的新生儿 ALI/ARDS 诊断标准包括：①急性起病；②PaO_2/FiO_2 比值 <26.7kPa（200mmHg，ARDS），或 <40.0kPa（300mmHg，ALI）；③X 线胸片显示双肺弥漫浸润性阴影伴肺水肿改变；④超声心动图检查无左房高压表现；⑤胎龄 >34 周，有败血症或胎粪吸入综合征（MAS）等明确病史，并除外原发性肺表面活性物质（PS）缺乏者。

理想的新生儿 ALI/ARDS 的诊断标准，应以其具有明显的肺部炎性损伤过程、弥漫性肺泡损伤、肺泡微血管渗透性增加的病理生理改变为基础，结合临床上表现严重的呼吸窘迫，胸部 X 线片显示与肺水肿相符合的两肺弥漫浸润影和低氧血症而做出，而所有的诊断指标应考虑新生儿的解剖生理和病理特点。

随着人们对 ALI/ARDS 发病机制的深入研究，国内外学者普遍认为炎症介质/抗炎介质失衡在 ALI/ARDS 发生发展中发挥着十分重要的作用，支气管肺泡灌洗液（BALF）和血液中 TNF-α、IL-1、IL-6、IL-8、IL-10、MIP、细胞间黏附分子-1（SICAM-1）等炎症介质和肺表面活性物质蛋白（简称 SP）的水平，可反映患儿肺部炎性损害程度及肺泡-毛细血管通透性状况。因此，动态监测这些炎症介质及 SP 的水平，对 ALI/ARDS 的早期诊断、判断病情轻重、估计预后及了解肺损伤免疫病理过程具有重要意义。在寻找肺泡上皮细胞、肺血管内皮细胞损伤和肺纤维化的标志物方面，已有较多的研究表明：血浆 Clara 细胞蛋白（简称 CC16）可作为肺泡膜完整性早期改变的敏感指标；人类肺泡 I 型细胞 56ku 蛋白（简称 HTI56）是肺泡上皮 I 型细胞损伤的标志物；而血浆 SP、血管内皮生长因子（VEGF）可作为肺泡上皮 II 型细胞损伤的标志物。

肺泡-毛细血管膜的通透性改变是 ALI/ARDS 重要的病理生理变化，测定肺水肿液体蛋白浓度为最简便易行的评价肺泡-毛细血管膜通透性的方法。有人主张在 ARDS 早期测定肺水肿液和血浆蛋白浓度比值，可为迅速鉴别高渗出性肺水肿和静水压性肺水肿提供可靠依据。但尚未明确新生儿肺水肿液蛋白/血浆蛋白比值在何种水平，可帮助鉴别高渗出性肺水肿和静水压性肺水肿。

在 ALI 早期当胸片无异常发现时，CT 扫描就可发现肺野浅淡的高密度影、点状影、不规则血管影等，可见，借助 CT 扫描可发现早期病变。与胸片相比，胸部 CT，尤其是高分辨 CT（HRCT）可为 ARDS 的早期诊断提供重要帮助。因此，在今后制订新生儿 ARDS 诊断标准时应把握方向包括：①努力寻找能特异性反映肺损伤及其严重程度的生物标志物，作为早期诊断和判断预后的指标。②寻找能区别渗出性肺水肿与静水压性肺水肿的更可靠指标，以及能代表肺泡-毛细血管损伤或肺泡渗透性的无创测定指标。③补充和完善放射影像学标准，提高临床医师通过两肺弥漫浸润影鉴别 ARDS 与非 ARDS、静水压性与渗出性肺水肿的能力；有条件时可进行肺部 CT 检查，有助于 ALI/ARDS 的早期诊断和指导临床治疗。

二、ALI/ARDS 的治疗策略

到目前为止，ALI/ARDS 尚无特效疗法，其治疗策略主要包括积极治疗原发疾病，根据其病理生理改变和临床表现，给予针对性或支持性治疗。

（一） 控制原发疾病

尽快除去或控制引起新生儿 ALI/ARDS 的原发疾病或诱因，遏制其诱导的全身失控性炎症反应，是预防和治疗 ALI/ARDS 的必要措施。

（二）　肺保护性通气策略

除积极治疗原发病外，机械通气是针对 ALI 或 ARDS 的主要治疗方法。但是，机械通气过程本身可以诱导或加剧肺损伤。为避免或减少机械通气所致的肺损伤，目前推荐应用肺保护性通气策略（简称 LPVS）。

LPVS 是指以肺损伤最小化为目标的对机械通气参数进行设置的临床实践，也就是在采用适当的 PEEP 同时，尽量采用较低的潮气量和限制氧浓度来获得理想的肺泡氧合功能，允许一定范围内的高碳酸血症，避免以往为了使动脉血气维持在正常范围，而采用大潮气量可能造成的容量损伤和压力损伤。应用小潮气量通气和允许性高碳酸血症（简称 PHC）策略，虽然可以避免肺容积伤的发生，但不能解决肺泡萎陷和氧合不足的问题。

为了避免 ARDS 患儿在机械通气过程中因肺泡周期性开闭所造成的肺损伤，促进肺泡氧合功能的改善，目前主张 ARDS 患儿在进行机械通气时应使用特殊手段将萎陷的肺泡打开，并使其保持在开放状态。研究表明，萎陷的肺泡需较高的吸气压力并持续一定时间才能复张，复张后的肺泡要保持开放状态还必须维持一定水平的正压。通常采用的肺复张手法（简称 RM）是使用 1 次或反复多次的气道高压使塌陷的肺泡复张，其目的是为了防止肺泡萎陷，改善氧合功能。近年来，持续通气（简称 SI）和周期性叹气（SIGH）等肺复张手法越来越多地用于临床，成为 ARDS 肺保护性通气策略中的一项重要辅助手段。与此同时，人们也尝试应用许多别的通气策略，如高频振荡通气、压力控制反比通气、液体通气、俯卧位通气、体外膜肺等，但到目前为止仍无大样本多中心随机对照试验，证实它们能降低 ARDS 的病死率，因此仅在严重的顽固性低氧血症时才予以应用。

（三）　液体管理策略

高渗出性肺水肿是 ALI/ARDS 的病理生理特征，肺水肿的程度与 ALI/ARDS 的预后呈正相关。因此，目前主张在维持循环稳定和保证组织、器官灌注的前提下，限制输入液体，保持体液负平衡，维持酸碱平衡和肾功能正常。当血管内容量已补足而全身灌注压仍不足以维持正常的组织、器官灌注时，可适当应用血管活性物质以提高灌注压。加强液体管理对改善 ALI/ARDS 患者的肺水肿具有重要的临床意义。

（四）　降低肺动脉压力

新生儿 ALI/ARDS 常伴有持续肺动脉高压（PPHN），导致持续性低氧血症。一氧化氮（NO）为一强大的选择性肺血管扩张剂，20 世纪 90 年代开始国内外应用外源性 NO 气体吸入治疗新生儿低氧性呼吸衰竭和 PPHN，已取得很好疗效。NO 吸入可选择性扩张肺血管，显著降低肺动脉压，减少肺内分流，改善通气/血流比值，增加氧合，并可减少肺水肿形成。

此外，NO 还可减少 ARDS 早期白细胞聚集和 PMN 释放炎症介质，因此具有潜在的抗炎作用。临床上吸入 NO 治疗 PPHN 的常用剂量为 20ppm，可在吸入后 4h 改为 6ppm 维持，并可以此低浓度维持至 24h 或数天。

对于 NO 有依赖者，可用较低浓度如 1~2ppm 维持，最终撤离。NO 本身无毒性，但与氧结合生成有毒的 NO_2 可致肺损伤。因此应用过程中需准确、持续地监测 NO 及 NO_2 浓度，并需做高铁血红蛋白浓度监测以防高铁血红蛋白症。除应用 NO 吸入以外，已有多种血管扩张剂用于 ARDS 的治疗。较有希望的药物为前列腺环素（PGI2）雾化吸入，可选择性地舒张通气肺的肺血管、增加氧分压。尽管同样可并发低血压和低氧血症，但临床试验表明其疗效优于其他血管扩张剂。PGI2 半衰期较长，与吸入 NO 相比，PaO_2 增加不明显，对全身影响较重。

近年来，磷酸二酯酶（PDE5）抑制剂如西地那非试用于治疗 PPHN，显示出选择性作用于肺血管床，降低肺动脉压力，对体循环血压无显著性影响等优点，并可改善部分吸入 NO 治疗无效患儿的临床症状，与吸入 NO 联合应用可预防前者停药后的反跳。

（五）　抗炎治疗策略

针对 ALI/ARDS 时失控性炎症反应，以及多种免疫细胞和炎性介质参与 ALI/ARDS 的发病过程，ARDS 的抗炎治疗已成为近年研究热点之一。迄今为止，人们已经尝试应用许多抗炎策略如 ARDS 早期应用糖皮质激素、抗内毒素单克隆抗体、抗 TNF-α 抗体、抗 IL-1 抗体等，但结果均令人失望。研究表明，活化型重组人蛋白 C 具有抗凝、抗炎和促纤溶活性作用，能维持凝血-纤溶平衡、控制炎性级联反应。

中性粒细胞弹性蛋白酶（NE）是一种蛋白分解酶，从聚集在肺部的中性粒细胞释放出来的 NE 可分解肺结缔组织和微血管成分，使细胞表面和基底膜的完整性遭到破坏，导致肺血管通透性增加，加重炎症反应，是造成 ALI 的重要损害因子。西维来司钠（简称ONO-5046）是 NE 的选择性抑制剂，动物实验证明，预防性应用 ONO-5046 能减轻 ALI 动物的肺水肿；能降低 ALI 仓鼠支气管肺泡灌洗液中炎性细胞数和蛋白浓度，预防肺部炎症的进展，如肺泡出血及中性粒细胞浸润。有研究表明，ONO-5046 可用于治疗 ALI/ARDS。乌司他丁（简称 UTI）是一种广谱的水解酶抑制剂，具有抑制多种蛋白酶、糖酶和脂酶等水解酶的活性，抑制炎症介质的过度释放，改善微循环和组织灌注等重要的药理作用，从而在机体受到外界损伤时起到保护作用。UTI 对感染、外伤、烧伤、胰腺炎、低灌注和缺血再灌注等多种损伤情况下诱发的 SIRS、MODS 的阻断作用，已得到动物和临床试验的证实，显示出一些重要的效果：对炎症细胞因子，尤其是 TNF-α、粒细胞弹性蛋白酶（PMNE）显示出较强的抑制作用，对氧自由基有减少或湮灭的作用；能改善患者的微循环状况，改善组织灌注；加上 UTI 对各种水解酶的广谱抑制作用，能防止各种因素刺激下水解酶对细胞和机体组成的破坏。因而，给 ALI/ARDS 的临床治疗提供了新的思路。

第七节　小儿支气管哮喘的诊治新进展

支气管哮喘（简称哮喘）是全球范围内威胁公众健康最主要的慢性肺部疾病，长期以来，小儿支气管哮喘的护理一直是研究的热点。但目前此病尚无根治的方法，《儿童支气管哮喘诊断与防治指南（2016）》明确提出，哮喘管理的目标是有效控制哮喘症状，维持正常的活动能力。目前我国儿童哮喘的总体控制水平尚不理想，为使护理同人进一步了解各种小儿支气管哮喘的护理方法，提高小儿支气管哮喘的控制率，现对小儿支气管哮喘的护理进展进行综述。

一、小儿支气管哮喘机制的新进展

过去，人们普遍认为哮喘只是由于支气管痉挛导致的，所以临床上一般采用扩张支气管的方式治疗哮喘。但近年来的研究发现，哮喘的发作与多种炎症因子的参与有关，是属于一种慢性气道炎症性疾病。症状的反复发作，经常在清晨或夜间发作，并伴有加剧现象，严重时甚至危及儿童生命。

二、小儿支气管哮喘新免疫疗法

（一）　特异性免疫疗法

目前，科学家正在研究开发具有特异性的变应原蛋白的质粒 DNA，已有动物实验证明，特异变应原蛋白的质粒 DNA 可以降低血液中的 LgE 水平。同时研究发现，只要注射两至三次，即可获得永久免疫。现在已有研究报道，将通过联合应用编码细面 DNA 片段的 DNA 和几种常见的变应原蛋白质来治疗小儿支气管哮喘。同时，研究应用变应原的片段或无致敏性变应原治疗哮喘也将成为重要的研究方向。

（二）　非特异性免疫疗法

（1）LgE 单克隆抗体。该抗体能结合体内游离 LgE，从而降低血清中 LgE 浓度，抑制 LgE 与嗜碱性粒细胞及肥大细胞结合，从而抑制炎症。皮下注射或静脉注射均可，适用于中重度哮喘发作的儿童。

（2）将卡介菌用热乙醇提取，得到的多糖及核酸总称为卡介菌多糖核酸。卡介菌多糖核酸能明显提高 IFN-r/IL-4 的比值。研究表明哮喘患者的类细胞因子 IFN-r 产生减少，而同时因为体内 TH 亚群（TH_1、TH_2）的平衡失调，使 TH_2 细胞因子产生过多的 IL-4。卡介菌多糖核酸能促使 TH_1 与 TH_2 之间达到平衡，从而缓解炎症气。有研究表明，卡介菌多糖可以刺激单核吞噬细胞，抑制产生特异性抗原 LgE。同时卡介菌还可作用于肥大细胞膜，抑制或减少肥大细胞脱颗粒。已有临床实验证明，卡介菌多糖核酸治疗小儿支气管哮喘的临床疗效显著。

三、新生儿支气管哮喘的护理新进展

2016 年版《儿童支气管哮喘诊断和防治指南》指出哮喘的诊断标准：①反复喘息、咳嗽、气促、胸闷，多与接触变应原、冷空气、物理、化学性刺激、呼吸道感染、运动以及过度通气（如大笑与哭闹）等有关，常在夜间和（或）凌晨发作或加剧；②发作时双肺可闻及散在或弥漫性，以呼吸相为主的哮鸣音，呼气相延长；③上述症状和体征抗哮喘治疗有效，或自行缓解；④除其他疾病所引起的喘息、咳嗽、气促、胸闷外；⑤临床表现不典型者（如无明显喘息或哮鸣音），应至少具备以下 1 项：证实存在可逆性气流受限。支气管舒张阳性：吸入速效 β_2 受体激动剂后 15min 第 1s 用力呼气量增加 ≥12%；抗感染治疗后肺通气功能改善：给予吸入糖皮质激素和（或）抗白三烯药物治疗 4~8 周，用力呼气量增加 ≥12%；支气管激发试验阳性；最大呼气峰流量（PEF）日间变异率（连续监测 2 周）≥13%。符合第①条~第④条或第④条、第⑤条，可诊断为哮喘。

哮喘控制的影响因素不良环境接触：①吸入性变应原，如尘螨、花粉、真菌、动物毛屑等；②食物：如鱼、虾、蟹、蛋类、牛奶等；③气候的改变、运动、妊娠；④药物，如普萘洛尔、阿司匹林等。此外还有患儿及家长缺乏哮喘相关知识、用药依从性、哮喘控制后未定期复诊。

四、小儿支气管哮喘的护理新进展

（一）　以家庭为中心的护理模式

儿童哮喘的反复发作对患儿的生活及学习造成严重影响。2010 年，在全国儿科护理学术交流大会上，儿科专业委员会首次提出在儿科医院开展"以家庭为中心"的优质护理服务。结合近几年的临床研究发现，"以家庭为中心的护理模式"在哮喘患儿的护理中同样取得了很好的效果。

1.加强对患儿及家长的心理护理

入院时向家长介绍，以家庭为中心的护理（简称 FCC）相关理念，强调家长在哮喘治疗与护理中的作用，鼓励家长积极参与到患儿的治疗与护理中。同时加强家长的健康教育，告知本病是儿童期最常见的慢性呼吸道疾病，具有易反复发作、病程长且易受外界因素诱发等特点，导致反复看急诊，甚至需要入院治疗。但本病依然是可以控制的，由于病程长，家庭的管理、生活、教育与疾病的康复息息相关，需要患儿及家长树立长期与本病做斗争的心理准备与必胜的信念。

2.哮喘知识培训

入院时即向患儿及其家长进行相关知识的培训和健康教育，如哮喘的发作原因、临床表现、常见诱因及避免外界诱因的方法、防治措施、病情自我监测的方法，以提高患儿及家长在治疗中的依从性。强调家庭与家长在患儿战胜疾病的过程中发挥的积极作用。

3.雾化吸入疗法的教育

雾化吸入治疗可将药物直接作用于病变部位，达到稀释痰液、消除炎症、解除支气管痉挛并改善通气的作用，是目前全球治疗哮喘的首选疗法。雾化吸入的药物主要包括吸入性糖皮质激素、吸入性 β_2 受体激动剂、抗胆碱能药物、祛痰剂等。由专职护士负责详细向患儿及家属介绍雾化吸入的药物种类，每种药物的优缺点，使用方法及注意事项。可应用视听训练法和行为训练法手把手教会患儿及家长雾化吸入器的使用方法、雾化吸入药液的配制方法，如出院以后可在家自行雾化吸入药物治疗。

4.延续性教育

延续性教育包括：①与患儿及家长一同制订患儿的饮食、运动计划，避免不良因素刺激。②开通哮喘咨询电话，由专人进行电话咨询，帮助患儿及家长解决实际性问题。③与患儿及家长一同制定哮喘家庭自测表并教会书写哮喘日记，出院后定期电话随访，动态了解患儿状态变化，并督促患儿及家长及时有效地完成哮喘家庭自测表及哮喘日记。④加强哮喘患儿家属间的沟通交流，可利用微信平台组建家长交流群，或组建哮喘患儿俱乐部，定期或不定期沟通哮喘的家庭护理治疗经验。

5.FCC 在小儿支气管哮喘中的应用效果

该模式的应用效果包括：①FCC 是当今卫生系统中的一个新兴趋势，使临床护理工作人员在工作中认识到家庭在患儿照顾、疾病转归中至关重要的作用。②FCC 把患儿家庭作为医疗团队的合作者，鼓励患儿照顾者参与医疗护理决策和照顾中，尊重家庭成员的意见和选择权，有助于护理人员与患儿、家庭之间建立起合作、尊重、支持、互利的伙伴关系。③通过实施 FCC，对家长及患儿一同进行教育，尤其是通过对家长的教育，增强了其对患儿的管理能力，增强了家庭治理与护理患病儿童的责任感和使命感。通过加强对患病儿童家长的培训，使其能充分掌握本病的相关知识等，增加临床治愈或缓解、控制的信心，从而促进哮喘的缓解与控制，达到减少急症发作、急诊入院的频率，保护肺功能的效果。

（二） 循证护理模式

循证护理（简称 EBN）是指护理人员在护理实践中运用现有的最好的科学证据对病人实施护理。它已经成为我国护理实践的标准，临床护理效果显著，可有效改善患儿各项临床症状，值得临床广泛应用。

1.循证护理操作

（1）循证问题。按照临床实践经验及搜集到的支气管哮喘常见问题，并结合病人和家属的需求，提出循证问题包括预防诱发因素、用药依从性尤其是吸入治疗依从性、预防哮喘的发作和应急处理，如何正确评估病情及患儿的焦虑、紧张情绪等，研究可以有效防治哮喘的发作的方法。

（2）查找实证。以"支气管哮喘"为关键字检索各数据库，将理论依据与实践经验有效结合，为患儿制订个性化的护理方案。

（3）评价实证。对设计的严谨性（取样方法、分组方法、干预原则、统计方法等）、结果准确性和有效性、研究结果的实用意义等汇总相关证据，对质量较高的干预研究进行数据分析，形成关于"有效控制小儿支气管哮喘的措施"的系统评价，对证据进行分级。

（4）实践循证护理措施。将系统评价得出的循证护理措施（包括建立患儿健康档案、做好基础护理、病情观察、急性发作期护理、院外延续护理等）推荐给从事小儿哮喘防治工作的医疗机构和医护人员，哮喘专科的护理人员结合自身临床经验和病人要求将该措施运用到小儿支气管哮喘的防治工作上。

（5）效果评价。制定哮喘护理规范，并严格管理，动态随访实施后护理人员的工作程序是否符合实践指南要求，小儿哮喘控制率是否下降。

2.循证护理的应用效果

循证护理在小儿支气管哮喘中的应用效果包括：①哮喘患儿普遍病情控制不理想，家人普遍对哮喘及基本药物的了解不足，不能正确、规范用药及有效防范疾病复发。而疾病反复发作严重影响患儿的身心健康，给患儿、家庭及社会造成了沉重的负担。②EBN 强调在护理过程中提出问题，寻找有价值的、可信的科学研究结果作为证据加以应用，从而使病人获得最佳的护理。③循证护理运用于支气管哮喘病人，可以明显缓解其咳嗽、气促等哮喘急性发作症状，提高病人用药依从性及对疾病知识的掌握水平，减少哮喘复发，也可减少住院天数，降低住院费用，减轻病人经济负担；此外，循证护理通过寻求最佳临床证据为小儿哮喘的管理，提供可靠的科学依据并制定各项护理措施。多项国内外研究证实，循证护理模式能够有效地提高护理质量，改善患儿预后。④通过开展循证护理培训，培养了一批具有循证护理能力的临床护理人才，提高护理团队发现问题、解决问题的能力。

第八节　新生儿期糖皮质激素的使用

糖皮质激素（简称 GCS）是由肾上腺皮质中束状带分泌的一类甾体激素，主要为皮质醇，具有调节糖、脂肪和蛋白质的生物合成和代谢的作用，还具有抑制免疫应答、抗炎、抗毒、抗休克作用。近年来许多研究显示，新生儿期应用糖皮质激素治疗可以促进气体交换，改善肺功能，从而缩短机械通气的时间，降低早产儿的死亡率，减少慢性肺疾病及动脉导管未闭（PDA）的发生。

新生儿早期，糖皮质激素主要用于治疗全身性炎症反应综合征（SIRS）、感染性休克，也用于缺氧缺血性脑病（HIE）的治疗；中晚期主要用于慢性肺疾病，如支气管肺发育不良症（BPD）及先天性肾上腺皮质增生症（CAH）的治疗。

一、糖皮质激素对新生儿的影响

第一，容易引发败血症。有研究发现，在治疗的前 2 周，糖皮质激素治疗组更易发生院内感染——败血症。血培养发现，最常见的致病菌是凝固酶阴性葡萄球菌，其次为革兰阴性菌和真菌。此外，也容易发生感染。但也有些研究得出了不同的结论，认为糖皮质激素治疗与败血症的发生没有直接的关系。

第二，与消化系统不良反应相关。发现糖皮质激素治疗与诸多消化系统不良反应相关，包括胃肠道出血和坏死性小肠结肠炎。目前认为，坏死性小肠结肠炎主要发生在新生儿晚期应用糖皮质激素的患儿中，但也有报道坏死性小肠结肠炎与糖皮质激素治疗无必然联系。

第三，内分泌系统不良反应。糖皮质激素对下丘脑—垂体—肾上腺轴（HPA）的影响糖皮质激素是调节应激反应的重要激素，其作用主要由糖皮质激素受体（GR）和盐皮质激素受体（MR）介导。GR 和 MR 在海马、脑皮层、下丘脑和各脑干核团均有较高水平的表达。MR 可维持糖皮质激素水平，而 GR 主要参与糖皮质激素的负反馈作用。较低浓度的糖皮质激素与海马区 MR 结合，维持 HPA 轴的基础活动，而当糖皮质激素的浓度过高时，其就与 GR 结合，负反馈抑制 HPA 轴的作用。

第四，减少儿童运动积极性。研究发现，糖皮质激素治疗 24h 后，患儿的自主运动明显减少，包括运动速度和幅度。该研究由于脑损伤发生率过高，以至于无法进行长期评估。

二、糖皮质激素药理作用机制

糖皮质激素在儿科应用主要体现于它强大的抗炎和抗免疫作用。药理作用机制包括经典途径和非经典途径：

第一，经典的受体介导激素作用为基因作用机制或核受体依赖机制，即激素可以非常容易地通过细胞膜进入细胞，并与普遍存在的胞浆内激素受体（GR）结合类固醇受体复合体易位进入细胞核，在细胞核内与特异性 DNA 位点结合，继之启动基因转录，然后合成各种蛋白质。

第二，糖皮质激素的非经典途径，又称非基因组效应。糖皮质激素介导的某些效应可在极短的时间内发生。这种效应的发挥不需要通过基因的转录和蛋白质的合成，和传统的"基因组效应"有区别，故称"非基因组效应"。非基因组效应包括特异性非基因组效应和非特异性非基因组效应，前者主要是通过细胞膜上的糖皮质激素受体介导，后者是在类固醇浓度较高时发生。

由于类固醇激素本身有亲脂性，使其可在细胞膜脂质中发生蓄积，从而通过影响膜的流动性成者影响膜蛋白的功能，产生非特异的快速效应；糖皮质激素发挥特异的非基因组效应通常只需要纳摩尔级浓度水平，远远低于非特异效应所需的激素水平。这种快速效应的强度与激素浓度之间存在剂量依赖关系。

三、糖皮质激素临床应用

（一） 呼吸系统疾病

第一，支气管哮喘。糖皮质激素是治疗支气管哮喘的主要药物。给药途径包括吸入、口服和静脉滴注。

第二，重症支原体肺炎。重症支原体肺炎为应用大环内酯类抗生素≥7 天，患儿仍有发热，临床症状及肺部影像学表现持续加重者。糖皮质激素主要应用于重症难治性支原体肺炎，在支原体肺炎出现肺外脏器受累时，也需要使用糖皮质激素来改善预后。研究发现，支原体感染时 IL-18 与疾病的严重度有关，在疾病急性期血浆中白细胞介素-18（简称 IL-18）上升明显。但是目前尚难以在临床上常规监测血浆 IL-18，而血浆 IL-18 的水平与血浆中乳酸脱氢酶（LDH）的水平显著相关。大多数重症或难治性支原体肺炎的患儿，给予糖皮质激素按照渡尼松 1~2mg/（kg·d），静脉给药，给予 3~7 天后，第 2 周开始减量，总疗程 2 周。如果患儿全身炎症反应强烈，疾病进展迅速，可能需要给予高剂量糖皮质激素治疗。

（二） 结缔组织病

1.幼年类风湿

幼年类风湿治疗包括改善症状用药和改善病情用药。改善症状用药能改善滑膜炎，如关节肿胀、疼痛、发热等症状，包括非甾体抗炎药、糖皮质激素等；改善病情用药还能阻止关节结构和骨质的进一步受损，这类药物主要有甲氨蝶呤、柳氮磺吡啶、羟氯喹、来氟米特等。国内外对于成人的类风湿性关节炎强调，早期小剂量使用口服糖皮质激素 5～10mg/天，使用糖皮质激素能明显减轻类风湿性关节炎患者的关节炎症，而且还能减轻或抑制疾病对关节的破坏和影像学改变。尽管疗效显著，不良反应对儿童生长发育的影响，在使用糖皮质激素方面有很大的争议和限制。国内糖皮质激素使用剂量为泼尼龙按 1～2mg/（kg·d），最大剂量≤40mg，顿服或分次服用；地塞米松 0.1～0.25mg/（kg·d），分 3～4 次口服。

非甾体抗炎药和糖皮质激素联用是改善症状的常用方案。非甾体抗炎药通过抑制环氧合酶，减少前列腺素的合成而发挥抗炎、止痛、消肿、退热作用。为了减少糖皮质激素带来的不良反应，一般主张使用≤10mg/天的泼尼松缓解患儿全身及局部症状。既可以作为起效前改善症状、提高患儿生活质量的手段，也可以作为非甾体抗炎药治疗效果欠佳的临时治疗措施。非甾体抗炎药与糖皮质激素除了在非甾体抗炎药治疗疗效欠佳时联合使用，还可在患儿全身症状严重，如持续高热，或并发多浆膜炎、虹膜睫状体炎时，可及时加用糖皮质激素。

2.幼年皮肌炎

幼年皮肌炎少发，前驱常有细菌感染。在给予抗生素消灭病原菌的同时，给予激素联用免疫抑制剂治疗，如泼尼松，泼尼松龙联用甲氨蝶呤等，此为一线药物。对于重症或高危患儿，难治性幼年皮肌炎、初始治疗效果不好或有不良反应者，可采用激素联用二线药物，包括丙种球蛋白、环孢素或疏唑嘌呤等。

糖皮质激素因具有广泛的抗炎和免疫抑制作用，在皮肌炎累及重要脏器及合并危重症的治疗中具有不可替代的作用。初始治疗根据病情轻重给予泼尼松 1～2mg/（kg·d），最大 60mg/天，晨起顿服，或分次服用。通常足量激素用 1～2 个月，病情缓解后开始按每 2 周减初始剂量的 10%调整。文献报道"患儿肌力在治疗第 2 周开始改善，6～8 周接近正常，皮损后于肌力改善，也逐渐好转"。根据临床症状、肌力改善及肌酶下降程度糖皮质激素逐渐减量，维持量相当于泼尼松 0.25mg/（kg·d），需要维持治疗≥2 年。如果病情进展迅速或有呼吸困难、吞咽困难等，采用甲泼尼龙的静脉滴注 10～30mg/（kg·d），共 3 天，然后口服泼尼松治疗。

（三） 泌尿系统疾病

1.肾病综合征

儿童肾内科常见疾病有肾病综合征、紫癜性肾炎和狼疮性肾炎。其中，原发性肾病综合征占有很大的比例。糖皮质激素是治疗肾病综合征的首选药物，糖皮质激素作为治疗儿童 NS 的首选药物已达半个多世纪，该药价格低廉、服用方便，诱导微小病变型 NS 完全缓解率可高达80%以上，针对不同的情况分为足量激素治疗和冲击治疗。其机制为通过抑制炎症反应、免疫反应、抑制醛固酮和抗利尿激素分泌，影响肾小球基底膜通透性等发挥利尿、消除尿蛋白的作用。

对于初发肾病综合征的治疗，可以分为2个阶段：①诱导缓解阶段：足量波尼松或者泼尼松龙按照2mg/（kg·d），最大剂量为80mg/天，先分次口服，尿蛋白转阴后改为每天顿服，疗程6周。②巩固维持阶段：隔日顿服1.5mg，共6周，然后逐渐减量。在应用激素时应注意，对于初发的肾病综合征的激素治疗需要完成足够疗程，足量和足疗程是初治的关键，可降低后1~2年复发率。激素的疗程超过2个月，每增加1个月疗程，在停药的12~24个月内，复发的危险度降低11%，可减少复发的发生率7.5%。

2.紫癜性肾炎

过敏性紫癜性伴有肾脏损害的患儿，如果是肾病水平蛋白尿，该患儿临床症状及病理损伤往往较重，多倾向采用激素联合免疫抑制剂治疗，其中疗效最为肯定的是糖皮质激素联合环磷酰胺治疗。泼尼松1.5~2mg/（kg·d），口服4周后逐渐减量，同时应用环磷酰胺。

四、糖皮质激素注意事项及不良反应

（一）药物的选择

激素类药物按其作用时间分为短效激素，包括可的松、氢化可的松等；中效激素，包括波尼松、泼尼松龙、甲泼尼龙以及长效激素，包括地塞米松、倍他米松。激素随着作用时间延长，抗炎作用强度增强，钠潴留强度减弱。长效激素的抗炎效力强，作用时间长，但对下丘脑-垂体-肾上腺皮质轴的抑制较严重，适宜于长疗程的用药，只可作为临时性用药。泼尼松是前体药，进入体内后需在肝脏代谢为泼尼松龙才能发挥其生物活性。因此，对于肝功能正常者，可选用泼尼松；而肝功能受损者，则需要选用泼尼松龙或甲泼尼龙。泼尼松、泼尼松龙、甲波尼龙的等效剂量分别为5：5：4。

（二）不良反应及预防

1.感染

长期使用激素，由于抑制了免疫反应，会使机体免疫力下降，容易受到外界病原微生物感染。如果机体有潜在的感染灶，一般不给予激素治疗，除非疾病治疗需要。且须同时给予有效的抗生素情况下才能应用。一般感染性疾病应用激素必须严格掌握用药指征，小剂量、短疗程应用；仅严重细菌感染伴发严重毒血症者可短期大剂量应用，且必须同时应用足量有效的抗感染药物。对于病原不明的细菌感染、耐药性细菌、真菌及病毒感染均应忌用。

2.骨质疏松

激素引起的骨质疏松和剂量、时间有关，在用药的第1年骨量丢失最快，骨量丢失率在12%～20%。长期服用激素的患者，30%～50%可发生骨质疏松。糖皮质激素直接抑制成骨细胞增殖，减少骨生成；增加甲状旁腺激素（PTH）分泌，PTH作用破骨细胞增加骨吸收；此外，糖皮质激素增加肾脏排泌钙和抑制肠道的钙吸收，总体上造成机体钙负平衡，导致骨质疏松。所以长期大剂量治疗的病人应补钙剂。

3.库欣综合征

长期大剂量糖皮质激素治疗会引起库欣综合征，包括向心性肥胖，即脂肪大量分布在躯干及面部，四肢脂肪分布减少。如出现，不需特殊处理，一般在停药后可自行消失或减轻，必要时对症治疗。

第九节 早产儿视网膜病的病因及防治

早产儿视网膜病变（简称ROP）是一种视网膜血管尚未发育完全而视网膜新生血管及纤维组织增生所致的病变。该病主要见于早产儿，多双眼发病，轻者自然退化，严重者可致盲。其危险因素包括低孕周、低出生体质量以及氧疗等。随着新生儿医学的发展，低出生体重早产儿存活率日益提高，ROP已成为早产儿致盲的主要原因之一。对高危早产儿进行常规眼底检查和随访，提高早产儿视网膜病变检出率，并对早期病变进行冷凝或光凝治疗，防止ROP晚期病变发生，是减少ROP致盲，提高早产儿生存质量的关键。

一、病因及发病机制

目前，早产儿视网膜血管发育不成熟是ROP发生的根本原因。发育不成熟的视网膜血管对氧极为敏感，高浓度氧可使视网膜血管反射性收缩或阻塞，引起视网膜缺氧缺血性损伤，在损伤后代偿性修复过程中，血管旁的神经胶质细胞分泌血管增生因子，如血管内皮生长因子、表皮生长因子、血管促白细胞生长因子等，刺激视网膜产生新生血管。新生血管先发生在视网膜内层，以后由内层长到表面，进而延伸到玻璃体内。新生血管都伴有纤维组织增生，纤维血管膜在晶体后方形成晶体后纤维膜，膜的收缩将周边视网膜拉向眼球中心，引起牵引性视网膜脱离，最后引起眼球萎缩、失明。ROP发生原因是多方面的，多数学者认为可能与下列因素有关：

第一，胎龄。早产是视网膜病发病高危因素，视网膜血管发育不成熟，是ROP发生的根本原因。出生时胎龄<32周者易发生。胎龄越小发生率越高。

第二，低出生体质量。出生体质量<1.5kg者易发生。出生体质量越轻，发生率越高。

第三，吸氧浓度及方式。过去普遍认为吸高浓度氧是引发ROP的主要原因。通过对早产儿动脉血氧的监测及眼底的观察发现，使动脉血氧浓度达到 96%～99% 的氧疗并不引起 ROP 的发展和恶化。改变供氧浓度的方式与 ROP 的发生也有一定的联系。有研究发现，血氧浓度的突然减低比逐渐减低更易引起 ROP。

第四，抗氧化剂缺乏。早产儿缺乏抗氧化剂，如维生素 E、谷胱甘肽等。在相对缺氧状态下，氧自由基和同期相应的氧化代谢产物形成过快，而早产低体质量儿存在抗氧化系统缺陷，使得组织内抗氧化防御机制无法同步消除氧化损害，引起视网膜病。

第五，感染。感染是 ROP 发生和发展的重要因素，尤其是真菌感染。通过刺激循环中白细胞产生细胞因子和刺激视网膜血管内皮细胞产生血管生成因子而诱发 ROP。

第六，贫血和输血。反复的血氧和血压波动可成为 ROP 发生和发展的重要因素。而且需要输血的新生儿可能合并症更多，全身情况更差，更易发展成为 ROP。

第七，遗传因素。ROP 与家族性渗出性视网膜病（即 Norrie 病）有关。遗传的多态性也可改变正常控制视网膜血管化基因的功能，如血管内皮生长因子可参与 ROP 的发病机制。

第八，肺表面活性物质的应用。有研究者认为由于小胎龄、低出生体质量的早产儿大多肺发育未成熟，补充肺表面活性物质可明显降低呼吸窘迫综合征的发生和发展，可明显降低 ROP 的发病率及严重性。但也有动物实验表明，应用肺表面活性物质后，由于肺顺应性在短时间内发生较大的变化，造成动脉血氧分压在较大范围内波动使 ROP 加重。

二、早期防治策略

（一）　合理用氧

为做好 ROP 的防治工作，减少 ROP 的发生，对早产儿用氧做了如下规定：①严格掌握氧疗指征。②氧疗过程中严密监测患儿的氧分压或经皮无创血氧饱和度，维持氧分压 50.0～80.0mmHg 或经皮无创血氧饱和度 90%～95%。为避免高氧或低氧损害，用氧过程必须监测血氧及吸入氧体积分数（氧浓度），早产儿在氧疗时应将氧分压维持在 50.0～80.0mmHg，亦有学者认为，为减轻脑低氧损害及减少 ROP 应将氧分压维持于 45.0～67.5mmHg，将血氧饱和度维持在 63.8～71.3mmHg。③以适当方式给患儿输送氧气，尽可能用低流量给氧方式。

（二）　筛查及随访

对孕周低及低体质量早产儿，特别是接受氧疗的早产儿在出生后 4～6 周或纠正胎龄 32～34 周时进行眼底检查及随访。上海多中心筛查协作网对出生体质量<2kg 的低出生体质量儿进行 ROP 筛查，能使 ROP 得到早期诊断和治疗，降低 ROP 的危害。

三、ROP 的治疗

（一） 药物治疗

1.维生素 E

抗氧化药物能够清除体内自由基，而自由基可能影响视网膜血管的正常发育。为此，临床上许多研究均试图验证维生素 E 是否有预防 ROP 的作用。有一些研究认为，预防性应用维生素 E 并不能降低 ROP 的发生率。在后续的研究中显示，大剂量的维生素 E 能显著降低 ROP 的发生率，但新生儿败血症和坏死性小肠结肠炎的发病率增加了。由于大多数 ROP 的病情属于轻中度，并有自行消退的可能，而大剂量的维生素 E 又可能造成其他严重的并发症，所以应用维生素 E 防治 ROP 尚有许多争议。

2.血管扩张剂

有研究表明，常用的血管扩张剂如尼莫地平能抑制缺血鼠模型视网膜血管异常增殖。视网膜及玻璃体血小板衍生生长因子管内皮生长因子及转化生长因子的浓度显著下降，这些生长因子与视网膜血管异常增殖有密切关系。

3.别嘌呤醇

是黄嘌呤氧化酶抑制剂，在高氧损伤或缺血再灌注损伤中明显地减少脂质过氧化物，其抗氧化、抗感染及抗免疫作用可有效地减少组织损伤，其作用较肾上腺皮质激素更有效，它可通过抑制氧化剂诱导的细胞因子（主要是血管内皮生长因子）的产生而发挥作用，防止内皮细胞凋亡而预防 ROP。其预防视网膜损伤的作用大多限于动物实验，临床试验较少，其使用剂量、使用时间、疗程及不良反应尚需进一步进行临床对照研究。

4.肺表面活性物质

大多数早产儿肺部发育不完善，易导致呼吸窘迫综合征，补充肺表面活性物质可明显降低呼吸窘迫综合征的发生率。在极低出生体质量儿中，接受肺表面活性物质治疗可显著降低 ROP 及重度 ROP 的发病率，且天然肺表面活性物质比合成肺表面活性物质效果更好。

5.外源性细胞因子

早产儿视网膜血管尚处于不断的生长和发育中，而细胞因子的平衡是维持视网膜血管正常生长发育的关键，血管内皮生长因子在视网膜表达强弱的变化在此过程中起主要作用。在高氧吸入前玻璃体腔内给予外源性血管内皮生长因子可预防血管增生性疾病。因此外源性细胞因子替代或阻抗疗法预防或治疗 ROP 具有广泛的运用前景。

6.基因治疗

基因治疗时需用载体携带目的基因，此载体应对机体无损害，能逃避宿主免疫系统，进入细胞膜，将目的基因插入靶细胞 DNA。ROP 具备基因治疗的 2 个条件，即使载体仅存活数日或数周，已有足够的时间表达目的基因以改变病变过程。如果能够通过基因治疗来调节参与 ROP 形成的细胞因子如血管内皮生长因子、一氧化氮的 β 表达，则为 ROP 治疗提供了新的途径。

将携带乳糖苷酶基因的腺病毒载体，通过直接注射方法导入 ROP 大 cm 鼠的玻璃体中，D2 半乳糖苷酶染色显示乳糖苷酶在玻璃体系统血管壁广泛表达，视网膜血管无表达，说明腺病毒载体能有效地输送目的基因至 ROP 大鼠治疗部位——玻璃体血管，并特异性表达于该部位，且不影响视网膜血管的正常发育。

（二） 手术治疗

1.冷冻治疗

通常是对 ROP 患者活动性病变之前的视网膜进行冷冻治疗。在激光治疗广泛应用之前，冷冻治疗曾是 ROP 的主要疗法。一组 ROP 的长期临床研究显示，对于病变程度较重的 ROP 的行冷冻治疗，能有效地阻止病情发展，但对病变较轻的 ROP 是否行冷冻治疗仍需探讨。

2.激光光凝

随着眼科激光治疗的应用和发展，以冷冻治疗 ROP 已逐步被激光光凝治疗所取代。通过各种途径将激光导入眼内病变部位，在光热效应的作用下产生细胞变性和组织凝固，从而达到治疗目的。大量的研究表明，激光光凝可以有效地控制病情的进一步发展，相对密集的光凝点治疗更有效。激光光凝治疗与冷冻治疗相比有许多优点：冷冻治疗可累及巩膜、脉络膜和视网膜，而光凝治疗则直接针对视网膜；光凝治疗后眼内出血的发生率比冷冻治疗低（光凝为 15%，冷冻为 22.3%）；光凝治疗过程更简单、患者痛苦小、定位更加精确以及术后瘢痕明显减轻。

3.巩膜扣带术及玻璃体切割术

尽管冷冻和光凝治疗已被证实对 3 期的 ROP 有效，但仍有相当数量的病例将发展到 4 期及 5 期。4 期中部分脱离的视网膜可以通过巩膜扣带术得到复位，5 期的全视网膜脱离则需通过玻璃体手术复位。有研究表明，通过以上手术，28%~45% 的 4B 期及 5 期 ROP 的视网膜能达到解剖复位。然而，这些解剖复位的视网膜功能已经受损，能获得有效视力者仅为 4%~27%。

总之，ROP 是一种多因素引起的后天性疾病，对已经发生 ROP 患者的早期诊断尤为重要，而通过多种手段综合治疗是改善其预后的有效措施。对高危早产儿进行常规眼底检查和随访，提高早产儿视网膜病变检出率，并对早期病变进行冷凝或光凝治疗，防止 ROP 晚期病变发生，是减少 ROP 致盲，提高早产儿生存质量的关键。

第七章 儿科心血管临床操作技能

第一节 儿童心电图检查和阅读

一、儿童心电图检查适应证

（1）分析与鉴别各种心律失常。

（2）查明冠状动脉缺血性病变。

（3）指示左、右房室肥大的情况。

（4）协助判别心瓣膜病、高血压病、肺源性及先天性心脏病的诊断。

（5）了解洋地黄中毒、抗心律失常药物副作用、电解质紊乱等心电图改变情况。

二、体表心电图导联

国际上通用的体表心电图导联包括由 9 个体表电极记录的 12 导联心电图。12 导联心电图包括：①3 个标准导联 I、II、III；②3 个单极肢体导联 aVR、aVF、aVL，以上 6 个导联又称肢体导联；③水平面的 6 个单极胸导联：常用的导联有 V_1、V_2、V_3、V_4、V_5、V_6导联。

常规心电图描记采用 I、II、III、aVR、aVF、aVL、V_1、V_2、V_3、V_4、V_5、V_6 12 个导联，小儿右室占优势，常加做 V_3R 导联。

三、心电图主要波形及其意义

（一） P 波形

（1）P 波形态：正常 P 环指向左下，故 I 导联和 V_6导联的 P 波总是直立的，aVR 导联全部为倒置。II、aVF、V_5导联大多数直立，直立型 P 波以 II 最高，II 导联个别可呈双向，V_5 导联极个别因游走性心律可呈倒置，aVF 导联则可有少数呈双向、平坦或倒置。

（2）P 波时间：P 波时间随年龄而轻度增长。成人的 P 波时间正常不超过 0.11 秒。

（3）P 波电压：P 波电压在新生儿期最高，P 波电压达 0.21~0.25mV 者在新生儿组中所占的比例较其他年龄组为多，可能出生后早期的肺动脉压较高，右房相对较大有关。新生儿期后，1~3 个月为过渡阶段，此后 P 波电压较低。

（二） P-R 间期波形

小儿各年龄组 P-R 间期随年龄增长而延长，随心率增快而缩短。最短为 0.08 秒，最长为 0.18 秒。1~6 岁时，年龄、心率与 P-R 间期都有非常显著的相互关系，7~14 岁时年龄与心率仍有显著关系，而 P-R 间期与年龄和心率的关系已不明显。成人的心率在正常范围时，P-R 间期为 0.12~0.20 秒。

（三） QRS 波形

（1）心电轴：小儿心电轴范围较大，在新生儿心电轴右偏，与以后年龄组有显著差异。1~3 个月的婴儿的心电轴分布表现为过渡阶段，但已显著向左偏移。年龄愈小，右室愈占优势，心电轴右偏。

（2）QRS 时间：QRS 时间随年龄增长而逐渐增加，其最大值 10 岁以内儿童 0.08 秒，10 岁以上为 0.09 秒。成人 QRS 时间为 0.06~0.10 秒。

（3）Q 波：成人的心电图在任何一个导联上，如果出现一个过深过宽的波，则提示有心肌梗死的可能，正常的 Q 波不超过 R 波的 1/4，即 Q/R 比值不超过 0.25，左心前导联上 Q/R 比值不超过 0.15 秒，Q 波的时间小于 0.04 秒。小儿 Q 波比成人深，Q/R 比值较成人大。

（四） ST 段波形

正常的 ST 段为一等电位线，可有轻微向上或向下的偏移，一般成人心电图在任何一个导联的 ST 段下降都不应超过 0.05mV；ST 段上升不超过 0.1mV。小儿在肢体导联 ST 段偏移，Ⅱ、Ⅲ、aVF 导联常见，婴幼儿多于年长儿，主要表现为向上偏移，常不超过 0.1mV，向下偏移多在 0.05mV 以内。心前导联常向下偏移，右心前导联多于左心前导联，常见于婴幼儿，随年龄增长而减少，ST 段下降幅度多在 0.05mV 以上，婴幼儿甚至可达 0.2mV。在年长儿常见心前导联 ST 段上升，随年龄增长而增加，向上偏移幅度多为 0.1mV 以内，少数在 0.1~0.15mV。

第二节 心包穿刺术

一、心包穿刺术的适应证与禁忌症

心包穿刺术的适应证为：

（1）出现心包填塞症状者，紧急穿刺抽液，予心包减压。

（2）判定积液性质，检测病原，确定病因。

（3）穿刺排脓、冲洗或心包注药治疗。

当心包积液未危及生命时，以下情况相对属于禁忌：

（1）未纠正的出血性疾病、严重血小板减少症或正在使用抗凝药物者，为相对禁忌证。

（2）拟穿刺部位有感染者或合并菌血症或败血症者。

（3）分割成小腔的、少量的或位于心脏后方的积液。

（4）心脏创伤所致心包积液、性质为凝固血液或积脓的心包积液更宜选择外科手术。

（5）不能配合操作的患儿在得到有效制动之前。

二、设备与术前准备

（1）药品：2%利多卡因及各种抢救药品。

（2）器械：络合碘棉球，5mL、50mL 注射器，22G 套管针，胶布，无菌治疗盘，纱布，手套，镊子持针钳，洞巾，标本小瓶，量杯和三通等。心脏监护仪，除颤器。

（3）术前行超声心动图检查协助确定穿刺点、进针方向与深度。同时测量从穿刺部位至心包的距离，以决定进针深度。

（4）测量血压、心率并记录，开放静脉通路。

三、心包穿刺术操作步骤

（1）患儿取半卧位，由助手扶稳，限制患儿晃动并使其有安全感。以所标定的穿刺点为中心常规严格消毒皮肤。戴无菌手套，覆以无菌洞巾。从皮肤至心包外层注射 2%普鲁卡因局麻。

（2）进针方向及深度。选择穿刺点时，向内后上方刺入约 3cm 深。针与胸壁成 30°~45°，向后稍向右推进 3~4cm 深，避免伤及腹膜及横膈。

（3）确认患儿呈稳坐位，持穿刺针侧手腕贴于胸壁做支点以免穿刺时用力过猛。自穿刺点一边进针一边试探性回抽液体。由助手将持针器贴紧胸壁，固定穿刺针头。术者把稳针头，有落空感时提示进入心包的可能。见到抽出液体，停止进针。若感觉心跳撞及针尖或出现期前收缩，下移针尖或稍外拔针头，以免刺伤心脏。缓慢抽液，首次抽液不宜超过100~200mL，之后每次不超过200~500mL。

（4）抽液完毕，如果需要，将事先准备好的药物缓慢注入。

（5）操作完毕，用无菌纱布压住穿刺处，迅速拔针，持续压迫数分钟，用胶布固定纱布。

四、并发症与防范措施

（1）气胸，刺伤、刺穿内脏（肝脏）或腹膜穿孔。防范措施：最好有超声心动图定位，选择合适的进针部位及方向，避免损伤周围脏器。

（2）刺伤、刺穿心肌及冠状动脉/静脉。防范措施：选择积液量多、离心包距离近的部位为穿刺点。用超声心动图测量从穿刺部位至心包的距离，以决定进针的深度。进针应缓慢。

（3）心律失常特别是心动过缓、期前收缩。防范措施：术中进针应缓慢，注意进针的深度。一旦出现心律失常，立即后退穿刺针，观察心律变化。

（4）感染，化脓性心包炎。防范措施：严格遵守无菌操作，穿刺部位充分消毒。需要频繁穿刺者，应考虑行持续心包引流或心包开窗术等处理，并酌情使用抗生素。

第八章 儿科肾脏泌尿临床操作技能

第一节 肾功能评估

一、肾功能评估的适应证与禁忌证

肾功能评估的适应证为：

（1）各种原发性及继发性肾小球疾病。

（2）不明原因的急慢性肾功能不全。

肾功能评估的禁忌证为：

（1）肾小球功能评估无明确禁忌证。

（2）心功能不全者不宜行肾脏远端肾小管的浓缩功能实验。

二、肾功能评估的操作步骤

（1）肾小球功能评估肾小球滤过率（GFR）是反映肾脏滤过功能的最好指标，不仅是诊断 CKD 及分期的主要依据之一，而且在评价肾脏疾病严重程度和治疗效果、调整药物剂量以及选择开始肾脏替代治疗时机等方面具有重要意义。

（2）早期肾损伤的评估。

α_1-微球蛋白（α_1-MG）：正常尿中浓度低于 20mg/g 肌酐。α_1-MG 目前已成为判断肾小管功能的一项重要指标。在急性肾小球肾炎与肾病综合征中轻度增高；慢性肾小球肾炎时中度增高；慢性肾功能不全时，高度增高；α_1-MG 增高与血清肌酐，尿素氮呈正相关。

β_2-微球蛋白（β_2-MG）：尿液 β_2-MG 参考值为 0.03~0.37mg/d。尿液 β_2-MG 是提示近端肾小管受损的非常灵敏和特异性指标；上尿路感染时，尿 β_2-MG 明显升高，而下尿路感染时则正常；应用氨基苷抗生素后，在血肌野增高前数天，可见到尿 β_2-MG 升高 2 倍以上；当肾小球损伤、自身免疫性疾病和肿瘤时，由于 β_2-MG 合成增多，其血清中值升高，若超过肾小管的重吸收界限时，尿中 β_2-MG 均升高。

视黄醇结合蛋白：是一种低分子蛋白，尿中视黄醇结合蛋白测定是评价肾近曲小管功能较为灵敏的指标。

转铁蛋白：是一种肾小球滤过功能不全的敏感指标。正常人尿液中含量甚微，蛋白尿时，尿转铁蛋白排泄增多，当尿铁/尿转铁蛋白比例增高预示蛋白尿对肾脏损害加重。

（3）尿浓缩功能试验。尿比重反映的是单位容积尿中溶质的质量。主要受溶质的克分子浓度及其分子量大小的影响。若持续低比重尿，则说明远端肾小管浓缩功能减低。

尿渗透压是反映单位容积尿中溶质分子与离子的颗粒数，仅与溶质的克分子浓度有关，与分子量的大小无关。固定性低张尿多见于精神性多尿、尿崩症（中枢性、肾性）；比重大于 1.020 常见于脱水，糖尿病、心功能不全及肾病综合征等少尿；固定性低比重尿（1.010 左右）常见于慢性肾炎、慢性肾衰竭；再则，若尿渗透压/血浆渗透压比值降低则表示肾脏浓缩功能减退。

第二节　导尿术

一、导尿术的适应证与禁忌证

（一）　导尿术的适应证

（1）昏迷、尿失禁或会阴部有损伤时，保留导尿管以保持局部干燥、清洁。手术后，为促使膀胱功能的恢复及切口的愈合，常需做留置导尿术。

（2）急性肾衰竭、休克等危重患儿需正确记录尿量及比重者，以利于观察病情及确定输液计划。

（3）进行尿道或膀胱造影。

（4）盆腔内器官手术前，为患儿导尿，以排空膀胱，避免手术中误伤。

（5）昏迷、小便失禁及会阴部损伤者，留置导尿管可保持局部干燥、清洁。

（6）泌尿或生殖系统疾病术后，可促进膀胱功能恢复及切口愈合。

（7）收集尿标本做细菌培养，或检测残余尿量。

（二）　导尿术的禁忌证

（1）急性泌尿生殖系统炎症，如急性尿道炎、前列腺炎、急性附睾炎、急性膀胱炎等。

（2）患儿极度不配合者。

二、设备与术前准备

（1）治疗盆无菌手套1副、血管钳2把、弯盘2个、消毒纱布3块、冲洗壶1个（内装温开水）、10%肥皂水、0.1%苯扎溴铵溶液或0.2%聚维酮碘。

（2）无菌导尿包内有导尿管2根、血管钳2把、弯盘2个、小药杯2个、棉球、洞巾1块。

（3）治疗车无菌持物钳、无菌手套、消毒溶液（聚维酮碘）、中单、便盆。

三、导尿术的操作步骤

（1）关好门窗或安置屏风遮挡。女患儿导尿，需有患儿监护人或第三人在场。

（2）患儿仰卧，臀下垫油布或中单，放便壶，两腿屈膝外展，暴露外阴。

（3）患儿先用10%肥皂水清洗外阴，再用温开水冲洗干净，然后以0.1%苯扎溴铵或0.2%聚维酮碘由内向外环形消毒尿道口及外阴部，共消毒2~3次。女孩自大阴唇至小阴唇、尿道口，自上而下，各用一棉球。男孩需将包皮上推暴露尿道口，依次消毒尿道口、冠状沟、阴茎。而后外阴部盖无菌洞巾，男孩则用消毒纱巾裹住阴茎，露出尿道口。

（4）打开无菌导尿包。术者戴无菌手套站于患儿右侧，以左手拇、示二指挟持阴茎与腹部成60°角，女孩则分开小阴唇露出尿道口，右手将涂有无菌润滑油之导尿管慢慢插入尿道，导尿管外端用止血钳夹闭，将其开口置于消毒弯盘中。儿童以见有尿液流出时再插入2cm为宜。

（5）需做细菌培养者，留取中段尿于无菌试管中送检。

四、导尿术后观察

（1）对膀胱过度充盈者，排尿宜缓慢以免骤然减压引起出血或晕厥。

（2）测定残余尿时，嘱患儿先自行排尿，然后导尿。残余尿量一般为5~10mL。

（3）留置导尿管时，应经常检查尿管固定情况，有否脱出，必要时以无菌药液每日冲洗膀胱一次；每隔5~7日更换尿管一次，再次插入前应让尿道松弛数小时，再重新插入。

（4）严格无菌操作，预防尿路感染。尿路感染，选用适当抗生素治疗。

第三节　穿刺活组织检查技术

一、穿刺技术的适应证与禁忌证

（一）　穿刺术的适应证

（1）肾病综合征激素无效者；激素部分效应者；激素依赖者；频繁复发者。

（2）急性肾炎综合征病因不明，临床表现不典型或伴肾功能受损或病情大于 1 年者。

（3）隐匿性肾炎、迁延性肾炎、各种慢性肾炎及血清 HbsAg 阳性肾炎。

（4）无症状持续性蛋白尿，24 小时蛋白尿定量>1g。

（5）反复发作镜下或肉眼血尿，原因不明，病程大于半年以上者。

（6）继发性肾小球疾病。

（7）不明原因的急慢性肾功能不全。

（8）可疑急进性肾炎。

（9）临床诊断不明的肾脏疾病，已排除肾血管畸形者。

（10）移植肾，鉴别排异、感染或原发病复发者。

（二）　穿刺术的禁忌证

（1）肾脏畸形，如先天性多囊肾、马蹄肾、孤立肾、肾发育不全及肾动脉狭窄等。

（2）肾肿瘤（含血管瘤）及肾囊肿。

（3）急性肾内感染（含结核或肾周围脓肿）。

（4）出血性疾病未能纠正者。

（5）抗凝治疗期间及停止抗凝治疗小于 10 天者。

（6）严重高血压或血压控制正常在 1 周以内者。

（7）严重尿毒症或有严重贫血或出血倾向者。

（8）骨骼发育畸形，定位困难者。

（9）长期应用大量激素，库欣症状显著者。

二、设备与术前准备

（1）向家长交代肾穿刺检查的目的和并发症，重点强调出血并发症和为减少这些危险所采取的预防措施，征得家长的理解和同意并签字。

（2）病儿需住院做肾活检。病儿一般状况良好，无急性病，血压控制，无出血倾向或过去 5 天无用阿司匹林/非甾体抗炎药物史。

（3）实验室检查血型、血常规、血小板计数、出凝血时间、凝血酶原时间（PT）、白陶土部分凝血活酶时间（KPTT）、血尿素氮、血肌酐、肝功能、HbsAg、尿常规。

（4）肾脏 B 超。

（5）备血 200mL。

（6）普鲁卡因过敏实验。

（7）对患儿进行体位和呼吸屏气动作训练。

（8）术前禁食 6 小时。

（9）穿刺针选择。

（10）器械药品准备。①肾穿针盒（盛器械消毒液）。肾穿针 2 根，穿刺深度固定器 2 个，钢尺 1 把。如用一次性穿刺，则无需此盒。②皮肤用件包。注射器（2mL）2 个，手术尖刀 1 把，孔巾 1 块，纱布数块。③无菌手套。④药品。75%乙醇、2%碘酒，2%普鲁卡因或利多卡因，1%肾上腺素，生理盐水，安定注射液，甲紫等。⑤其他。冰壶 1 只，标本瓶 3 只（分送光镜、免疫荧光、电镜检查标本），多头腹带 1 条，胶布、砂轮 1 只，沙袋 1 个。⑥准备心电监护仪。

三、穿刺术的操作步骤

（1）患儿俯卧位，腹部垫一沙袋，前胸紧贴床面，头部枕一个小枕，头正中位或向一侧卧位，两臂前伸过头。

（2）按常规穿刺点定位，在 B 超监视下确定穿刺点，用甲紫做标记。

（3）用碘酒、酒精消毒穿刺点及周围皮肤。

（4）术者戴无菌手套，铺孔巾。

（5）用 2%普鲁卡因从穿刺点皮内渐至肾包囊浸润麻醉。

（6）先用手术刀在穿刺点上切开皮肤 2mm，然后将穿刺针经皮肤切口处刺入到达肾脏表面，嘱患儿屏息后将针芯及套管先后刺入肾脏组织，再将套管连同针芯一起拔出，推出针芯取出肾组织。进针和出针总时间为 0.5~1 秒钟。

（7）用纱布紧压穿刺点 15 分钟后以无菌纱布覆盖伤口，胶布固定，沙袋压住伤口后用腹带包扎，俯卧送回病房。

（8）针头内组织用盐水冲入小瓶内，用甲醛固定送病理检查。

四、穿刺术的术后观察

（1）严格监测生命体征。俯卧 4 小时解除沙袋后仰卧至少 24 小时。每 15 分钟测 1 次血压和脉搏，2 次，随后每半小时 1 次，共 2 次，1 小时 1 次，共 2 次，以后 2~4 小时监测 1 次，共 12~24 小时。同时观察面色、腹痛、腰痛和尿色，平卧期间大小便不宜起床。24 小时后撤去腹带，患儿可起床活动。肉眼血尿明显者要等肉眼血尿消失后才能起床活动。

（2）常规补液，特别是有肉眼血尿存在时，以防血块堵塞输尿管。

（3）穿刺不顺利者，可适当使用止血剂。

第四节　血液透析疗法

一、血液透析的适应证与禁忌证

（一）　血液透析的适应证

（1）急性肾衰竭：①少尿或无尿 2 天以上。②水中毒伴心力衰竭、肺水肿及脑水肿症状突出者，出现尿毒症症状。③血 BUN ≥ 28.6mmol/L 或每日上升 ≥ 7mmol/L，血 Cr ≥ 442μmol/L（5mg/dl）。④血钾 ≥ 6.5mmol/L（6.5mg/L）或心电图提示高血钾。⑤严重难治性酸中毒（$CO_2CP < 12mmol/L$）。

（2）慢性肾衰竭。

（3）水、电解质紊乱经保守治疗无效者。

（4）代谢性疾病有机酸血症，尿素循环障碍等。

（5）严重急性药物中毒。

（二）　血液透析的禁忌证

（1）休克，严重心功能不全等血流动力学不稳定状态。

（2）严重出凝血紊乱。

（3）患儿极度不能配合。

二、设备与术前准备

（1）水处理透析液所需的水必须经过水处理系统进行适当的处理，以保证无微生物污染和正确的生化组分。包括：微过滤器、除铁过滤器和砂过滤器、活性炭过滤器、水软化装置和反渗装置。

（2）透析液通过专门电解质和水的混合制备而成，应具备对人体无害无毒，能维持机体水、电解质和酸碱平衡，与血液等渗，能充分清除代谢废物并便于保存和制备等。目前最常用的是碳酸氢盐透析液。

（3）血液透析器是由透析膜及其支撑结构组成。透析膜绝对透析器的性能，透析器的性能与透析疗效密切相关。透析器的类型：平板型、空心纤维型。透析膜材料：纤维素、代用纤维素或合成物纤维素膜。

（4）血液透析机其构造主要有血栗、透析液供给装置、肝素给药装置和安全监测器。作用是准确、安全地将人体血液和透析液引入透析器内进行透析，并将净化后的血液返回体内，其废物随透析液排出。

（5）儿科血液透析时用的血液管道容量只有 25～75mL。

三、操作步骤

（1）开机，将透析液吸管分别与透析液 A、B 液桶连接，按"透析"，"准备"键。

（2）安装透析器及管路，用 1 000mL 肝素盐水预冲管路，并排气。

（3）预冲结束后，当膜外键闪动后连接透析膜外，并排出膜外气体。注意排净管路及透析器膜外气体，肝素盐水剩 200mL 时关泵。

（4）预冲完毕后，根据医嘱设定目标除水量，除水速度，透析时间，机温等。

（5）患儿准备。协助患儿选择合适的体位，暴露穿刺部位，铺治疗巾，常规皮肤消毒，穿刺动静脉内瘘，见回血后排气。接通动静脉穿刺针管口与血液回路静脉端口并固定。深静脉插管的患儿则需打开换药包，将双腔管内肝素抽出，用生理盐水通管后，连接动静脉管路。

（6）开血泵，一次性注入低分子肝素钙。开血泵由小至大，设定检测静脉压液的报警界限。

（7）再次检查各项设定值，穿刺部位无渗血，血液回路通畅，检查各止血钳到最紧部位，经两人核对无误后方可透析。

（8）透析过程中注意观察患儿的生命体征，遇有特殊情况随时检测，并记录。发现异常立即报告医生，随时对症处理，故障及时排除，保证透析全过程顺利，除水准确无误。

（9）透析结束后，关血泵，使旁路盐水缓缓流入动脉侧，管内血液冲净后夹紧穿刺针。打开泵前夹，开血泵，血流量在 30～40mL/min，肝素盐水冲洗动脉壶，透析器，静脉壶，冲净血液后，夹紧静脉穿刺针。穿刺点用纸卷压迫，拔针，固定。深静脉置管患儿穿刺点以无菌透明贴膜覆盖，穿刺管以无菌纱布包裹并用胶布进行皮肤固定。

（10）卸下血液回路（将其毁型）和透析器，拔掉透析液吸管，插回透析装置上 A、B 口，消毒机器，机器表面的清洁并整理患儿床，整理透析记录。

四、血液透析术后观察

（1）严格执行消毒制度。

（2）加强基础护理。

（3）严格透析有关规程。

（4）观察体温、脉搏、呼吸、血压和各种反应。

（5）透析液常规检查。

第三篇
儿科临床护理

第九章 儿科临床护理的基础认知

第一节 儿科临床护理学

儿科护理学是研究儿童生长发育规律及其影响因素、健康保健、疾病防治与护理，以促进儿童身心健康的一门专科护理学。儿科护理学的服务对象是自胎儿至青春期的儿童，他们具有不同于成人的特征和需要。

一、儿科护理学的任务

儿科护理学的任务是促进健康小儿的体格、智能等各方面的发展，增强小儿体质，降低小儿的发病率和病死率；对患病小儿进行整体护理；帮助有功能障碍的患儿进行康复训练，尽可能地使其能够生活自理；对危重患儿进行临终关怀，减轻其痛苦；开展小儿健康教育及儿科护理研究工作。

二、儿科护理学的范围

小儿时期的一切健康和卫生问题都属于儿科护理学范畴。儿科护理学研究对象的年龄范围为从受精卵形成开始到青春期结束。中国卫生和计划生育委员会（简称卫计委）规定，儿科的临床服务对象为从出生到 14 周岁的小儿。儿科护理学的研究内容包括，正常小儿身心保健、小儿疾病的防治与护理等，且与儿童心理学、社会学、教育学等多门学科有着广泛的联系。

随着医学模式和护理模式的转变，儿科护理已由单纯的疾病护理发展为以小儿及其家庭为中心的身心整体护理，由单纯的对患者的护理扩展为包括所有小儿的生长发育、疾病的防治与护理，由单纯的医疗机构承担其任务逐渐发展为全社会都来承担小儿的疾病预防、保健和护理工作。因此，儿科护理要达到保障和促进小儿身心健康的目的，就必须将科学育儿知识普及到每个家庭、社区和学校，并取得社会各方面的支持。

第二节　儿科的护理原则

一是以儿童及其家庭为中心。家庭是儿童生活的中心，儿科护理工作者必须积极鼓励、支持、尊重并提高家庭的功能，重视不同年龄阶段儿童的特点，同时关注儿童家庭成员的心理感受及服务需求，与儿童及其家长建立伙伴关系，并为他们创造机会和途径来展示照顾儿童的才能，使之获得家庭生活的把握感。儿科护理人员还应为儿童及其家庭提供预防保健、健康指导、疾病护理及家庭支持等服务，让他们将健康信念和健康行为的重点放在疾病预防和健康促进上。

二是实施身心整体护理。儿科护理工作者不仅要满足儿童的生理需要和维持已有的发育状况，还要维护和促进儿童心理行为的发展和精神心理的健康；除关心儿童机体各系统器官功能的协调平衡外，还应使儿童的生理、心理活动状态和社会环境相适应，并重视环境带给儿童的影响。

三是减少创伤和疼痛。对于儿童来说，大多数的治疗手段是有创的、疼痛的、令他们害怕的。因此，儿科护理工作者应充分认识疾病本身及其治疗和护理过程对儿童及其家庭带来的影响，安全地执行各项护理操作，尽量防止或减少儿童的创伤和疼痛，并积极采取有效措施防止或减少儿童与家庭的分离，帮助儿童及其家庭建立把握感和控制感。

四是遵守法律和伦理道德规范。儿科护理工作者应自觉遵守法律和伦理道德规范，尊重儿童的人格，保障儿童的权利，促进儿童身、心方面的健康成长。

第三节　儿科护士的角色与素质要求

一、儿科护士的多元化角色

随着医学模式的转变和护理学科的不断发展，护士的角色有了更大范围的扩展。儿科护士作为一个有专门知识的独立的实践者，被赋予了多元化角色。

（1）专业照护者。护理人员是提供各种护理措施的执行者，尤其是对各系统和器官的功能发育尚未完善、生活尚不能自理或不能完全自理的儿童更是如此。儿科护士最重要的角色是在帮助儿童促进、保持或恢复健康的过程中，充分发挥自己的专业特长，为儿童及其家庭提供直接的专业照护，如营养的摄取、感染的预防、药物的给予、心理的支持和健康的指导等，以满足儿童身、心方面的需要。

（2）护理计划者。为促进儿童身、心健康发展，儿科护士需运用专业的知识与技能，收集儿童生理、心理和社会状况等方面的资料，全面评估儿童的健康状况以及儿童家庭在面临疾病与伤害时所产生的反应，找出儿童及其家庭现存的或潜在的健康问题，并根据儿童不同阶段生长发育的特点，制订系统、全面和切实可行的护理计划，采取有效的护理措施，以减轻儿童的痛苦，帮助儿童适应医院、社区、家庭的生活。

（3）健康教育者。在护理儿童的工作中，儿科护士应依据各年龄段儿童的智力发展水平，向他们解释疾病的治疗和护理过程，帮助他们建立自我保健意识，并培养他们良好的生活习惯，纠正其不良行为。同时儿科护士还应向家长宣传科学育儿的知识，帮助家长了解诊断与治疗过程，为儿童及其家庭介绍相关的医疗保健机构和组织，促使他们采取健康的态度和行为，以达到预防疾病、促进健康的目的。

（4）健康协调者。儿科护士需联系并协调与有关人员及机构的相互关系，维持一个有效的沟通网，以使诊断、治疗、救助及相关的儿童保健工作得以互相协调和配合，以保证儿童获得最适宜的整体性医护照顾，如护士需与医师联络，讨论有关治疗和护理的方案；需与营养师联系，讨论有关膳食的安排；还需与儿童及其家长进行有效的沟通，让家庭共同参与儿童的护理过程，以保证护理计划的贯彻执行。

（5）健康咨询者。儿科护士通过倾听患儿和家长的倾诉、关心儿童及其家长在医院环境中的感受、触摸和陪伴小儿、解答他们的问题、提供与治疗有关的信息、给予健康指导等，解除儿童和家长对疾病及与健康有关问题的疑惑，使他们能够以积极有效的方式去应对压力，并找到能满足生理、心理和社会需要的最习惯、最适宜的方法。

（6）儿童及其家庭代言人。儿科护士是儿童及其家庭权益的维护者。在儿童不会表达或表达不清自己的要求与意愿时，护士有责任解释并维护儿童及其家庭的权益不受侵犯或损害。此外，护士还需评估有碍儿童健康的问题与事件，提供给医院行政部门予以改进或提供给卫生行政单位作为拟订卫生计划和政策的参考。

（7）护理研究者。儿科护士还应积极进行护理研究工作，通过研究来验证、扩展护理理论与知识，发展护理新技术，指导及改进护理工作，从而提高儿科护理质量，促进儿科专业的发展。同时，护士还需积极探讨隐藏在儿童症状及表面行为下的真正问题，以能更实际、深入地帮助他们。

二、儿科护士应具备的素质要求

（一）思想道德素质要求

（1）热爱护理事业，有高度的责任感和严谨细致的工作作风，爱护儿童，具有为儿童健康服务的奉献精神。

（2）具有诚实的品格、较高的慎独修养、高尚的道德情操。以理解、友善、平等的心态，为儿童及其家庭提供帮助。

（3）具有正视现实及面向未来的目光，追求崇高的理想，忠于职守，廉洁奉公，救死扶伤，实行人道主义。

（二） 科学文化素质要求

（1）具备一定的文化素养及自然科学、社会科学和人文科学等多学科的知识。

（2）掌握一门外语和现代科学发展的新理论、新技术。

（三） 专业素质要求

（1）具有合理的知识结构、系统完整的专业理论知识和较强的实践技能，操作准确，动作轻柔、敏捷。

（2）具有敏锐的观察力和综合分析判断能力，具有与儿童及其家庭良好沟通的能力，能树立整体护理观念，并应用护理程序解决儿童的健康问题。

（3）具有开展护理教育与护理科研的能力，勇于创新、积极进取。

（四） 身体、 心理素质要求

（1）具有健康的身体和心理，良好的言行举止，乐观、开朗、稳定的情绪，宽容豁达的胸怀。

（2）具有较强的适应能力，良好的忍耐力和自我控制力，灵活敏捷，善于应变。

（3）具有强烈的进取心，不断努力求取知识，丰富和完善自己。

（4）具有与儿童成为好朋友和与儿童家长建立良好人际关系的能力，同事间相互尊重，团结协作。

第四节　儿科常用护理技术

一、小儿的用药护理

药物在疾病的治疗过程中起着很重要的作用，由于小儿的生长发育特点，其肝、肾功能及血-脑屏障发育不完善，对药物的代谢、排泄功能较差，因此在用药时要慎重、准确、合理。

（一） 常用药物的选择

在疾病的治疗过程中，药物的选择是关键。医护人员除掌握所用药物的特点外，还需结合小儿的年龄、病情有针对性地选择用药。

（1）抗生素。抗生素是临床最常用的药物之一，对治疗由细菌引起的感染性疾病有较好的效果，使用时要严格掌握其适应证。医护人员要根据抗生素的抗菌谱选择与患儿感染的微生物相适应的药物；在保证抗生素在体内有效量的同时，也应注意防止病原菌对抗生素产生耐药性。抗生素存在一些不良反应，如氯霉素可抑制造血功能，引起灰婴综合征；链霉素、卡那霉素等可损害肾功能、听神经等；较长时间应用抗生素容易造成肠道菌群失调，甚至引起真菌和耐药性细菌感染。

（2）解热药。小儿在疾病过程中往往有发热表现，临床常用的解热药有水杨酸类药物、对乙酰氨基酚类药物等。解热药可反复应用，但剂量不可过大，要有足够的给药间隔时间。婴儿发热时宜采用物理措施降温，而不是过早、过多地应用药物。婴儿不宜使用阿司匹林，以免引起白细胞数量减少、出血等不良反应。

（3）镇静药物。患儿高热、烦躁不安、惊厥时可选用镇静、抗惊厥药物，使其安静休息，解除惊厥，以利于疾病的恢复。常用的镇静药物有苯巴比妥、水合氯醛、地西泮等。在使用镇静药物的过程中，护士要严密观察患儿的呼吸情况，防止其发生呼吸抑制。对婴儿禁止使用吗啡。

（4）泻药、止泻药。小儿便秘时较少使用泻药，多以增加蔬菜等粗纤维食物进行饮食方面的调整，或使用开塞露等外用药物通便。小儿腹泻可由多种原因引起，其治疗方法除针对致病原因外，多采用口服或静脉滴注补充液体以满足身体所需；同时加用活菌制剂如乳酸杆菌、双歧杆菌等，以调节肠道微生态环境，而不是以止泻药作为首选治疗方法，以免因肠蠕动减弱而增加肠道内毒素的吸收，使全身中毒症状加重。

（5）镇咳、祛痰、平喘药。小儿时期呼吸系统感染性疾病的发病率最高，临床表现多为咳嗽、咳痰、痰不易咳出。治疗疾病时，除适当选择抗生素外，应根据病情选择祛痰、平喘药物。小儿咳嗽时一般不用镇咳药，而应用祛痰药或雾化吸入法稀释呼吸道的分泌物，配合体位引流来排出痰液。哮喘患儿使用氨茶碱平喘时应注意该药的不良反应。静脉输注过快或浓度过高时，氨茶碱可兴奋中枢和循环系统，引起头晕、心悸、心律失常、血压下降等，易致新生儿及小婴儿惊厥，故用时应注意。

（6）糖皮质激素。糖皮质激素具有抗炎、抗毒素、免疫抑制、抗休克等作用，临床可根据病情需要短期使用或长期使用。糖皮质激素短期使用主要适用于过敏性疾病、重症感染，长期使用主要适用于治疗血液病、自身免疫性疾病等。短期使用糖皮质激素时应严格掌握使用指征，在诊断未明确时避免滥用，以免掩盖病情。长期使用时，糖皮质激素可影响体内蛋白质、脂肪和糖的代谢，抑制骨骼生长，降低机体免疫力。小儿患水痘时应用糖皮质激素可使病情加重，故应禁用。

（二） 应用剂量的计算

（1）按体重计算。按体重计算是计算药物剂量最常用的方法，多数药物已给出每千克体重每日或每次所需药量，按体重计算总量方便、易行，故在临床上得到了广泛的应用。按体重计算药物剂量的公式为：

每日（次）剂量＝儿童体重×每日（次）每千克体重所需药量

若计算结果超出成人每日（次）剂量，则以成人量为最高限给药。

（2）按体表面积计算。近年来，推荐药物剂量常按小儿体表面积来计算，按体表面积计算药物剂量较其他方法更为准确，适用于各年龄阶段的小儿。按体表面积计算药物剂量的计算过程相对复杂。小儿体表面积计算公式为：

体表面积＝体重（小于30kg）×0.035＋0.10

体表面积＝［体重（大于30kg）－30］×0.02＋1.05

（3）按年龄计算。临床一些药物的剂量不需要精确计算，如营养类药物、糖浆等的应用剂量可按小儿的年龄来计算，计算过程比较简单。

（4）按成人剂量折算。按成人剂量折算仅适应于未提供小儿剂量的药物，计算公式为：

小儿剂量＝成人剂量×小儿体重÷50

（三） 给药方法

小儿用药的给药方法应以保证用药效果为原则，综合考虑患儿年龄、所患疾病的种类和病情，决定适当的剂型、给药途径及用药次数，以排除各种不利因素，减轻患儿的痛苦。

（1）口服法。口服法是最常用的给药方法，对患儿身心的不良影响小，只要条件许可，临床应尽量口服给药。对婴幼儿，护士可将药片捣碎加糖水调匀，抱起小儿或略抬高其头部后喂服，以防呛咳；对儿童应予以鼓励，教会其自己服药。

（2）注射法。急、重症及不宜口服药物的患儿多用注射法给药。注射法的特点是能快速见效，但易造成患儿恐惧，因而护士应在注射前向患儿做适当的解释，在注射中给予患儿鼓励。常用的注射方法包括肌内注射、静脉推注和静脉滴注。肌内注射一般选择臀大肌外上方，对不合作、哭闹挣扎的婴幼儿可采取"三快"的特殊注射技术，即进针、注药及拔针均快，以缩短注射时间，防止发生断针等意外。静脉推注多用于抢救，在推注药物时护士要密切观察，防止药液外渗。静脉滴注不仅可用于给药，还可用于补充水分及营养等，临床应用广泛，护士应注意根据患儿的年龄、病情调整滴速，保持静脉通畅。

（3）外用药。外用药的剂型较多，如水剂、混悬剂、粉剂、膏剂等，其中以软膏应用较多。根据不同的用药部位，护士可对患儿的手进行适当的约束，以免患儿因抓、摸使药物误入眼、口而发生意外。

（4）其他方法。雾化吸入临床较常应用；灌肠给药及含剂、漱剂在小儿时期使用不便，故使用较少。

二、生长发育指标的测量

（一） 操作目的

（1）准确测量小儿的体重、身高（长）、上部量、下部量、头围、胸围，观察婴儿前囟、牙齿的发育情况。

（2）分析检查结果并做出正确的判断，从而复习、巩固小儿生长发育的规律，不同年龄小儿的体重、身高（长）、头围、胸围、前囟、牙齿等指标的正常值或计算方法。

（3）反映小儿近期的营养和健康状况，了解其病情变化。

（4）测量患儿身体重量，作为用药剂量、输液量的依据。

（二） 操作准备

（1）护士准备。护士应了解患儿的孕周，日龄，出生身长、体重等，检查患儿的一般情况，评估其常见护理问题。护士在操作前要洗手。

（2）物品准备。站式杠杆秤、坐式杠杆秤或盘式杠杆秤，尿布、衣服或毛毯，量床、身高计或软皮尺，不同颜色的小球、摇铃、小喇叭、积木等儿童玩具。

（3）环境准备。室温应控制在27℃左右。

（三） 操作步骤

青少年生长发育指标的测量与成人基本相同，这里主要介绍婴儿和儿童生长发育指标的测量。

1.体重

（1）婴儿体重测量法。婴儿的体重可用盘式杠杆秤测量，具体步骤为：将盘式杠杆秤放置平稳并垫上一次性治疗巾；脱去婴儿的衣服及尿布，将婴儿轻轻地放于秤的中央位置，当秤的指标稳定时读数，准确读数至 10 g；将婴儿抱起，为其穿上衣服，兜好尿布；整理用物并做好记录。

（2）儿童体重测量法。①1~3 岁幼儿的体重可用坐式杠杆秤测量，具体步骤为幼儿坐在杆秤的中央位置，两手放稳且不可摇动磅秤，准确读数至 50 g；整理用物并做好记录。②3 岁以上儿童的体重可用站式杠杆秤或成人磅秤测量，具体步骤为：小儿站立在磅秤的中央位置，两手自然下垂于身体的两侧，准确读数至 100 g；整理用物并做好记录。

（3）注意事项。①测量前要对体重计的零点进行校正。②测量体重时应注意安全性和准确性。测量前扶小儿走上秤台，测量时不可扶着小儿，小儿也不可触及其他物体或晃动身体。在测体重时，要将小儿的衣帽、鞋袜脱去；如室温过低，可酌情脱掉衣服，但要预估衣服的重量并将其扣除，以求得到准确测量值。③需动态观察、测量体重者应在同一条件下测量，如同一时间，同一秤磅，空腹，并排空大小便等。④以晨起空腹排尿后或进食后 2 h 测量体重为佳。所测数值与前次差异较大时，应重新测量、核对。小儿体重降低较多时应报告医生。

2.身高（长）

（1）婴幼儿身长的测量。①检查测量板有无裂缝，头板与底板是否垂直，足板是否歪斜。②将清洁布铺于测量板上。③脱去婴幼儿的帽子、鞋袜，将婴幼儿抱放或扶上测量板。④测量时婴幼儿呈仰卧位，一人用双手固定婴幼儿的头部，并使其头顶部接触头板，主测者位于婴幼儿的右侧，左手固定婴幼儿双膝使其双下肢处于伸直状态，右手移动足板使其接触婴幼儿的双侧足根部，当量床左、右两侧标尺的读数一致时即为测量值。⑤测量以厘米为单位，读出刻度并记录，记录精确到 0.1 cm。⑥抬起小儿双腿，推移滑动板至臀部，紧压臀部来测坐高并记录。⑦抱下或扶起小儿，为其穿好鞋袜，将其送回病房。

（2）儿童身高的测量。①让小儿脱去鞋、帽。②扶小儿立于测量板台上，面向前取立正姿势，两眼平视前方，胸部稍挺起，腹部稍后收，两臂自然下垂，手指并拢，足跟靠拢，脚尖分开约 60°，使足跟、臀部和两肩胛骨等几个点基本上在同一平面，同时靠在立柱上。③测量者手扶滑测板使之轻轻下移，直至小儿头顶，并与测量杆成 90°。④读出身高值并记录，精确到 0.1 cm。⑤放下测量器的坐板，让小儿挺胸坐于坐板上，测量者手扶滑测板下滑至小儿头顶，测出坐高并记录。⑥扶下小儿，为其穿好鞋袜，将其送回病房。

3.头部

（1）头围的测量。①使小儿取坐位、卧位或站位。②测量者站在小儿前方或右方。③测量者用右手拇指将软尺零端固定于小儿头部左侧眉弓上缘处。④左手持软尺从小儿头部右侧绕过，经枕后结节最高处、右侧眉弓上缘回至零点。⑤将软尺紧贴皮肤，读出头围值至 0.1 cm，并做好记录。小儿头围的测量应注意软尺左、右两侧对称；对头发长者，应在软尺经过处向上、下分开，以保证测量数值的准确性。

（2）婴儿前囟的测量。①婴儿取坐位或卧位。②测量者站在婴儿前方或右侧，用左手示指、中指先检查（轻触）前囟，并找出前囟对边中点。③持软尺测量前囟对边中点的间距。④准确读数并记录。

（3）牙齿的计数与检查。让小儿轻轻张口，计数牙齿个数及龋齿数，并正确记录（乳牙用罗马数字记录，恒牙用阿拉伯数字记录）。

4.胸围

（1）脱去小儿的上衣，使其取仰卧位（3岁以下）或立位，双手自然平放或下垂，两眼平视。

（2）测量者立于小儿前方或右方。

（3）测量者用左手拇指将软尺零端固定于小儿右胸乳头下缘，右手持软尺经右侧绕过小儿背部、两肩胛骨下角下缘，再经左侧同一水平回至零点。

（4）测量者将软尺各处轻轻地接触皮肤，并随小儿的呼吸而松或紧，分别测出平静吸气末和呼气末的数值。

（5）测量者将吸气末值与呼气末值平均，精确到0.1 cm并记录。

三、婴儿盆浴法

（一）　操作目的

（1）使小儿皮肤清洁、舒适。

（2）促进血液循环，协助小儿皮肤排泄和散热，活动肌肉和肢体；增加小儿皮肤的抗病能力。

（3）观察小儿的全身情况，尤其是皮肤情况。

（二）　操作准备

（1）护士准备。护士应了解患儿的病情，检查其全身基本情况，注意其皮肤有无破损，评估常见的护理问题。护士在操作前要洗手、剪指甲。

（2）物品准备。①棉布类用物。棉布类用物包括婴儿尿布及衣服、大毛巾、毛巾被，以及包布、系带、面巾1块、浴巾2块。②护理盘。护理盘内应备有梳子、指甲剪、棉签、液状石蜡、50%乙醇、红汞鱼肝油、肥皂。③浴盆。浴盆内应备有温热水（2/3满），洗时水温在冬季为38~39℃，夏季为37~38℃，备水时温度稍高2~3℃。此外，可在一个水壶内灌50~60℃的热水备用。④其他。必要时准备床单、被套、枕套、磅秤等。

（3）患儿准备。沐浴应于喂奶前或喂奶后1 h进行，防止发生溢乳或呕吐。

（4）环境准备。关闭门窗，将室温调节在27℃左右。

（三）　操作步骤

（1）操作者洗手，戴口罩，备齐物品。

（2）操作者携用物至床旁并按顺序摆好，浴盆放置于床旁凳上（有条件时放操作台上）。

（3）折盖被于三折至床尾，脱去小儿衣服（此时可根据需要测体重），保留尿布，用大毛巾包裹小儿全身。

（4）擦洗面部。用单层面巾由内眦向外眦擦拭小儿眼睛，更换面巾部位后以同法擦另一只眼睛，然后擦耳，最后擦面部，禁用肥皂擦拭。用棉签清洁小儿鼻孔。

（5）擦洗头部。抱起小儿，以左手托住其枕部，于腋下夹住小儿的躯干，左手拇指和中指分别向前折小儿耳郭以堵住外耳耳道口，防止水流入耳内。右手将沐浴露涂于手上，洗头、颈、耳后，然后用清水冲洗后吸干。对较大婴儿，护士可用前臂托住其上身，将其下半身托于腿上。

（6）于浴盆底部铺一块浴巾，以免小儿在盆内滑跌。移开大毛巾及尿布，以左手握住小儿左臂靠近肩处使其颈枕于护士手腕处，再以右前臂托住小儿双腿，用右手握住小儿左侧靠近腹股沟处使其臀部置于护士手掌上，轻放小儿于水中。

（7）松开右手，用另一块浴巾淋湿小儿全身，手抹沐浴露按顺序洗颈下、臂、手、胸、背、腿、脚、会阴、臀部，随洗随冲净。在清洗过程中，护士左手始终将小儿握牢（只在洗背部时，左、右手交接小儿，使小儿头靠在护士的手臂上）。洗净皮肤皱褶处，如颈部、腋下、腹股沟、手及足指趾缝等。同时，护士要观察小儿皮肤有无异常。

（8）洗毕，迅速将小儿依照放入水中的方法抱出，用大毛巾包裹全身并将水分吸干，对全身各部从上到下按顺序检查，给予相应的处理。必要时用液状石蜡棉签擦净女婴大阴唇及男婴包皮处的污垢。

（9）为小儿更换衣服，垫好尿布，必要时为其修剪指甲、更换床单等。

（10）护士整理床单位，物归原处，洗手，做好记录。

（四）　注意事项

（1）护士为小儿洗澡时动作要快而轻柔，尽量减少其肢体暴露，注意保暖；不可将水或沐浴露沫带入小儿的耳或眼内。

（2）护士要注意观察小儿全身的皮肤情况，如发现异常情况要及时报告医生。

（3）护士不可用力清洗患儿头顶部的皮脂结痂，可先涂液状石蜡予以浸润，待次日轻轻梳去结痂后再予以洗净。

四、婴儿抚触法

（一） 操作目的

增强婴儿的关节灵活度和肌肉力量，促进婴儿身心发展，促进母婴情感交流和互动。

（二） 操作准备

（1）护士准备。护士要了解婴儿的基本情况，评估婴儿的护理问题；修剪指甲、洗净双手，将用物放置于床旁。

（2）物品准备。毛毯和婴儿润肤油。

（3）婴儿准备。抚触应于喂奶前或喂奶后 1 h 进行，以防婴儿溢乳或呕吐，产生不适感。

（4）环境准备。室温应控制在 27℃ 左右。

（三） 操作步骤

1.姿势的合理选择

护士可以选择合适的姿势，一般采用坐姿（双腿前伸，婴儿位于操作者两腿之间，面向操作者）、跪姿（操作者面向婴儿，双膝跪于垫子边缘，臀部和小腿之间加软垫）或盘膝坐姿（操作者双腿盘曲而坐，将婴儿放在自己的正前方），而最常用的是站立姿势。无论选择哪种姿势，操作者都应保持背部挺直、双肩放松。

2.抚触的具体步骤

护士倒少量婴儿润肤油于手掌内，涂布均匀，按头、胸、腹、四肢、手足、背部、四肢的顺序对婴儿进行抚触。

（1）头部抚触。护士双手拇指从婴儿下颌中央面向两上侧滑动，使婴儿呈"微笑"状；两拇指从面部外侧推合于婴儿额部；两手掌面从婴儿前额发际抚触向脑后，停止于其两耳后乳突处并轻轻按压。

（2）胸部抚触。护士两手分别从婴儿胸部的外下侧向对侧的外上方交叉滑行推进。

（3）腹部抚触。护士双手交替横放在婴儿上腹部，紧靠胸部下方，从上腹部轻轻施压按摩至下腹部，反复按摩多次，每次保持有一只手接触婴儿的腹部；用手从婴儿右下腹向上经中上腹滑向左上腹，平移手指到左下腹（呈倒"U"字形），然后回到右下腹重复按摩几次。

（4）四肢抚触。涂上润肤油后，护士将两手的示指和拇指弯成圈状，套在婴儿手臂上由上往下滑行，揉捏婴儿的肌肉和关节，以同样的方法揉捏下肢的肌肉和关节。

（5）手足抚触。涂上润肤油后，护士托扶住婴儿的小手，用拇指从婴儿的掌根部滑向指尖，伸展婴儿的手掌，并从指根到指尖揉捏每个手指，提捏各手指关节。重复操作一次。以同样的方法抚触婴儿的小脚。

（6）背部抚触。使婴儿俯卧，涂上润肤油后，护士两手掌分别从其脊柱向两侧滑动按摩；双手横放在婴儿背部的上方且靠近背部，从上往下交叉滑行至对侧臀部；将一只手掌放置于婴儿臀部正上方的骶尾凹陷处，按顺时针方向按摩数次。

（7）活动四肢。在做完全身抚触后，当婴儿的肌肉完全放松时，护士可帮助婴儿活动各关节，伸展婴儿的四肢。活动四肢的主要动作为上肢的伸展和交叉，以及下肢的伸展和交叉。

（四） 注意事项

（1）在进行抚触时，护士应注意为婴儿保暖，避免其受凉；在做完抚触后抱婴儿时要防止因婴儿润肤油过于润滑而使婴儿从手中滑脱。

（2）抚触不宜在刚喂完奶后或婴儿饥饿的情况下进行，以免引起婴儿不适和不安。护士可以根据婴儿的情况进行各部位的抚触，每次抚触不一定要做整套动作，如可在喂奶时抚触婴儿的手掌和手指、在更换尿布后抚触婴儿的臀部和背部、在沐浴后抚触婴儿全身等。抚触时间一般为 5~20 min。

（3）在进行抚触的过程中，护士应不断与婴儿进行语言交流。例如，在做下颌抚触时对婴儿说："宝宝，让我们一起笑一笑。"在做肢体抚触时告诉婴儿："宝贝，让我们一起伸伸手，踢踢腿。"增强婴儿对操作者行为的理解和配合。

（4）当婴儿有发热等疾患时，在未明确原因之前暂时不宜进行抚触。

五、小儿约束法

（一） 操作目的

适当约束可限制患儿的活动，以利于诊疗；还可保护高热、谵妄、昏迷、躁动、病情危重、意识不清的患儿，以免发生意外。

（二） 操作准备

（1）护士准备。护士应了解患儿的病情，耐心做好家长的解释、说服工作，以取得他们的配合。

（2）物品准备。①全身约束法用物为大毛巾或床单。②手足约束法用物为约束带。

（三） 操作步骤

1.全身约束法

（1）折叠大毛巾（或床单），宽度要能盖住患儿的肩至脚跟。

（2）放置患儿于大毛巾中间，将大毛巾一边紧裹患儿一侧上肢、躯干和下肢，经胸、腹部至对侧腋窝处，再将大毛巾整齐地压于小儿身下。

（3）用大毛巾的另一边紧裹患儿另一侧手臂，经胸压于背下，如患儿活动剧烈，可用布带围绕双臂打活结系好。

2.手足约束法

（1）置患儿的手或足于约束带甲端中间，将乙、丙两端经手腕或踝部对折后系好，松紧度以患儿的手或足不易脱出且不影响血液循环为宜。

（2）将丁端系于床缘上。

（四） 注意事项

（1）护士应注意使结扎或包裹的松紧度适宜（一般以能伸入 1~2 手指为宜），避免因过紧而损伤婴儿的皮肤、影响血液循环，而过松则会失去约束的意义。

（2）护士应使患儿保持舒适的姿势，定时给予短暂的姿势改变，减少其疲劳感。

（3）在约束期间，护士要随时观察约束部位的皮肤颜色、温度，掌握患儿的血液循环情况。若发现患儿肢体苍白、麻木、冰冷，则应立即放松约束带。约束应每 2 h 解开、放松一次，护士要协助患儿翻身，必要时进行局部按摩，以促进血液循环。

（4）约束时，护士应向家长耐心地解释实施约束的目的。

六、臀红护理法

臀红又称尿布皮炎，是婴儿臀部皮肤长时间受尿液、粪便及漂洗不净的湿尿布刺激、摩擦或局部湿热（用塑料膜、橡皮布等），引起皮肤潮红、溃破甚至糜烂及表皮剥脱的临床症状。臀红多发生于会阴、生殖器及臀部，患儿的病情可轻可重，易继发感染。临床根据皮肤的受损程度将臀红分为轻度（表皮潮红）和重度，其中重度又分为三度，即重 I 度（局部皮肤潮红，伴有皮疹）、重 II 度（除以上表现外，还伴有皮肤溃破、脱皮）和重 III 度（局部大片糜烂或表皮剥脱，有时可继发细菌或真菌感染）。

（一） 操作目的

臀红的护理可减轻患儿疼痛，促进受损皮肤修复。

（二） 操作准备

（1）护士准备。护士应了解患儿臀红的情况，检查患儿皮肤受损的程度，操作前洗手、戴口罩。

（2）物品准备。清洁尿布、盛温开水的面盆、小毛巾、棉签、弯盘、尿布桶、药物[0.02%高锰酸钾溶液、紫草油、3%~5%鞣酸软膏、氧化锌软膏、鱼肝油软膏、1%甲紫、康复新溶液、硝酸咪康唑霜（达克宁霜）]、红外线灯或鹅颈灯。

（3）环境准备。关好门窗，调节室温在27℃左右。

（三）操作步骤

（1）备齐用物，按操作顺序将用物置于治疗车上，推至床旁。

（2）轻轻掀开患儿下半身的被褥，松解开污湿的尿布，若有大便，可用温水将患儿臀部洗干净，并用小毛巾吸干水分。

（3）用清洁尿布垫于患儿臀下，使其臀部暴露于空气或阳光下10~20 min（在适宜的气温和室温下进行）。

（4）对臀红严重者可用红外线或鹅颈灯照射其臀部，灯泡的功率为25~40 W，灯泡距臀部患处30~40 cm，照射10~15 min。

（5）将蘸有油类或药膏的棉签贴在患儿皮肤上轻轻滚动，均匀涂药。将用后的棉签放入弯盘内。

（6）为患儿更换尿布，拉平衣服，盖好被褥。

（7）整理用物，归还原处，做好记录。

（四）注意事项

（1）患儿臀部皮肤有溃破或糜烂时禁用肥皂水清洗。清洗时，护士应用手蘸水进行清洗，避免用小毛巾直接擦洗。涂抹油类或药膏时，护士应使棉签贴在患儿皮肤上轻轻滚动，不可上、下涂刷，以免加剧患儿的疼痛和导致脱皮。

（2）暴露患儿皮肤时应注意保暖，避免患儿受凉，一般每日清洁2~3次；照射红外线或鹅颈灯时应有护士守护患儿，避免患儿被烫伤。

（3）护士可根据患儿臀部皮肤的受损程度选择油类或药膏：轻度臀红，涂紫草油或鞣酸软膏；重Ⅰ、Ⅱ度臀红，涂鱼肝油软膏及1%甲紫；重Ⅲ度臀红，涂鱼肝油软膏或康复新溶液（中药），每日3~4次。继发细菌或真菌感染时可用0.02%高锰酸钾溶液冲洗后吸干，然后涂1%甲紫或硝酸咪康唑霜，每日2次，用于控制局部感染。

（4）护士要保持患儿臀部清洁、干燥；对重度臀红者所用的尿布应煮沸、用消毒液浸泡或在阳光下暴晒，以达到消毒灭菌的目的。

七、治疗仪器操作

（一）保暖箱

1.操作目的

以科学的方法创造一个温度、湿度均相适宜的环境，使患儿体温保持稳定，用以提高未成熟儿的成活率，有利于高危新生儿的成长发育；避免体温过低造成的缺氧、低血糖、硬肿等一系列不良后果。

2.操作准备

（1）护士准备。护士应了解患儿的孕周、出生体重、日龄、生命体征、有无并发症等，检查其一般情况，预估常见护理问题。操作前洗手。

（2）物品准备。婴儿保暖箱、婴儿棉垫、床单、尿布和蒸馏水。

（3）患儿准备。患儿裹尿布或穿单衣。

（4）环境准备。调节室温（高于 23℃），减少辐射热的损失；保暖箱应避免放置在阳光直射、有对流风处或取暖设备附近，以免影响对箱内温度的控制。

3.操作步骤

（1）检查保暖箱的性能，清洁、消毒保暖箱。将蒸馏水加入保暖箱的水槽中，至水位指示线，并加蒸馏水于湿化器水槽中。

（2）接通电源，打开电源开关，将保暖箱的预热温度调至 28～32℃，预热约 2 h，当温度升到所需温度时，红、绿灯交替亮。

（3）根据干湿度计温度读数调整湿度控制按钮，使两个读数相遇，此时度盘窗口显示保暖箱内的实际湿度值。箱内湿度应维持在 55%～65%。

（4）将患儿穿单衣或裹尿布后放置于保暖箱内，根据患儿体重及出生日龄调节至适宜温度（表 9-1）。若保温不好，可加盖被，但注意不要堵住气孔。记录保暖箱内的温、湿度。

表 9-1　不同出生体重早产儿保暖箱温、湿度参数表

出生体重/g	保暖箱温度/℃	保暖箱内的相对湿度/%
1000	32.0～35.0	55～65
1500	30.0～32.0	55～65
2000	28.5～29.5	55～65
2500	26.0～28.5	55～65

4.出箱条件

患儿出保暖箱的条件为：体重达 2000 g 或 2000 g 以上，体温正常；在不加热的保暖箱内，当室温维持在 24～26℃时，能保持正常体温；在保暖箱内生活了 1 个月以后，体重虽不到 2000 g，但一般情况良好。

5.注意事项

（1）保暖箱适用于出生体重在 2000 g 以下者；高危或异常新生儿，如新生儿硬肿症患儿、体温不升患儿等。护士在使用保暖箱的过程中应做到两点：①定时测量体温，根据体温调节箱温并做好记录。护士在患儿体温未升至正常之前应每小时监测一次，体温升至

正常后可每 4 h 监测一次，注意使患儿的体温保持在 36~37℃，并维持相对湿度。②一切护理操作应尽量在箱内进行，如喂奶、换尿布、清洁皮肤、观察病情及检查等，尽量减少打开箱门的次数，以免箱内温度发生波动。若有确实需要暂时出保暖箱的治疗与检查，也应注意在有保暖措施的情况下进行，避免患儿受凉。

（2）护士要严格执行保暖箱的操作规程，定期检查有无故障，保证绝对安全。在使用保暖箱的过程中，护士要随时观察使用效果，如保暖箱发出报警信号，应及时查找原因，并妥善处理。

（3）保暖箱放置的环境和温度要相对稳定，严禁骤然提高保暖箱的温度，以免使患儿体温上升而造成不良后果。

（4）护士在入箱操作、检查、接触患儿前必须洗手，防止发生交叉感染。

（5）保持保暖箱的清洁。①在保暖箱使用期间，护士应每天用消毒液擦拭其内、外，然后用清水再擦拭一遍。若遇奶渍、葡萄糖液干涸痕迹等应随时将污迹擦去。每周应更换保暖箱一次；用过的保暖箱除用消毒液擦拭外，应用紫外线照射；定期进行细菌培养，以检查清洁、消毒的质量，如培养出致病菌，则应将保暖箱搬出病房进行彻底消毒，防止交互感染。②湿化器水箱用水应每天更换一次，以免滋生细菌；机箱下面的空气净化垫应每月清洗一次，若已破损则应更换。③患儿出箱后要进行终末清洁消毒。

（二） 蓝光箱

1.操作目的

临床上常用蓝光箱照射疗法作为新生儿高胆红素血症的辅助治疗方法。蓝光箱照射疗法适用于未结合胆红素生成增多的新生儿。蓝光照射可使患儿血中的间接胆红素氧化分解为水溶性胆红素，后者易于随胆汁、尿排出体外。

2.操作准备

（1）护士准备。护士应了解患儿的诊断、日龄、体重、黄疸的程度和范围，以及胆红素检查结果、精神反应等资料，测量其生命体征，评估常见的护理问题，操作前戴墨镜、洗手。

（2）物品准备。①蓝光箱。蓝光箱内一般采用波长为 427~475 nm 的蓝色荧光灯，功率以 160~320 W 为宜。蓝光箱有单面蓝光箱和双面蓝光箱两种，双面蓝光照射的效果优于单面蓝光照射，灯管与患儿皮肤的距离应为 33~50 cm。②遮光眼罩。用不透光的布或纸制成患儿护眼罩，以遮蔽光线。③其他。长条尿布、尿布带、胶布、工作人员用墨镜、温度计和记录单等。

（3）患儿准备。在将患儿放入箱前须清洁其皮肤，不可在患儿皮肤上涂抹粉类和油类；剪短患儿的指甲；为患儿佩戴遮光护眼罩，避免光线损伤其视网膜；脱去患儿的衣裤，除会阴、肛门部用长条尿布遮挡外，其余部分均应裸露，对男婴应注意保护其阴囊。

测量患儿的体温，必要时测体重，取血检测血清胆红素水平。

（4）环境准备。光疗最好在空调病室内进行；冬天注意保暖，夏天则要防止过热。

3.操作步骤

（1）清洁蓝光箱，特别注意清除灯管及反射板上的灰尘；箱内湿化器水箱内加水至2/3满。

（2）接通电源，检查灯管亮度，预热并使箱温升至适宜温度（30~32℃），相对湿度为55%~65%。

（3）将患儿抱入已预热好的蓝光箱中，记录入箱时间。

（4）出箱前先将包裹患儿用的衣服预热，然后给患儿穿好，切断电源，除去护眼罩，将患儿抱回病室，并做好各项记录，如出箱时间、生命体征等。

4.注意事项

（1）保持灯管及反射板清洁，并及时更换灯管。灯管使用300 h后其灯光能量输出减弱20%，900 h后减弱35%，2700 h后减弱45%。如累积时间过长则应更换灯管。

（2）照射过程中的注意事项。①护士应使患儿皮肤均匀受光，并尽量使其身体被广泛照射。若使用单面蓝光箱，一般每2 h更换体位1次，可以仰卧、侧卧、俯卧交替更换。俯卧照射时要有专人巡视，以免患儿口鼻受压而影响呼吸。②护士应勤巡视，及时清除患儿的呕吐物、汗水、大小便，保持玻璃的透明度。③监测体温和箱温。光疗时，护士应每小时为患儿测体温1次或根据其病情、体温情况随时测量，使患儿的体温保持在36~37℃，并根据体温调整箱温，如患儿的体温超过37.8 ℃或低于35℃，则要暂停光疗，经处理体温恢复正常后再继续治疗。④光疗时因不显示失水量增加，故患儿的饮水量应增加30%~50%。如患儿出现烦躁不安表现，护士可遵医嘱给予其苯巴比妥，此药可加速肝细胞酶系统的成熟，增加葡萄糖醛酰转移酶的活力，有减轻黄疸的作用。⑤在光疗过程中，护士应遵医嘱给予患儿静脉输液，按需喂乳，保证患儿的水分及营养摄入；同时，要准确记录患儿的出入量。⑥护士要严密观察患儿的病情，监测其血清胆红素的变化，以判断疗效；注意患儿的精神反应、呼吸频率、脉搏，以及黄疸的部位、程度及其变化；观察患儿大小便的颜色及性状；检查患儿皮肤有无发红、干燥、皮疹，有无呼吸暂停、烦躁、嗜睡、发热、腹胀、呕吐、惊厥等；注意患儿吸吮能力和哭声的变化。若有异常情况须及时与医生联系，以便查找原因，及时进行处理。光照时，患儿可出现排深绿色稀便、泡沫多，小便呈深黄色，一次性皮疹等不良反应，但可随病情的好转而消失。⑦护士为患儿进行检查、治疗、护理时应戴墨镜，并严格进行交接班。

（3）一般光照12~24 h才能使血清胆红素下降，光疗总时间应按医嘱执行。一般情况下，血清胆红素低于171 μmol/L（10 mg/dL）时可停止光疗。光疗结束后，护士要倒尽湿化器水箱内的水，做好整机的清洗、消毒工作，有机玻璃制品忌用乙醇擦洗。蓝光箱应放置在干净、温湿度变化较小、无阳光直射的场所。

（三） 远红外线辐射保暖床

1.操作目的

远红外线辐射保暖床在临床上主要适用于抢救危重患儿和需要快速复温者。新生儿保温是降低新生儿发病率和死亡率的重要措施，远红外线辐射保暖床的主要作用是通过远红外线产热，其加热器通过固定在患儿皮肤上的电极调节释放热量，不仅能使体表温度升高，还能使热量渗入患儿体内，可将其皮肤温度调节并控制在 36~37℃。

2.操作准备

（1）护士准备。护士应了解患儿的诊断、日龄、体温等资料，测量其生命体征，评估治疗过程中患儿常见的健康问题。护士在操作前要洗手、戴口罩。

（2）物品准备。远红外线辐射保暖床、棉垫、尿布等。

（3）患儿准备。患儿入床前须进行皮肤清洁，并擦干皮肤。

（4）环境准备。操作环境要清洁、宽敞，便于操作。

3.操作步骤

（1）将电源输入插头插入 AC120 V/50 Hz 的电源插座内，电源接地，必须安全可靠。

（2）将肤温传感器插入温控仪的肤温传感器插孔中，打开辐射箱前端的控制源开关，温控仪发出"嘀"声后，设定温度显示器闪烁显示给定温度34℃；同时，实时温度器处于待显示状态（00.0），时间显示窗开始计时。

（3）按"加"键设置温度，根据临床需要或医嘱调节该患儿所需的皮肤温度，使仪器进行自动加热。

（4）为患儿穿一件单衣，包好尿布，将其放在暖床中央，不用被褥包盖，以免影响患儿吸收热量。

（5）将肤温传感器头部的金属面固定在患儿剑突与脐部连线的中点处。

（6）若需修改设置的温度，则必须按"设置"键，设置温度显示器再次闪烁时方可按"加"或"减"键进行调节温度。

（7）若需要对计时时间进行修改，须按一下"计时"键，当温度和设置温度显示窗无显示时按"加"或"减"键进行修改时间，修改完毕按"计时"键回到工作状态，不按"计时"键，则 10 s 左右自动回到工作状态。

（8）若需进行评分提醒时，按一下"评分"键，时间显示从零开始计时，评分结束后按"计时"键回到工作状态。

（9）摇动床倾角操纵柄，调节好患儿头高所需的角度，盖上四周挡板，防止患儿坠床。

4.注意事项

（1）使用保暖床的护士必须经过专门的培训，熟悉保暖床的操作方法。

（2）护士要正确安放好肤温传感器，并经常巡视防止其脱落。若有肤温传感器脱落，仪器将无法准确地监控患儿的皮肤温度，易导致患儿被烫伤。

（3）长期或时间较长地使用保温床时，为防止患儿水分丢失，护士可在床挡边放置湿毛巾来增加空气湿度，并适当增加输液量。

（4）护士在将患儿放在床上时应保证床挡板全部关上。使用时必须锁紧脚轮，以防保暖床移动。

（5）保暖床使用完毕，护士应用消毒液清洁四周有机玻璃挡板，拆洗婴儿床床垫；床挡板不能用酒精等有机溶剂擦洗，也不能在紫外线下直接照射；肤温传感器的皮肤接触头用3%过氧化氢棉球擦洗、消毒。

（6）未通电时仪器不能长时间打开电源开关，否则会出现断电报警而浪费电池电量。

（7）仪器不正常时不得强行使用，需请专业人员维修。

（8）护士需正确手持插头插、拔肤温传感器，严禁采取手拉线的方式拔取肤温传感器，以免造成线断丝。

八、静脉穿刺术

（一） 头皮静脉穿刺术

1.操作目的

（1）为患儿补充水分、营养，排除毒素，维持体内电解质平衡，增加循环中的液体量。

（2）给药，使药物快速进入患儿体内。

2.操作准备

（1）护士准备。护士应了解患儿的病情、年龄、意识状态、对输液的认识程度和心理状况；观察穿刺部位的皮肤及血管状况，一般多用额上静脉、颞浅静脉和耳后静脉；根据患儿的年龄做好解释工作；操作前洗手、戴口罩。

（2）物品准备。一次性密闭式输液器1套；液体及药物；治疗盘，内置消毒液、棉签、弯盘、胶布和头皮针；无菌巾内放入已吸有生理盐水或10%葡萄糖溶液10 mL的注射器1支；其他物品包括剃刀、污物杯、肥皂、纱布和治疗巾，必要时备沙袋或约束带。根据检验目的备试管、标本瓶、酒精灯、火柴、1条胶布，胶布中间贴无菌干棉球1个，无菌棉球可多备2~3个放在无菌纱布内。

（3）患儿准备。护士应为小儿更换尿布、协助幼儿排尿，顺头发方向剃净患儿的局部毛发。

（4）环境准备。保持操作环境清洁、宽敞，操作前半小时停止扫地及更换床单。

3.操作步骤

（1）在治疗室准备用物，所需物品备齐后三查七对。

（2）根据医嘱将用物备好，推治疗车到病床旁，再次核对患儿信息，将治疗盘放在床旁桌上。为患儿选好静脉，更换尿布（对年长患儿及其家长做好解释工作）。

（3）将枕头放在床沿，使患儿横卧于床中央，必要时以全身约束法约束患儿；在患儿头下垫油布治疗巾，以纱布擦净局部。

（4）如两人操作，则一人固定患儿，另一人穿刺，操作者立于患儿头端，用消毒液消毒皮肤后用注射器接头皮针，排出气体后，一只手绷紧血管两端皮肤，另一只手持针在距离静脉最清晰点向后移 0.3 cm 左右处，将针头沿静脉向心方向近于平行地刺入皮肤，然后将针头稍挑起，沿静脉走行方向徐徐刺入，当阻力减小，有落空感，同时有回血时推液少许，如无异常可进行固定。

（5）将患儿抱回原处，帮其取舒适体位，必要时在其头部两旁可放置沙袋以固定之，并将婴儿双手约束好。

（6）整理用物，做好记录。

4.注意事项

（1）在操作过程中，护士要严格执行查对制度和无菌技术操作规范。

（2）针头刺入皮肤，如未见回血，可用注射器轻轻抽吸以确定回血。对因血管细小或充盈不全而无回血者，护士可推入极少量液体，如皮肤变白则进入动脉，应重新穿刺；当通畅无阻，皮肤表面无隆起、无变色现象，且点滴顺利时，证明穿刺成功。

（3）在穿刺时，护士要密切观察患儿的面色和一般情况，注意其有无发绀等全身情况（特别是危重患儿），切不可因集中精力寻找血管而忽略了患儿病情的变化而致发生意外。

（二） 股静脉穿刺术

1.操作目的

采集血标本。

2.操作准备

（1）护士准备。护士应了解患儿病情、年龄、意识状态和心理状况；根据患儿的年龄做好解释工作；操作前洗手、戴口罩。

（2）物品准备。治疗盘内放碘酊、乙醇、棉签、10 mL 注射器 1 支，根据检验目的备试管、标本瓶、酒精灯、火柴、1 条胶布，胶布中间贴无菌干棉球 1 个，无菌棉球可多备 2~3 个放在无菌纱布内。

（3）患儿准备。患儿取仰卧位，固定大腿于外侧呈蛙腿形，或仰卧于治疗台上，用小沙袋垫高穿刺侧臀部，以便暴露腹股沟区域。

（4）环境准备。保持操作环境清洁、宽敞，操作前半小时停止扫地及更换床单。

3.操作步骤

（1）备齐用物；用尿布包裹好患儿的会阴部，以免排尿时污染穿刺点。

（2）助手站在患儿穿刺对侧，用两前臂约束患儿躯干及上肢或用约束法约束之，使穿刺侧髋部外展45°并屈膝约90°，助手左手及前臂压住患儿的左下肢，右手固定患儿的右膝关节处。

（3）操作者站在患儿足端或穿刺侧，用碘酒、乙醇消毒患扎穿刺部位皮肤及操作者左手食指（包括甲沟）。

（4）在患儿腹股沟中、内1/3交界处，操作者用左手食指触及股动脉搏动点后，用右手持注射器在股动脉搏动点内侧0.5 cm处垂直刺入，然后慢慢地向上提针，边提边抽回血，有回血时固定针头，抽取所需量后拔出针头。

（5）用棉球压迫针孔5 min以预防出血。当出血较多时可更换棉球按压并贴胶布固定。

（6）为患儿整理衣服，将其抱回病床。

（7）整理治疗室。

4.注意事项

（1）护士要严格无菌操作。婴儿的腹股沟处易被大小便污染，故在穿刺前应充分进行皮肤消毒。

（2）有出血倾向或凝血功能障碍者禁用此法，以免引起内出血。

（3）若穿刺失败，不宜在同侧反复多次穿刺。

（4）抽出鲜红色血液提示穿刺针误入动脉，应立即拔出针头，压迫穿刺处5~10 min至不出血为止。

（5）除垂直进针外，还可用斜刺法，即在腹股沟下方1~3 cm处，将穿刺针以30°~45°刺入皮肤，向搏动点内侧刺去，然后缓缓向后退针，边退边抽回血，见回血时可固定针头取血。

（6）穿刺后应观察局部有无活动性出血。

（三） 颈外静脉穿刺术

1.操作目的

颈外静脉穿刺可为3岁以下婴幼儿或肥胖儿采集血标本。

2.操作准备

（1）护士准备。护士应了解患儿病情、年龄、意识状态和心理状况，根据患儿的年龄做好解释工作，操作前洗手、戴口罩。

（2）物品准备。治疗盘内放碘酒、乙醇、棉签、10 mL 注射器 1 支，根据检验目的备试管、标本瓶、酒精灯、火柴、1 条胶布，胶布中间贴无菌干棉球 1 个，无菌棉球可多备 2~3 个放在无菌纱布内。

（3）患儿准备。护士应为患儿更换尿布，使其取侧卧位，尽可能地暴露颈外静脉。必要时约束患儿。

（4）环境准备。治疗台应清洁、宽敞。

3.操作步骤

（1）备齐用物；按全身约束法包裹好患儿，将其抱至治疗室。

（2）助手用两前臂约束患儿躯干及上肢，一只手扶头，另一只手扶肩，使患儿肩部与治疗台边沿相齐，头部转向一侧并下垂于治疗台边沿下，使颈外静脉充分暴露。

（3）操作者站在患儿头端，选好穿刺点（下颌角和锁骨上缘中点连线的上 1/3 处）。按常规消毒皮肤后，右手持注射器沿血液回心方向刺入皮肤，当患儿啼哭促使颈外静脉怒张时，将针头刺入血管，左手慢慢抽回血，如无血抽出，可将针头缓缓后退，边退边抽，抽到血液后固定针头，抽取所需量后迅速拔出针头。

（4）用无菌棉球压迫穿刺部位 2~3 min，然后用敷料固定以防发生感染，将针头取下后根据检验需要分别把血液注入相应的容器内。

（5）送患儿回病房。

（6）整理用物和治疗室。

4.注意事项

（1）严重心、肺疾病患者及危重患儿不宜使用此法。对有出血倾向者，护士在穿刺时应谨慎，拔针后应延长加压时间，以免渗血。新生儿因颈部短小，操作较困难，一般不选用此法。

（2）在穿刺过程中，护士应随时观察患儿的面色及呼吸情况，发现异常情况时应立即停止穿刺。

（3）患儿头部下垂的时间不宜过长，以免影响血液回流。

（4）护士应严格无菌操作，防止发生感染。

第十章 正常新生儿及患病新生儿护理

第一节 新生儿类型的划分

一、根据胎龄分类

第一，早产儿胎龄不满37周降生的婴儿。

第二，足月儿。胎龄37周以上，42周以下的婴儿。

第三，过期儿。胎龄满42周及以上的婴儿。

二、根据体重分类

第一，正常体重儿。出生体重在2500~3999g之间。

第二，巨大儿。出生体重大于或等于4000g。

第三，低出生体重儿。出生体重小于2500g。

第四，极低出生体重儿。体重在1000~1449g之间。

第五，超低出生体重儿。出生体重小于1000g。

第二节 正常足月儿的护理

正常足月儿是指胎龄满37~42周出生，出生体重在2500~4000g，无任何畸形和疾病的活产婴儿。

一、正常足月儿的特点

（1）外观特点。体重2500g以上，身长47cm以上。哭声响亮，皮肤红润，胎毛少，耳郭软骨发育良好，指（趾）甲发育良好，可达到或超过指（趾）尖，整个足底有较深的足纹。四肢肌张力好，呈屈曲状。乳晕清晰，乳头突起，乳房可扪到结节。男婴睾丸已降至阴囊，女婴大阴唇可覆盖小阴唇。

（2）生理特点。内容包括：

第一，呼吸系统。腹式呼吸为主。呼吸次数为 40~60 次/分，呼吸较表浅，节律不规则。

第二，循环系统。心率波动较大，范围为 90~160 次/分，一般 120~140 次/分，血压平均为 70/50mL。

第三，消化系统。易发生溢乳和呕吐。出生后 10~12h 开始排胎便，约于 3 天内排完。

第四，血液系统。足月儿血容量平均为 85cm。

第五，泌尿系统。新生儿一般在生后 24h 内排尿，如生后 48h 仍不排尿，需进一步检查原因。

第六，神经系统。有觅食反射、吸吮反射、握持反射、拥抱反射。

第七，免疫系统。新生儿特异性免疫功能和非特异性免疫功能均不成熟。

第八，体温调节。体温调节功能差。

第九，能量和体液代谢。新生儿患病时易发生酸碱平衡失调，特别易发生代谢性酸中毒，需及时纠正。

（3）特殊生理状态。内容包括：①生理性黄疸；②新生儿生理性体重下降；③乳腺肿大；④假月经；⑤"马牙"（上皮珠）和"螳螂嘴"；⑥新生儿红斑及粟粒疹。

二、护理诊断与措施

护理诊断，内容包括：①有窒息的危险；②有体温改变的危险与呛奶、呕吐有关。与体温调节中枢发育不完善有关；③有感染的危险。与新生儿免疫功能低下及皮肤黏膜屏障功能差有关。

（一）新生儿娩出后的护理

新生儿娩出后的护理，内容包括：①娩出，开始呼吸前，应迅速清除口、咽、鼻部的黏液及羊水，保持呼吸道通畅。②新生儿娩出后立即结扎脐带断端，并将残端无菌包扎。③用消毒纱布或脱脂棉清洁眼部，可给予 0.25% 氯霉素滴眼液滴眼。④出生后，将头皮、耳后、腋下及其皮肤皱褶处的血迹和较多的胎脂逐渐擦干。用干毛巾吸干羊水，擦干皮肤后，用预先温热好的包被包裹婴儿，然后置于中性温度环境中，以保持体温稳定。⑤戴好名签。给新生儿戴上写明母亲姓名、床号、婴儿性别和出生日期、出生时间的名签。

（二） 保持呼吸道通畅

保持呼吸道通畅，内容包括：①经常检查新生儿鼻孔是否通畅，清除鼻孔内的分泌物。②保持新生儿适宜的体位，一般以右侧卧位为好。仰卧时应避免颈部前屈或过度后仰。婴儿俯卧时，应有专人看护，防止发生窒息。③避免包被、奶瓶、母亲的乳房或其他物品遮盖新生儿口鼻腔，或按压胸部。

（三） 维持体温稳定与喂养

（1）保暖。新生儿出生后应立即擦干身体，用温暖的毛巾包裹，以减少辐射、对流及蒸发散热，并应因地制宜采取不同的保暖措施，使新生儿处于"适中温度"。保暖方法有戴帽、母体胸前怀抱、母亲"袋鼠"式怀抱，应用热水袋预热、婴儿暖箱和远红外辐射床等。此外，接触新生儿的手、仪器、物品等均应该保持温度。

（2）新生儿室条件。新生儿室应安置在阳光充足、空气流通的朝南区域。室内最好备有空调和空气净化设备，保持室温在 22～24℃、相对湿度在 55%～65%。定时测量体重，以了解营养状和发育情况。

（3）喂养。正常足月儿提倡早哺乳，一般生后半小时内即可让新生儿吸吮母亲乳头，以促进乳汁分泌，并防止低血糖，鼓励按需哺乳。确实无母乳者，先试喂 5%～10% 葡萄糖液，若无消化道畸形，吸吮吞咽能力良好，可给予配方乳，配方乳可每 3 小时 1 次，每日 7～8 次。人工喂养者，应注意奶具专用和清洁、消毒。母亲哺乳前应清洗乳头，喂奶后将新生儿竖立抱起、后将婴儿竖立抱起、轻拍背部，以排出咽下的空气，防止溢乳。哺乳量以哺乳后新生儿安静、无腹胀、体重增长（每日增 15～30g）为标准。定时测量体重，以了解营养状况和发育情况。

（四） 预防感染

（1）严格执行消毒隔离制度。接触新生儿前后洗手，避免交叉感染。各类医疗器械定期消毒，每季度对工作人员做 1 次咽拭子培养，患病或带菌者暂调离新生儿室。

（2）保持脐部清洁干燥。一般在新生儿分娩后立即结扎脐带，消毒处理好残端。脐带脱落前应注意脐部有无渗血，保持脐部不被污染。脐带脱落后应注意脐窝有无分泌物及肉芽，有分泌物者先用 3% 的过氧化氢（双氧水）棉签擦拭，再用 0.2%～0.5% 的碘伏棉签擦拭，并保持干燥。有肉芽组织可用硝酸银烧灼局部。

（3）做好皮肤护理。体温稳定后，每天沐浴 1 次，以保持皮肤清洁和促进血液循环。检查脐带、皮肤完整性及有无肛旁脓肿等情况，每次排便后用温水清洗会阴及臀部，以防尿布性皮炎。衣服宽大、质软，不用纽扣。

避免让新生儿处于危险的环境，如高空台面，可能触及的热源、电源及尖锐物品等。照顾者指甲要短而钝。

第三节　早产儿的护理

早产儿指胎龄不满 37 足周（259 天）的婴儿。其发生率因地区不同而异，为 5% ~ 10%。早产儿的病死率随着出生体重的减少而急剧上升，达 12.7% ~ 20.8%，远高于足月儿。

一、早产儿的特点

（一）　外观特点

体重大多在 2500g 以下，身长不到 47cm，哭声低弱，四肢肌张力低下，皮肤薄、红嫩，胎毛多；头发少；耳郭软骨发育不成熟，紧贴颅骨；乳晕不清，乳腺结节小或不能摸到；足底光滑，纹理少；指（趾）甲软，未达到指（趾）尖；男婴睾丸未降至阴囊，女婴大阴唇不能覆盖小阴唇。

（二）　生理特点

第一，呼吸系统。肺发育不成熟，易发生缺氧和呼吸衰竭。

第二，循环系统。心率偏快，血压偏低。部分患儿有动脉导管未闭（PDA）。

第三，消化系统。早产儿吸吮及吞咽能力弱。贲门括约肌松弛，胃容量小。各种消化酶分泌不足，消化能力弱。育不成熟，紧贴颅骨；乳晕不清，乳腺结节。

第四，血液系统。常见贫血，易发生出血。

第五，神经系统。神经系统的功能和胎龄有密切关系，胎龄越小，反应越差。

第六，泌尿系统。肾浓缩功能差。

第七，免疫系统。体液免疫和细胞免疫均不成熟。

第八，体温调节。体温调节功能差。

二、护理诊断

（1）体温过低。与体温调节功能低下有关。

（2）营养失调。低于机体需要量与吸吮、吞咽、消化功能差有关。

（3）自主呼吸受损。与呼吸中枢不成熟、肺发育不完全与免疫功能不足及皮肤黏膜屏障功能差有关。

(4) 有感染的危险。与免疫功能不足及皮肤黏膜屏障功能差有关。

三、护理措施

(1) 维持体温稳定。根据早产儿的体重、成熟度及病情,给予不同的保暖措施,加强体温监测。一般体重<2000g者,应尽早应用婴儿暖箱保暖。

体重>2000g可在箱外保暖,给予戴帽保暖,以降低氧耗量和散热量。暴露操作应在远红外辐射床保暖下进行;没有条件者,因地制宜,加强保暖,尽量缩短操作时间。维持室温在24~26℃、相对湿度在55%~65%。

(2) 合理喂养。尽早开奶,以防止低血糖。提倡母乳喂养,无法母乳喂养者予早产儿配方乳。喂乳量根据早产儿耐受力而定,以不发生胃潴留及呕吐为原则。吸吮能力差和吞咽不协调者可用间歇鼻饲喂养、持续鼻饲喂养,能量不足者以静脉高营养补充并合理安排,补液与喂养时间交叉,尽可能减少血糖浓度波动。每天详细记录出入量,定时准确测量体重,以便分析、调整喂养方案,满足能量需求。

早产儿缺乏维生素K依赖凝血因子,出生后应及时补充维生素K,预防出血症。此外,还应补充维生素A、维生素C、维生素D、维生素E和铁剂等物质。

(3) 维持有效呼吸。保持呼吸道通畅,早产儿仰卧时可在肩下放置小软枕,避免颈部弯曲、呼吸道梗阻。注意观察面色,出现发绀时应查明原因,同时给予吸氧,吸氧浓度以维持动脉血氧分压早产儿病情变化快,症状不明显,常出现呼吸暂停等生命体征的改变,除应用监护仪监测体温、脉搏、呼吸等生命体征外,还应注意观察患儿的进食情况、皮血氧饱和度在90%~95%为宜。

一旦症状改善及时停用,预防氧疗并发症。呼吸暂停者给予拍打足底、拍背、刺激皮肤等处理,条件允许使用水囊床垫,利用水振动减少呼吸暂停的发生。反复发作者可遵医嘱。

(4) 密切观察病情。早产儿病情变化快,症状不明显,常出现呼吸暂停等生命体征的改变,除应用监护仪监测体温、脉搏、呼吸等生命体征外,还应注意观察患儿的进食情况、精神反应、哭声、反射、面色、皮肤颜色、肢体末梢的温度等情况。若早产儿摄入量不足或疾病影响需药物治疗及补液时,要加强补液管理。配制液体时剂量要绝对精确。在输液过程中,尽可能使用输液泵,严格控制补液速度,定时巡回记录。

(5) 预防感染。严格执行消毒隔离制度,工作人员相对固定,严格控制入室人数,室内物品定期更换消毒,防止交叉感染。强化洗手意识,每次接触早产儿前后要洗手或用快速消毒液擦拭手部,严格控制医源性感染。

第四节　新生儿重症监护及护理

新生儿重症监护室（NICU）是集中治疗新生儿危重疾病的病室，是为了对高危新生儿进行病情的连续监测和及时有效的抢救治疗及护理而建立的，其目的是减少新生儿病死率，促进新生儿的生长发育。

一、监护对象与内容

（一）　监护对象

第一，需要进行呼吸管理的新生儿，如急慢性呼吸衰竭，需要氧疗应用辅助通气及拔管后 24h 内的患儿。

第二，病情不稳定、需要急救的。

第三，胎龄<30 周、生后 48 小时内，或胎龄<28 周、出生体重<1500g 的所有新生儿。新生儿，如休克、反复惊厥、严重的呼吸暂停等。

第四，大手术后，尤其是术后 24h 内的患儿，如先天性心脏病、食管气管瘘等。

第五，严重器官功能衰竭及需要全胃肠外营养、换血者。

（二）　监护内容

危重新生儿随时都有生命危险，除认真细致观察病情外，还应利用各种监护仪器、微量快速的检测手段，进行连续不断的监护，以便及早发现病情变化，给予及时处理。

1.心脏与呼吸监护

（1）心脏监护。持续监测危重儿的心电图，如心率急剧增加或下降、出现各种心律失常等及时通知医生处理。

（2）呼吸运动监护。常用阻抗法监测包括：

第一，直接测压法（创伤性测压法）。直接测压法是经动脉插入导管，并接通传感器，由传感器将压力转换为电信号，经处理在荧光屏上连续显示血压波形及血压平均值。此法较为准确，但操作复杂，并发症多。测呼吸频率和呼吸波形，可发出呼吸暂停警报等。某些呼吸暂停监护仪带有唤醒装置，能在发出呼吸暂停警报的同时冲击婴儿足底，刺激呼吸。

第二，通气量和呼吸力量监护。将双向流速和压力传感器连接于呼吸机管道，持续监测机械通气患儿的气体流速、气道压力，以便准确指导通气。

第三，经皮氧饱和度、心率、呼吸压描记仪同步描记瞬时心率、呼吸和经皮氧分压曲线，并以数字显示心率和呼吸频率。

2.血压与体温监护

血压监护包括：

第一，直接测压法（创伤性测压法）：是经动脉插入导管，并接通传感器，由传感器将压力转换为电信号，经处理在荧光屏上连续显示血压波形及血压平均值。此法较为准确，但操作复杂，并发症多。

第二，间接测压法（无创伤性测压法）：用传统的气囊袖带束缚上臂，接传感器，经处理显示收缩压；或使用 Dinamap 血压测定仪，以特制袖带束缚上臂，测出收缩压、舒张压、平均压和心率，能根据需要定时测量，方法简便。

体温监护，将新生儿置于已预热的远红外辐射台上或暖箱内，以体温监测仪监测患儿体温。体温监测仪能通过设定理想的皮肤温度反馈式地调节抢救台或暖箱的输出功率，以维持患儿的皮肤温度在设定的范围之内。注意体温监测的探头务必妥善固定，以防发生烫伤。

3.经皮血气监护

方法是将氧电极紧贴于皮肤上加温，使局部微循环血管扩张，用微型电极直接测出通过半透膜进入电极内的 PaO_2 和 $PaCO_2$，在周围循环灌注正常的条件下，经皮氧分压注意局部皮肤的护理，防止压疮和烫伤。

4.微量血液生化监测

微量血液生化监测包括电解质、胆红素、血糖、肌酐的监测等。

5.影像学检查

条件较好的 NICU 可配备移动式 X 线机、超声仪以随时监测患儿的心、胸、腹、脑部情况，为治疗方案的制订提供及时准确的信息。

二、重症监护专业技能

（一）　心肺复苏

1.适应证

凡明确呼吸心搏停止或即将发生呼吸心搏停止的患儿：

（1）突然昏迷，触诊大动脉搏动或心前区搏动消失，呼吸停止，瞳孔散大，皮肤黏膜苍白或发绀，听诊心音消失。

（2）心肺复苏的操作情境：

第一，年长儿和婴儿<60次/分，新生儿<80次/分，伴有循环灌注不良。

第二，呼吸过于浅弱、缓慢，呈抽泣样呼吸或呼吸极度困难，虽有呼吸动作，胸部听诊无呼吸音。

（3）心搏骤停的心电图类型包括等电位线、室颤、无脉室速、心电机械分离等。

2.操作步骤

（1）基本生命支持（简称BLS）。

1）人工循环（简称C）。

第一，胸外心脏按压法。通过向脊柱方向挤压胸骨，使心脏内血液被动排出的复苏措施，是目前心肺复苏时最常使用的方法。

按压与人工呼吸应协调进行，但避免同时按压及人工通气。2人抢救时心脏按压与人工通气比例为15∶2，按压15次后，做两次人工通气。1人抢救时按压与通气比例为30∶2。

第二，胸内心脏按压。施行胸外心脏按压无效或因胸骨、脊柱畸形无法正确进行胸外心脏按压，应立即开胸直接挤压心脏，胸内心脏按压在小儿较少应用。

2）通畅气道（简称A）。

第一，使患儿头部处于轻度后仰位（抬颏-压额法），防止舌根后坠阻塞气道，对外伤患儿疑有头颈部损伤时，则不应伸展颈部，采用上推下颌的方法（托颌法）打开气道（专业人员），如果托颌法不能有效开通气道则改用抬颏-压额法。

第二，清除鼻腔、口咽部分泌物、呕吐物及可见到的异物、血块等，可用吸痰管吸引，或用手指或器械取出可见的异物。不推荐盲目用手指探寻异物，这有可能将异物推头轻度后仰位到深部。对完全性气道阻塞的异物吸入，年长儿可采用HeimLich手法（横膈下腹部挤压），小婴儿则推荐拍背和挤压胸部相结合方法排除异物，昏迷患儿则可直接行胸外按压。有条件者可行气管插管吸出气道内分泌物，使气道通畅。其他方法难以排除的完全性上气道阻塞，必要时可采用环甲膜切开或穿刺法（异物或阻塞在环甲膜以上），但小婴儿不推荐使用。

第三，有条件时可使用口咽导气管或鼻咽导气管通畅气道。

3）人工呼吸（简称B）。

第一，口对口（或口对鼻、口对口鼻）人工呼吸。适于现场急救。患儿平卧，肩背稍垫高，头后仰使气道平直（口、咽、气管轴接近一条直线）。急救者位于患儿一侧，用手将下颌向上托起（若为小婴儿，急救者将手置于颈后，使头略向后仰即可），另一手的拇、示指捏紧患儿鼻孔，吸气后口与患儿口紧贴吹入适量气体，至患儿上胸部抬起停止吹气，随之立即放开鼻孔，呼气靠弹性回缩使肺内气体排出，重复进行上述操作，吹气应均匀，不可用力过猛。

第二，复苏器人工呼吸。插管与非插管患儿均可使用，对于插管不熟练者，可在短时间内安全有效地解决患儿的通气。通常选用自主充气式复苏器。操作者一手固定面罩（大小以恰好覆盖口鼻而不压迫眼睛、下方不超过下颌为宜）使之与患儿面部紧密接触，并托起下颌，另一手则有节律地挤压、放松气囊。挤压次数及力量视患儿年龄而异。

第三，气管插管（气管切开）人工呼吸。通过气管插管或气管切开使用复苏器进行的一种最为有效的通气方式，适于口对口呼吸或复苏器人工呼吸效果不佳，或需机械通气，或由于外伤、出血、喉头水肿等不适于口对口呼吸或复苏器人工呼吸。目前，在有条件的场所这是进行人工通气推荐的最佳方法。

（2）进一步生命支持（DEF 步骤）。DEF 步骤是在基本生命支持的基础上应用药物或其他治疗措施，力图恢复自主心跳和自主呼吸，并使生命指征稳定的过程，这一过程应于基础生命支持开始后迅速进行，甚至同步进行。

1）药物治疗（简称 D）。

第一，给药途径。首先应在原有的静脉通道给药，以争取时间，以利用上腔静脉系统的周围静脉为好。若无法建立静脉通路，应立即行骨髓穿刺（最常用部位是胫骨粗隆下），用普通骨穿针即可。用药剂量与输液速度同静脉给药。气管内给药在心脏按压时也可望吸收入血回流至心，肾上腺素、阿托品、利多卡因、纳洛酮均可气管内注入，肾上腺素用药剂量较静脉剂量大 10 倍，其他药物为静脉用量的 2~3 倍。由于心内注射的许多副作用，目前已不被采用。

第二，常用药物。

肾上腺素：是心肺复苏时最常应用的药物。用法：首次静脉或骨髓内稀释成 1∶10 000 浓度，0.01kPa（0.1mmHg，1∶10 000 溶液），气管内 0.1kPa（新生儿尤其是早产儿剂量宜偏小）。若首次无效，可标准剂量 3~5 分钟重复 1 次，一般 3~5 次，给药时胸外按压不得中断。不推荐大剂量肾上腺素。

阿托品：用于心动过缓或三度房室传导阻滞，用法：0.02mg/kg，5 分钟重复 1 次，最大剂量儿童 1mg，青少年 2mg。

碳酸氢钠：不常规使用碳酸氢钠，尤其在复苏的最初阶段应慎重使用。

钙剂：现已不作为 I 期复苏药，但在低钙血症、高钾血症、高镁血症时仍可应用。但注意可能导致细胞内钙超载，加重已缺氧细胞的损伤。

利多卡因：用于室颤及室性心动过速。用量：1mg/kg，加 5% 葡萄糖 10mL 中静脉推注，5~10 分钟后可重复用，总药量不超过 5mg/kg，维持量为 20~50μg/（kg·min）。⑥纳洛酮：用于逆转麻醉剂或毒物引起的呼吸抑制及镇静作用，剂量 0.1mg/kg，可静脉或气管内给药。

2）心电监护（简称 E）。在心肺复苏当中很重要，除可便于观察心跳是否恢复，还可及时发现出现的心律失常，及时采取相应的措施。

3）除颤（简称 F）。在小儿，尤其婴幼儿心脏按压也是一种除颤方式，如果条件许可，尽早电击除颤。

（3）延续生命支持阶段（GHI 步骤）。GHI 步骤是维持保护各脏器功能，并最终使脑功能恢复，意识恢复是复苏成败的关键。

1）预后及评估（简称 G）。对患儿各脏器功能、意识状态等做出评估判断，以便决定进一步的治疗决策。

2）低温疗法（简称 H）。冬眠疗法下使体温降至肛温 35℃ 左右，特别是头部局部降温，可戴冰帽，维持 3~5 天，出现听觉即逐渐复温。

3）重症监护病房（简称 ICU）的进一步治疗。重点是脑复苏，需解决的主要问题包括：①维持有效循环、纠正低血压；②主要措施是为脑组织创造低温、低压的颅内环境，防止脑水肿和颅内压增高，减少脑的氧耗及代谢，消除内环境紊乱。③治疗原发病，防止再次发生呼吸、心搏骤停。

（二） 气管插管术

1.适应证

（1）各种原因引起的呼吸衰竭，包括中枢性及周围性呼吸衰竭。

（2）呼吸心搏骤停。

（3）各种原因引起的喉梗阻导致呼吸困难。

（4）颅内高压、大手术如心胸手术后。

（5）严重呼吸道感染造成气道分泌物过多、过于黏稠，或气管内液体异物吸入。

2.禁忌证

无绝对禁忌证。巨大动脉瘤，尤其位于主动脉弓部位的主动脉瘤，插管有可能使动脉瘤破裂，宜慎重，如需插管，则操作要轻柔、熟练，患儿要安静，避免咳嗽和躁动；如果有鼻息肉、鼻咽部血管瘤、脑脊液漏，不宜行经鼻气管插管。

3.插管前准备

（1）器械和物品准备。

1）喉镜及镜片。喉镜由装有电池的柄及带光源的镜片组成。镜片分为直叶片和弯叶片两种。由于新生儿、小婴儿声门相对较高，直镜片暴露效果好；弯镜片较宽，便于推开舌体暴露声门，适用于新生儿外的任何年龄。

2）气管导管。根据有无套囊分为两种。导管内径的选择以体重或年龄而定：极低体重儿 2.0mm；早产儿 2 岁以上可用公式：

$$4+年龄/4=ID（mm）$$

有套囊的计算公式：

$$3.5+年龄/4=ID（mm）$$

紧急时可用估计法选择导管，即导管之外径约等于患儿小手指粗细。导管插入深度计算公式：

$$导管插入深度（mm）=年龄（岁）/2+12（适用于2岁以上）$$

或

$$导管内径（mm）\times3$$

3）复苏气囊；导丝；氧气；牙垫；胶布；吸痰管；负压吸引器；注射器。

4）心肺复苏抢救药品。

（2）患儿准备（紧急抢救时例外）。

1）口腔内吸痰，最好下胃管抽吸胃内容物。

2）适当镇静，密切心电监护。

4.操作步骤

（1）患儿仰卧，开放气道，吸引鼻咽部分泌物，如牙关紧闭或意识清楚可予镇静。

（2）插管者于患儿头侧，左手持喉镜，从右侧口角将镜片轻柔插入并把舌体推向左侧。注意：①用力过猛可使下唇及牙齿受损，镜片插入过深可伤及咽后壁。②不要以门齿为喉镜支点，以免损伤门齿致脱落。

（3）喉镜通过舌及硬腭间沿中线向前插入，小心挑起会厌，暴露声门。

（4）待声门开放时轻柔插入气管导管。不要反复试插，如30秒内未成功应暂停，予面罩气囊加压给氧，待有所缓解后再行插管。

（5）插入初始深度约过声门2cm左右为宜，插管成功后迅速评估气管插管位置是否合适；气管内吸痰，气囊加压给氧，胶布固定后准备连接呼吸机，如有套囊则应套内注入一定量气体使套囊膨胀防止漏气。

5.插管后判断

（1）插管成功。插管后气囊加压给氧，如果发绀缓解，双肺呼吸动度及呼吸音一致，说明插管成功，且深浅合适，用医用胶布固定。

（2）误入食管。

1）气囊加压给氧后胸廓无起伏。

2）送气时听诊腹部进气音强于胸部，上腹部渐膨隆。

3）患儿能发声；气管内吸出胃内容物。

4）喉镜查看见气管导管位于食管内。

（3）插管过深或脱落。

1）插管过深易进入右支气管，表现右侧呼吸动度及呼吸音强于左侧，可将导管缓慢退出直至双侧呼吸音及呼吸动度一致。

2）插管脱落常表现为导管口外留置距离较前增大，不能维持正常通气；患儿能发出声音。

6.插管后注意事项

第一，固定导管。插管成功并确定深度合适后，用胶布牢固地将气管插管连同牙垫固定于患儿面部；并标明导管口外留置距离，如果该距离发生改变，提示插管深度有变或脱管，应及时处置。

第二，加强气道管理，保持气道通畅。及时清理气管内外分泌物，有痰随时吸；注意加温湿化；定时翻身叩背，痰液黏稠时可在叩背前向一侧气管内注入蒸馏水 0.5～2.0mL），然后利用引流体位叩背并吸痰。

第三，插管后及时行床旁胸部 X 线片，明确管端位置（正常于第 2～3 胸椎）并酌情调整；及时检查血气。

（三） 电击除颤

1.适应证

各种原因导致的心室纤颤、无脉室速。心脏无收缩时不能电击除颤。

2.禁忌证

病史已多年、心脏（尤其是左心房）明显增大、伴高度或完全性房室传导阻滞的心房颤动，伴完全性房室传导阻滞的心房扑动，反复发作而药物不能维持疗效或伴病态窦房结综合征的异位性快速心律失常，均不宜用本法复律；有洋地黄类药物或低血钾时，暂不宜用电复律。

3.操作前准备

（1）选择电极板。婴儿型电极板（4.5cm）适用于小于（8～13cm）10kg 或 1 岁以内小儿；成人型电极板则用于≥10kg2 或 1 岁以上小儿，包括成人。

（2）电板界面。电极膏、生理盐水湿润纱布等，两电极板下界面的介质不能相通，以免短路后使经过心脏的电流不足。

（3）电极位置。标准位置为一电极紧贴胸骨上端右缘即右上胸壁锁骨下方，另一电极置于左乳头外左腋前线处。

4.操作方法

（1）确定心律为室颤或无脉室速。

（2）选择合适的电极板，并均匀涂以电极膏。

（3）打开除颤仪电源（选择非同步方式）。

（4）选择合适的能量剂量后充电（首次除颤能量 2J/kg，过 10J/kg 或成人的最大剂量）。

（5）确定充电完成，停止心外按压，电极板放置在胸壁的合适部位。

（6）重新核实患儿的心律。

（7）确认无任何人与患儿、病床或仪器设备接触后，用力按压电极板，同时按下双侧的放电按钮，可见患儿有全身骨骼肌的收缩。

（8）除颤完毕立即行心肺复苏，5 个循环后评估患儿情况。

第二次不成功可加用肾上腺素，用法同心肺复苏，第三次不成功应加用抗心律失常药如利多卡因、胺碘酮等。

5.同步电复律操作步骤

基本同除颤，须按同步键（SYNC），使用电击能量为首次 0.5J/kg，以后可增至 1J/kg；如患儿清醒，可使用镇静剂，心电图导联应选择 QRS 波直立，R 波幅最大的导联。

6.术后观察

（1）生命体征。

（2）心电图。

（3）心脏彩超。

（四） 髓内输液

1.适应证

抢救危重患儿却无法建立静脉通路时。

2.禁忌证

穿刺部位皮肤有感染者，存在穿刺部位的肢体近端骨折或穿刺点有骨折者。

3.设备及术前准备

骨髓穿刺针、消毒剂、输液装置、穿刺包（治疗盘、棉球、孔巾、巾钳、镊子）。

4.操作步骤

（1）确定穿刺部位。摸准胫骨粗隆位置，其下 2~3cm 内侧平坦处作为穿刺点。此位置表浅，无大血管及神经通过，骨髓腔宽大。

（2）洗手，戴帽子、口罩，戴手套。

（3）消毒剂消毒穿刺点附近皮肤。

（4）检查穿刺针，确定针外套斜面和针芯相互匹配。

（5）用左手抓住穿刺部位以上和侧面的大腿和膝部（大腿应支撑在一块坚硬的平板上），固定胫骨近端，不要将操作者的手放在穿刺部位后面以免被伤害。

（6）重新确认穿刺部位后，穿刺针穿过皮肤到达胫骨前内侧的平坦表面。

（7）通过胫骨近端的骨皮层进针，进针方向垂直于骨的长轴，或略微朝向足趾方向以避开骨骺板，将针向下旋转。

（8）有突破感时说明针已进入骨髓腔，即停止进针，取下针帽，撤出针芯；此时可能会抽出骨髓或血液，抽出骨髓后马上注入无菌生理盐水，以免堵塞。

（9）固定穿刺针，慢慢注入 10mL 生理盐水，并检查有无注射阻力增加或局部软组织肿胀。

（10）如果注射测试成功，移去注射器，连接排尽空气的输液管，固定穿刺针和输液连接管。

（11）骨髓输液后待循环改善，尽早建立静脉通路。

5.术后观察

（1）生命体征。

（2）穿刺处有无出血。

（3）穿刺伤口有无渗液或感染。

（4）穿刺侧肢体有无肿胀、远端动脉搏动情况，警惕发生骨筋膜室综合征。

6.并发症及处理

（1）骨折。规范操作，一旦发生积极复位、制动、功能训练。

（2）皮肤坏死。骨髓输液过程中密切观察有无渗液、局部肿胀等情况，一旦发生可外用促进血液循环和皮肤组织再生的药物，清除坏死组织。

（3）感染。如穿刺点皮肤感染、软组织感染、骨髓炎等；应严格无菌操作，一旦发生，积极抗感染、引流等。

（五） 无创通气

1.适应证

（1）急性呼吸衰竭。

（2）有创通气撤机后序贯治疗。

（3）新生儿疾病如新生儿呼吸窘迫综合征等。

（4）慢性神经肌肉疾病所致肺功能不全。

（5）阻塞性睡眠呼吸暂停。

2.禁忌证

（1）患儿无自主呼吸或自主呼吸微弱、不稳定，尤其是小婴儿。

（2）呼吸心跳停止患儿。

（3）昏迷程度较深、严重呼吸肌麻痹、吞咽咳嗽反射弱、惊厥持续状态、频繁呕吐。

（4）气道不通畅。

（5）未经引流的气胸或膈疝。

（6）上气道或颌面部损伤等。

（7）意识清醒患儿不能配合或不耐受面罩等无创通气模式。

3.无创通气的方法

（1）选择呼吸机选择能够维持足够大的气流量的呼吸机，以便能够维持压力稳定。

（2）选择连接方式。儿科无创性通气连接方式主要有三种：鼻塞、鼻罩和面罩，其材质多为聚氯乙烯或硅胶，柔软并有一定弹性，可减小对局部皮肤的压迫。选择鼻塞或鼻/面罩时应注意式样和规格，保证适合患儿的鼻腔大小和脸形。

（3）选择通气模式。儿科常用 CPAP 和 BiPAP。为增加功能残气量、保持气道通畅，可选用 CPAP；潮气量，改善肺通气，可选用 BiPAP。

（4）参数调节。按照患儿的具体情况来调节参数，原则是由低到高逐步调节。使用 CPAP 时，初始压力为 $3\sim5cmH_2O$；如使用 Bubble System 装置，必须保证足够大的气流量以保持水封瓶有气泡持续排出。BiPAP 模式的初始参数为呼气压 $3\sim4cmH_2O$，吸气压 $8\sim10cmH_2O$，并在 20 分钟内逐步增加调整至合适水平。尽量避免长时间吸高浓度氧。

（5）气体温化和湿化。虽然无创正压通气保留了上气道的加温湿化作用，但由于送气量大，流速快，需注意气体加温湿化。有肺部感染时，痰液黏稠，更需加强湿化促进痰液排出。一般使空气温化至 $34\sim37℃$，相对湿度 100%。

4.无创通气的监护

严格的监护和护理对无创通气成功与否至关重要。

（1）严密观察病情。

1）生命体征。意识、心率、呼吸、血压、经皮氧饱和度、辅助呼吸肌做功情况、皮肤颜色、末梢循环等。如果患儿呼吸困难加重、血氧饱和度下降、心率过快或过慢、血压下降等应停止无创通气。

2）观察自主呼吸人机协调性、有无矛盾呼吸。如自主呼吸与机械通气不同步，人机对抗严重，则应注意是否存在痰堵、通气量不足、面罩漏气等；年长儿则应消除恐惧心理，在排除以上情况后仍有人机对抗、导致低氧血症或高碳酸血症应停止无创通气。

3）加强气道管理，保持气道通畅。观察面部压迫处有无皮肤坏死等。注意有无腹胀。

4）要注意患儿的舒适程度。面罩大小是否合适、松紧程度、与皮肤的接触是否舒适等。

（2）动脉血气和胸片。无创通气后 1h 内应行动脉血气检查，病情变化随时检查，以后可根据病情定期检查。定期复查胸片也是判断疗效、调整参数的重要参考。

（3）呼吸机的正常工作情况。密切监测呼吸机面板或显示屏上的潮气量、漏气量、气道压、呼吸次数等参数及报警情况，及时发现出现的故障，及时清除滤水杯内的冷凝水。

（六） 呼吸机的使用

1.适应证

（1）呼吸停止或呼吸暂停>20秒，反复发作经内科治疗无效。

（2）CO_2，潴留。$PaCO_2 > 9.3kPa$（70mmHg）或 $PaCO_2 > 8.0kPa$（60mmHg），但上升速度每小时>1.3kPa（10mmHg）者。

（3）低氧血症。吸100%氧气或CPAP吸入60%氧气，而 $PaO_2 < 6.7kPa$（50mmHg）。

注意临床工作中不能单以血气某项指标作为机械通气的绝对指征，必须结合患儿各方面的情况，综合判断。对于年龄小，体重低，一般状态差，病情处于进展状态，保守治疗效果不佳者，要尽早应用呼吸器，不要待全身情况已衰竭时再用，此时常会丧失抢救机会。

2.呼吸机类型与性能

（1）分类方法很多，根据吸气与呼气转换方式分为五种：

1）定容型。根据预调潮气量进行吸–呼切换。当达到预调潮气量后转为呼气相。压力大小取决于潮气量、肺容量、阻力、顺应性。

2）定压型。压力切换。吸气达到预调压力值即转为呼气相，肺顺应性差时容易使潮气量不足。

3）定时型。时间切换。即吸气时间达到预调值后转为呼气相。潮气量＝吸气时间×流速（FR）。

4）流速控制呼吸机。流速低于某一预调值后转为呼气，缺点较多，不能控制压力，流速不稳定，吸气时间不定。

5）混合型多功能呼吸机。是近来较为先进的呼吸机，如定时限压（限容）恒流呼吸机，将定容、定压、定时结合到一起，也可进行压力调节容量控制通气（PRVC），目前儿科使用较多。

（2）呼吸机类型的选择。

1）较大儿童。只要调节适宜，定容或定压方式均可满足通气需要。只是在定容型时气道压力不能控制，而定压型时潮气量不易保证，故需根据病情酌情调整。

2）婴儿、新生儿。由于潮气量小，肺顺应性及气道阻力易变，气道压力波动较大，定压通气很难保证合适的潮气量。由于气管插管不带套囊造成漏气及呼吸机管道可压缩容积的丢失，此时定容方式也不适宜。而定时限压方式（压力控制）在呼吸机送气达到预定压力水平时并不转换至呼气，在维持该压力水平的同时，肺继续膨胀，直至达到预定的吸气时间方停止送气，发生切换。这样能较好地保证通气量。新生儿及小婴儿，呼吸频率快，吸气力量弱，因此，呼吸机很难与之同步。患儿吸气时，无新鲜气体送入，呼吸肌无效做功，额外增加耗氧量，极易造成呼吸肌疲劳，需要采取持续恒定气流，使自主呼吸得到满足。因此，目前认为适合新生儿及婴儿的呼吸机为定时限压、持续恒流型。

3.通气方式及选择

（1）控制通气。间歇正压通气（简称 IPPV），不管患儿自主呼吸如何，呼吸机按调定的频率，在吸气相产生正压，将气体送入肺内，每分钟通气量由呼吸机调节决定。控制通气可采取定容、定压、定时或定时限压（定容）恒流方式，该方式能减少机体能量消耗，适合于小婴儿及病情危重或无自主呼吸者。

（2）辅助通气呼吸机。辅助患儿完成通气需要，是通气技术的进步。临床常用的辅助通气方式有：IMV、SIMV、PSV、CPAP、SIMV+PSV、A/C 等。其中以 SIMV 最为常用。辅助通气有助于自主呼吸的锻炼，主要用于自主呼吸较好，病情相对较轻，预计带机时间较短及准备撤离呼吸机的患儿。

1）IMV。间歇指令通气。在患儿自主呼吸的同时，间断给予 IPPV 通气，即自主呼吸+IPPV。

2）SIMV。同步间歇指令通气。每隔一定的时间行同步 IPPV。

3）PSV。压力支持通气。自主呼吸期间，患儿吸气相一开始，呼吸机即开始送气并使气道压迅速上升到预调的压力值（支持压力），并维持气道压在这一水平。当自主吸气流速降低至最高吸气流速的 25% 时，送气停止，患儿开始呼气。

4）PEEP。呼气末正压。吸气由患儿自发或呼吸机产生，而呼气终末借助于装在呼气端的限制气流活瓣等装置，使气道压力高于大气压，可避免呼气末肺泡萎陷，增加功能残气量，利于氧合。一般与 IPPV 合用。儿科 $2\sim3cmH_2O$。

5）CPAP。持续气道正压。用于有自主呼吸时，作用同 PEEP。

6）A/C。辅助/控制通气模式。若患儿自主呼吸率充分，则以辅助通气为主，类似 PSV，不同的是辅助通气的压力与机械通气（控制通气）压力预设值一致。若自主通气率不足，则呼吸机按预设的频率及压力实行控制通气。

4.呼吸机参数调节

（1）基本初调。

1）潮气量。定容型呼吸机需调节潮气量，机械通气时按 $8\sim10mL/kg$ 计算，较生理情况略高，因为考虑到管道漏气，气体的压缩等因素。潮气量可以直接显示，结合观察胸廓起伏及两肺送气情况，可初步判断通气效果。定时型：潮气量 = 吸气时间（Ti）×气流速（FR）。定压型：主要通过压力大小来控制潮气量大小，最好有监测。

2）呼吸频率。一般情况下与同龄生理呼吸频率相同，辅助通气时则可减低。

3）峰压（PIP）。在定压及定时限压恒流方式通气下，PIP 是决定潮气量的主要参数，呼吸系统无病变者，PIP 一般为 $10\sim20cmH_2O$，肺顺应性差时 $20\sim30cmH_2O$，重者可超过

$30cmH_2O$。原则上尽量以较低的吸气峰压维持血气在正常低限即可。

4）呼气末正压（PEEP）。具有增加 FRC、防止肺泡萎缩、改善肺顺应性及通气/血流比例失调的作用。气管插管后生理的 FRC 被破坏。一般给予 $2\sim3cmH_2O$，一般肺部病变 $3\sim5cmH_2O$，肺顺应性差者可大于 $5cmH_2O$，但有梗阻、气胸时应降低，甚至下调至 0。

5）吸/呼比值（I：E）及吸气时间。正常婴儿自主呼吸时，I：E 为 1：（1.5～2.0）。吸气时间为 0.5～1.0 秒（至少超过 3 个时间常数），应根据呼吸系统病理生理特点作调整。肺部病变以 FRC 减少、顺应性降低为主，气道阻力增加不明显情况下，可提高 I：E 至 1：（1～1.2），相应延长吸气时间，以改善肺部氧合。

6）流速（FR）。婴儿呼吸机 FR 设定至少为其每分通气量的 2 倍，一般为 4～10L/min。流速快时产生方型波，有利于氧合，但易产生气压伤；流速慢时，产生正弦波，较少产生气压伤及影响循环功能。低流速时，若频率过快，可能达不到预定的峰压，使潮气量减少。定容型呼吸机根据潮气量大小决定 FR。

7）吸入气氧浓度（FiO_2）。调节原则是以最低的 FiO_2 维持 PaO_2，在 60～90mmHg。一般 0.4～0.6，心肺复苏初期可 0.6～0.8，以<0.6 为宜，以避免发生氧中毒。

8）调节温、湿化器。婴幼儿机械通气时，对吸入气必须加温加湿，以免影响体温。吸入气温度应控制在 32～35℃。

9）人机对抗的处理。①去除原因（任何原因导致的通气不足，包括呼吸机及患儿方面）；②同步通气方式；③肌肉松弛剂及镇静剂。

（2）复调。血气分析是调节呼吸机参数的主要依据。用呼吸机稳定通气 20～30 分钟后或病情发生变化时应采取血气，初期可间隔 4h 一次，病情稳定后可延长至 6、8、12h 一次。

1）适宜血气值。pH 值为 7.35～7.45，PaO_2 为 60～90mmHg，$PaCO_2$ 为 35～45mmHg。

2）提高 PaO_2 的方法。

第一，提高 FiO_2。

第二，增加平均气道压、增加通气量：①提高 PIP；②提高潮气量、呼吸频率；③延长吸气时间。

第三，降低 $PaCO_2$ 的方法：

$$分钟通气量=TV\times VR$$

增加通气量：①提高 PIP；②增大潮气量，提高呼吸频率；③降低 PEEP（功能残气量增高时）。

保证充分的呼气时间：但呼气时间过长，并不能进一步增加 CO_2 的排出。

一般每次调整 1～2 个参数，最多不超过 3 个，以免血气波动很大。调整范围：PIP2～$3cmH_2O$；VR5～10 次/分；吸气时间或呼气时间 0.25～0.5 秒；$FiO_2$0.05～0.1（PaO_2>

100mmHg 时为 0.1）。FiO_2 不可降低过快，可能使 PaO_2 发生较大波动，诱发肺血管痉挛，使肺血管阻力增加，可致右向左分流。

在提高参数时，宜先提高参数条件偏低者；而在降低通气条件时，应先降低参数条件较高者，调整完毕后复查血气看是否适宜。

参数的调节主要依据血气结果外，还应了解临床通气状况：如胸廓起伏程度，两肺进气情况，缺氧征象是否改善等，结合其他监测结果，可对呼吸机参数预先做适当的调整，待条件稳定后，再查血气进一步调整，这样可适当减少采血的次数，避免增加患儿痛苦。

5.应用呼吸机时的监护

机械通气时呼吸起支持作用，但同时给各器官系统带来不利影响。在小儿，年龄越小，机械通气的不利影响更易产生。此外，上机当中可能出现一些并发症或意外情况，因此在机械通气时应注意以下方面的监护，使呼吸机的应用更为合适、有效、安全。

（1）记录生命体征变化。张力、心率、血压、自主呼吸等。

（2）记录液体出入量。观察肢体有无水肿，以便掌握液体的耐受情况。

（3）经皮氧饱和度监测。SaO_2 92%~96% 即可。

（4）潮气末 CO_2 分压监测（$P_{ET}CO_2$）。在肺通气/灌流良好的情况下，$P_{ET}CO_2$ 与 $PaCO_2$ 相近。两者差值大，提示肺内病变重，差值缩小，提示病情好转。

（5）压力、流速曲线的监测。有利于了解肺机械特性，判断有无漏气及指导呼吸参数调节。

（6）通气条件监测。

1）TV、分钟通气量、PIP、PEEP，现在有的呼吸机可进行肺力学检测，包括气道阻力，潮气量、动态顺应性等。

2）MAP。最佳 MAP，无肺部病变的婴儿，MAP 维持在 $5cmH_2O$。MAP>$12cmH_2O$ 称高 MAP。管道是否漏气，有水，打结，湿化装置是否正常工作，气管插管位置，胸部 X 片监测。

6.呼吸机的撤离

患儿病情好转，即可逐步降低机械通气条件，为撤机做准备。

（1）撤机的条件。

1）导致机械通气的原发病正消除或基本控制。

2）具备保持气道通畅，维持足够通气量的条件：肺部感染基本控制，呼吸道分泌物减少，咳嗽有力，自主呼吸较强。

3）心血管及中枢神经系统功能稳定。

4）患儿营养状况得到改善（早产儿尤应注意）。

5）FiO_2<0.4 时，PaO_2>50~60mmHg，PIP<$10cmH_2O$，VR<10 次/分或 CPAP。

（2）撤机的方法。根据患儿的不同病情用适当的撤机方法，有的患儿不需要过渡阶段，可直接从机械通气转为自主呼吸，有的则需要相当长的过渡过程，反复试验才能成功。

1）直接撤机。状态好不耐受气管插管者可直接拔管。

2）间断 T 形管过渡试验性撤机：流量>10L/min 时，FiO_2可达 0.5 左右，注意为避免CO_2的重吸收，流量>MV，管道贮气容积不能太大。可逐渐增加 T 形管的时间直到可以脱离呼吸机。

3）SIMV 过渡撤机。SIMV 或 IMV 可使患儿不脱离呼吸机即能间断进行自主呼吸，并可随意调节 FiO_2，所以目前被广泛用于呼吸机的撤离，每 3~4h 减少 SIMV 频率 2 次/分，当 SIMV 频率减至<10 次/分（2~3 次/分）动脉血气维持正常可停用呼吸机改用 T 形管吸氧，自主呼吸观察。

4）压力支持（PSV）过渡撤机。每 2~4h 减少 1~2cmH_2O。

5）SIMV+PSV 过渡撤机。更优越，可防止呼吸肌疲劳。

6）CPAP 过渡撤机。呼吸机设定在自主呼吸方式，给 2~3cmH_2O 的 PEEP。

（3）撤机失败的原因。

1）呼吸道感染未控制，分泌物多，痰液黏稠阻塞气道，影响通气，可造成肺不张，使 $PaCO_2$明显升高。

2）呼吸肌疲劳：长时间正压通气，呼吸肌可发生疲劳，呼吸道分泌物增多，肺部感染未控制，使呼吸肌做功增加，加之热量摄入不足，镇静剂的应用，造成呼吸肌疲劳，致通气衰竭，尤其在低出生体重儿常见。

7.气管拔管注意事项

（1）拔管指征。

1）上呼吸道梗阻解除或基本解除。

2）下呼吸道分泌物已充分引流、冲洗，痰液量明显减少；感染已得到控制，患儿咳嗽有力。

3）自主呼吸规则，有足够通气量，断离氧无明显呼吸困难及发绀。

4）患儿循环及中枢神经系统功能稳定。

5）满足其他撤离呼吸机条件。

（2）拔管及拔管后的护理。

1）拔管前 4h 内不进食，并抽出胃内容物。

2）拔管前 1~2h 静脉给予地塞米松 0.5mg/kg，或氢化可的松 5mg/kg。

3）充分拍背、吸痰，吸引口、鼻、咽腔分泌物连同吸痰管将导管一起拔出。

4）拔管后立即吸氧，吸氧浓度较原来吸氧浓度高 5%~10%，如缺氧严重可采用鼻塞

CPAP。

5）听诊双肺呼吸音，了解通气情况，保证上呼吸道通畅。

6）拔管后根据情况禁食 8~12h，如有喉头水肿等并发症，应鼻饲喂养，至症状消失。摄入不足可由静脉补充。

7）拔管后 3 天内定时为患儿雾化、翻身、拍背、吸痰、变换体位。

8）避免应用有呼吸抑制作用的镇静剂或减少用量。

9）拔管后加强监护，1~2h 后复查血气。

8.呼吸机治疗的意外及并发症

（1）脱管。常由于固定不好，患儿躁动导致。脱管时有如下情况：①压力报警，PIP、PEEP 下降；②双肺呼吸音机械通气减弱，主要是自主呼吸音；③血氧饱和度下降，发绀；④患儿可能发出声音。

（2）堵管。常由于分泌物、痰栓、血块、坏死组织等侵入导管或气管插管弯曲。常见：①突然发绀，SaO_2 下降；②呼吸动度下降；③双肺呼吸音减弱甚至消失。需要即刻通管或拔管后重新插。

（3）呼吸机故障。电脑部分、管道部分，呼气阀、气源及电源故障。

（4）气压伤。

1）原因：①吸气峰压过高，PEEP 过大，MAP 升高；②吸气流速过快，气体分布不均，导致部分肺泡过度膨胀，甚至破裂；③吸气时间过长；④未发现的肺大泡；⑤气管黏膜溃疡，气管破裂；⑥由气管切开处漏气→皮下气肿；⑦抱球不当，插管过深。

2）临床表现：间质肺气肿、纵隔气肿、心包积气、张力性气胸、气腹、皮下气肿、空气栓塞等，肺纤维化、慢性肺病。在上呼吸机时出现不好解释的呼吸困难，人机对抗的应注意。

为减少气压伤发生，现多采取以下措施：①压力控制通气（PCV）。允许 $PaCO_2$ 适度增高，低压、低潮气量；②高频通气；③表面活性物质使用；④NO 吸入；⑤体外膜肺（ECOM）；⑥液体通气。

（5）循环障碍低血压、休克、心输出量减少。

1）原因：机械通气→胸腔内压升高→静脉回流减少，压迫心脏等→心输出量减少，血压下降→休克。

2）防治：①采用确保通气的最低气道压力；②降低平均胸内压（缩短吸气时间，减少呼气阻力，吸/呼比在 1：2 以上，减少无效腔）；③补充血容量；④必要时可应用血管活性药物如多巴胺。

（6）肺不张。发生率约为 10%。

1）原因：①通气不足；②插入导管过深；③痰液阻塞；④肺部感染；⑤吸入纯氧→

吸收性肺不张。

2）防治：①增加通气量；②使用叹息通气；③FiO$_2$限制在0.6以下；④纠正过深导管；⑤加强翻身、拍背、吸痰、湿化。对肺不张的肺区（尤其是左上肺、右下肺）加强体位引流。

（7）肺部感染。机械通气相关性肺炎发生率较高约40%，是呼吸机治疗失败的一个重要原因。原因：①患儿抵抗力弱；②上呼吸道、口鼻腔分泌物易经插管周围进入下呼吸道，是引起肺部感染的主要原因；③呼吸机消毒不彻底，不洁的呼吸机管道凝水细菌含量可达20万/mL；④病室交叉感染；⑤医务人员无菌操作不严。

（8）喉损伤和气管损伤。气管插管时，呼吸机使用时间较长、气管导管管径过粗，气管局部感染、溃疡，一般喉头水肿多无后遗症，但若有溃疡形成或有明显肉芽组织增生则后果比较严重。

（9）其他。通气不足，通气过度或呼吸性碱中毒，水潴留，胃肠充气，消化道出血等。

（七） 输液泵的使用

1.适应证

（1）需要较大正压和快速定时输液时。

（2）需要严格控制输液量和速度时。

（3）需要严格控制输入速度的药物。

（4）输注静脉营养液时。

2.设备分类

目前临床常用的输液泵，大致分为两类：

（1）推注式微量注射泵。以交流电或直流电为动力，对一个或多个注射器活塞施以持续恒定的压力以推动其前进的装置。它由微电脑控制，输液速度由操作者设定，并装有定压及声音报警装置。

（2）滚动式输液泵。利用滚筒装置顺序地压挤输液管道使液体蠕动式地被推动前进。输液泵装有蓄电池，可用交流或直流电维持功能。某些输液泵在输液容器及输液管道间安装了一个有刻度的容量计，每1~2h放入一定量直推式微量注射泵的液体，一旦输液泵发生故障时，不至于输入过多液体。

3.操作步骤

（1）推注式微量注射泵。

1）待机。待机包括：①检查微量注射泵电路、电源距离和仪器状态。②将微量注射泵置于床旁适当位置，接通电源，交流指示灯亮，泵处于正常待机充电状态（若欲用泵内蓄电池作为动力，应先充电 2h）。

2）注射器安装。安装包括：①用 10~50mL 一次性注射器遵医嘱抽取所需的液体和药物。②将抽满药液的注射器连接输液管、头皮针并排去空气，然后放入注射器座中。注射器圈边必须插入注射泵的圈边固定槽内。捏紧推头，移动至注射器推杆尾部，将注射器推片卡入推头槽中，用压块压住注射器针筒。

3）设定参数。将电源开关置于开启状态，预调所需的推注速度和流量。

4）开始输液。所有参数设置完毕后按快进键，看到针尖处有药液流出后将针头插入病人静（动）脉，检查显示器上所显示的速率准确无误后，按启动键，泵即开始输注。

5）速率调整和总量查询。如需调整输液速率，应先按停止键，然后调整输注速率，再按启动键，输液泵即按调整后的速率继续工作。如需了解已经输入的药液总量可按相应键钮显示。

6）报警提示。均有报警灯和报警声显示，如需消除报警声，可按相应键。

（2）蠕动式输液泵。

1）准备输液瓶和输液器。将输液瓶和输液器挂于输液支架上；输液器排气，莫菲滴管内留有 1/3~1/2 的液体，注意输液管壁上无任何小气泡。

2）输液泵的安装准备。将输液泵固定在支架上，打开输液泵门，松开输液管夹，将输液器软管夹入输液器夹子，使之正对泵门上的气泡检出器（注意软管在泵门这一段保持笔直），然后关好输液泵门；避免输液瓶置于输液泵正上方，以免造成药液滴到机器上；固定探测器，将其置于液平面和水滴之间，并保持水平位置。

3）设定参数。选择所用输液器的型号，设定输液速度和输液量。

4）开始输液。当所有参数设置完毕，接患儿静脉输液系统，检查显示器上所显示的速率准确无误后，按启动键，开始输注。

5）速率调整、总量查询和报警同上。

第五节　新生儿败血症

新生儿败血症是指新生儿期细菌侵入血液循环并在其中生长繁殖，产生毒素所造成的全身性感染。其发生率占活产婴的 1%~10%。出生体重越轻，发病率越高，极低体重儿可高达 164%，长期住院者更可高达 300%。

一、临床表现

临床症状常不典型，主要为严重的全身中毒症状，并可累及多个系统。

（1）早期表现。嗜睡、不吃、不哭、不动、面色发灰，体壮儿常伴发热，体弱儿、早产儿则体温不升。如出现以下表现，常提示败血症。

（2）黄疸。日渐加重，有时可为败血症的唯一表现，生理性黄疸消退延迟或退而复现，黄疸加重无法用其他原因解释。

（3）出血倾向。皮肤黏膜可见瘀点、紫癜，患儿可出现呕血、便血、肺出血，严重者发生弥散性血管内凝血。

（4）休克征象。面色苍白，皮肤花纹，血压下降，尿少或无尿。

（5）中毒性肠麻痹。呕吐、拒乳、腹胀、腹泻等。

（6）脑膜炎。出现凝视、尖叫、呕吐、前囟出现较晚，一般为轻至中度饱满、抽搐等。

（7）肝脾大。出现较晚，一般为轻至中度肿大。

（8）其他表现。患儿呼吸急促、发绀、严重者可出现呼吸暂停。

本病早期诊断有一定困难，对有可疑病史、感染中毒表现或能找到局部感染灶的患儿要提高警惕。

二、辅助检查

（1）血培养。尽量在应用抗生素前严格消毒，若疑似肠源性感染者应同时做厌氧菌培养，必要时进行脑脊液及尿培养。

（2）外周血象。多数患儿有白细胞计数增多，中性粒细胞增多，核左移及中毒颗粒。

（3）C反应蛋白测定。炎症发生 6~8h 即可升高，≥8μg/mL（末梢血方法）。

三、治疗原则

（1）抗生素的应用。早期、联合、足量、足疗程运用有效抗生素，并应静脉给药。葡萄球菌感染时，应选用耐酶青霉素或万古霉素；革兰阴性杆菌感染宜选用氨苄西林、第3代头孢菌素。若病原体不明应联合应用以上两类药物。一般疗程为 10~14 天。

（2）处理局部病灶。有脐炎、脓疱疮者给以相应处理。

（3）对症治疗和支持疗法。注意保暖、供氧，纠正酸中毒及电解质紊乱；保证能量及水的供给。补充营养和液体，结合病情给予静脉内高营养，早产儿可静脉注射免疫球蛋白。

四、护理评估、诊断

护理评估：评估患儿有无宫内窘迫、窒息、胎膜早破病史，观察患儿反应，有无感染灶，有无黄疸、肝脾肿大、休克和出血倾向。

护理诊断：①体温调节无效；②皮肤黏膜完整性受损与全身感染有关。与脐部等局部化脓性感染有关；③营养失调。低于机体需要量；④潜在并发症。与吸吮无力、食欲缺乏及全身感染出血、休克、化脓性脑中毒有关。

五、护理措施

第一，维持体温稳定。具体内容包括：①体温过低时，及时予以保暖措施，将患儿置于暖箱或采用其他有效的保暖措施。②体温过高时，调节环境温度，解开包被，补充足够水分或温水浴。③新生儿不宜用退热药、酒精擦浴、冷盐水灌肠等刺激性强的降温措施，以防体温不升。

第二，保证营养供给。除经口喂养外，结合病情考虑静脉内补充营养，维持体液平衡，及时纠正水、电解质和酸碱平衡紊乱。

第三，消除局部病灶与控制感染。脐部感染者，用3%过氧化氢清洗后再涂0.5%碘伏及75%酒精，每日2次；皮肤脓疱疹可用无菌针头刺破，涂以75%酒精；口腔黏膜溃烂用2%~3%硼酸水冲洗。颈部、腋下、腹股沟等皮肤皱褶处有破损感染时，应给予及时处理。

静脉输液通道通畅，保证抗生素有效进入体内，观察药物的疗效和毒性作用，监测患儿听力并及时检查血、尿常规，如有异常情况，及时与医师联系，做出调整。

第四，严密观察与对症治疗。加强巡视，严重者需专人护理，观察患儿精神、面色、食欲、体温、呼吸、循环、前囟等情况，注意有无化脓性脑膜炎、肺炎、中毒性肠麻痹征象。

发绀时可吸氧，用氧量不宜过大，以恰使发绀消失为度。有循环障碍者应补充血容量并用血管活性药物。烦躁、惊厥者可用镇静止惊药。有脑水肿时应用脱水药。

第六节　新生儿颅内出血

一、护理评估

（1）健康史。内容包括：①评估母亲妊娠史，包括孕期过程，是否有早产、难产等异常生产的情况。②评估患儿出生时有无窒息等缺氧症状。

（2）身体状况。内容包括：①评估患儿现病史，皮肤温度、肤色；哭声、呼吸状况、双眼视物方式；有无抽搐、呕吐、意识的改变；肌张力及前囟有无隆起。②评估患儿所有检查结果，重点分析非正常值或危急值，评估患儿病情的危重程度。

（3）心理-社会状况。评估患儿家长对本病的认知程度，能否积极配合抢救，正确护

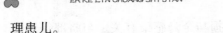

理患儿。

二、护理诊断

（1）潜在并发症。颅内压增高。

（2）自主呼吸受损。与颅内出血致颅内压升高，压迫呼吸中枢有关。

（3）营养失调：低于机体需要量。与摄入量减少和呕吐有关。

（4）焦虑。与家长担心患儿预后有关。

（5）有窒息的危险。与惊厥、昏迷有关。

（6）体温调节无效。与体温调节中枢受损有关。

三、护理措施

（1）一般护理。根据病情选择喂养方式，必要时鼻饲喂养或静脉高营养，保证热量供给。

（2）病情观察及护理。监测生命体征改变、意识状态、眼部症状、前囟张力、呼吸情况、肌张力和瞳孔变化等，定期测量头围。对颅内压增高者用地塞米松，每日 $0.5\sim1.0\text{mg/kg}$，分 4 次静脉滴注，速度不宜太快。呼吸节律不整，瞳孔不等大时可使用甘露醇，每次 $0.25\sim0.50\text{g/kg}$；选用维生素 K_1、酚磺乙胺、卡巴克洛等止血。严重患儿可少量多次输新鲜血浆或全血。防氧中毒。体温过高时给予物理降温，体温过低时用远红外辐射床暖箱或热水袋保暖。如发生惊厥，应注意观察惊厥发生的时间、部位。做好病情记录，病情变化时及时与医生取得联系。

（3）对症护理。密切观察呼吸频率和节律。及时清理呼吸道分泌物，保持呼吸道通畅；避免压迫胸部，影响呼吸。根据缺氧程度给予用氧，注意用氧的方式和浓度，症状好转，及时停用氧气，以防氧中毒。体温过高时给予物理降温，体温过低时用远红外辐射床暖箱或热水袋保暖。

第七节　新生儿肺炎

新生儿肺炎是新生儿期感染性疾病中最常见的疾病，患儿常出现呼吸暂停，肺部啰音，严重者出现呼吸衰竭，不及时治疗易导致全身感染甚至死亡，病死率较高。按其原因不同可分为两类：①吸入性肺炎：主要是指胎儿或新生儿吸入羊水、胎粪、乳汁和水；②感染性肺炎：新生儿感染细菌、病毒、衣原体等微生物引起的肺炎，感染可发生在产前、产时、产后。

一、临床表现

（1）吸入性肺炎。多有宫内窘迫或产时窒息史，或伴有食管闭锁、唇裂、腭裂、吞咽功能不全等疾病。宫内或分娩过程中吸入胎粪或羊水者出生时出现呼吸急促伴发绀，甚至呼吸衰竭、肺气肿或肺不张。乳汁吸入者有鼻中涌出乳汁的病史，吸入乳汁后有气急或窒息、发绀等。

（2）感染性肺炎。内容包括：①宫内感染肺炎严重者为死胎或死产，存活者表现为呼吸增快、呻吟、点头呼吸、发绀、口吐白沫；严重者出现呼吸困难，甚至呼吸衰竭、心力衰竭和神经系统症状，如抽搐、肌张力低等，多在 12~24h 内出现症状。②产时感染性肺炎要经过一段潜伏期出现肺炎症状。产后感染性肺炎多在生后 5~7 天出现症状。

二、辅助检查

（1）血液检查。细菌感染者白细胞计数升高；病毒感染者、体弱儿及早产儿白细胞计数多降低。

（2）X 线检查。胸部 X 线平片可见肺纹理增粗，有点状、片状阴影，有的融合成片；可见肺不张、肺气肿征象。

（3）实验室检查。取血液、脓液、气管分泌物做细菌培养、病毒分离；免疫学方法检测细菌抗原、血清检测病毒抗体及衣原体特异性的 IgM 等有助于诊断。

三、治疗原则

（1）控制感染。针对病原菌选择合适的抗生素，如肺炎链球菌、乙型溶血性链球菌肺炎选用青霉素；呼吸道合胞病毒性肺炎可选用利巴韦林；衣原体肺炎可选用红霉素。

（2）保持呼吸道通畅。注意保暖，合理喂养和氧疗。

四、护理评估与诊断

护理评估：①了解患儿的健康史，包括出生时有无窒息、出生时是否吸入羊水等病史。②了解患儿进奶情况，是否吞咽时有呛咳现象。③观察患儿呼吸时是否闻及痰鸣音，有无进行性呼吸困难、发绀、吸气性三凹征等表现。

护理诊断：①清理呼吸道无效。与呼吸急促，患儿咳嗽反射功能不良及无力排痰有关。②气体交换受损。与肺部炎症有关。③体温调节无效。与感染后机体免疫反应有关。④营养失调。低于机体需要量。与摄入困难、消耗增加有关。⑤潜在并发症。心力衰竭、气胸、脓胸。

五、护理措施

（1）保持呼吸道通畅。

第一，翻身。能预防肺内分泌物堆积和改善受压部位肺扩张。

第二，拍击背部。由下而上，由外周向肺门方向拍击，使小气道分泌物松动，易于进入较大气道，有利于吸痰。

第三，吸痰。及时、有效地清除呼吸道分泌物，分泌物黏稠者应采用雾化吸入，以湿化气道、促进分泌物排出。

（2）合理用氧，改善呼吸功能。保持室内安静，空气新鲜，温湿度适宜，选择与病情相适应的用氧方式，维持有效吸氧。

（3）维持正常体温。体温过高时给予降温，体温过低时给予保暖。

（4）密切观察病情。患儿烦躁不安、心率加快、呼吸急促，肝在短时间内显著增大时，提示合并心力衰竭，应给予吸氧、控制补液量和速度、使用利尿、强心药等。当患儿突然呼吸急促、呼吸困难、发绀明显加重时，可能合并气胸或纵隔气肿，应做好胸腔闭式引流的准备，配合医生穿刺，做好胸腔引流护理。

（5）用药护理。准确执行医嘱，保证抗生素及其他药物有效进入体内。注意药物不良反应，发现异常，及时与医生取得联系。

第八节　新生儿坏死性小肠结肠炎

一、护理评估与诊断

护理评估：评估患儿有无腹胀、呕吐、腹泻、便血的症状。

护理诊断：①体温过高。与细菌毒素有关。②舒适度降低腹胀。与肠壁组织坏死有关。③腹泻。与肠道炎症有关。④体液不足。与液体丢失过多及补充不足有关。

二、护理措施

（一）喂养工作

第一，选择早产儿配方奶和母乳，严格遵从医嘱标准计量喂哺婴儿是护理工作的首要问题，也是预防 NEC 的关键一步。早产儿喂养前后需严密观察，及时与医师沟通。

第二，由于个体的差异性，即便常规加奶喂养，婴儿也会有宿奶、呕吐、腹胀、胃液颜色及大便性状改变等情况，因此，要加强护理观察。

第三，绝对禁食、胃肠减压是治疗 NEC 的首要方法，胃肠减压的效果好坏直接影响患儿预后。放置胃管行间断胃肠减压（时间根据病情决定），压力不宜过高。严重者采用持续胃肠减压，保持引流管通畅，每班认真记录引流液的颜色、性状、数量，做好出入量的精确统计。勤观察、勤巡视患儿腹胀情况。如胃肠减压不理想，须及时寻找原因。

第四，通常在腹胀消失，粪便潜血转为阴性，出现觅食反射，全身情况明显好转时，开始恢复喂养。先试喂生理盐水，再试喂 5% 糖水，根据体重每次 1~5mL，无异常时改喂乳汁，最好以母乳开始。增加奶量需谨慎，防止复发。

（二）　积极防治感染

感染仍然是发生 NEC 非常重要的危险因素，并与病情严重程度密切相关，表现为全身状况差，病程进展快，易发生败血症、休克、肠穿孔、腹膜炎等并发症，预后差。因此，严密监测和防止早产儿肠道内、外感染，及时有效地选用敏感抗生素，是提高 NEC 救治率的重要措施。同时加强医护人员手部卫生的严格管理和监测，杜绝早产儿 NEC 肠道内外的外源性感染，也是护理工作重点。

（三）　早产儿的基础护理

第一，早产患儿病情变化快，易发生各种并发症，病死率高。因此，首先做好生命体征和经皮血氧饱和度监测，对吸氧的患儿随时调整吸入氧浓度，使 SaO_2 维持在 90%~95%，避免引起缺氧或氧中毒。保持呼吸道通畅，加强口腔清洁护理。

第二，保持体温正常，监测体温变化。每日了解体重情况。确保患儿皮肤黏膜的清洁和完整性，勤换床单、衣物，每日予温水擦拭或洗浴，防止红臀、脓疱疹、脐炎等的发生。

第三，加强室内空气、地面消毒，定时通风，保持周围环境清洁。定期进行暖箱、辐射台的清洁、消毒。

第十一章 呼吸系统疾病患儿护理

第一节 急性上呼吸道感染患儿护理

一、护理评估

（一） 健康史评估

护士应详细询问患儿的主要症状及疾病发生、发展的情况；发热、咳嗽、鼻塞的程度，患儿有无因鼻塞而不能正常吮乳等；有无发热时出现惊厥的情况；病前有无明显诱因，有无急性传染病接触史，是否患先天性心脏病、贫血、佝偻病等；发病后患儿的精神状态、饮食、睡眠情况，有无腹痛、呕吐、腹泻；既往有无反复呼吸道感染史，有无过敏史。

对急性喉炎患儿，护士应了解其体质状况，有无近期上呼吸道感染史，有无过度发声、疲劳、机体抵抗力下降等诱因。

（二） 身体状况评估

护士应为患儿测量体温、脉搏、呼吸频率、血压、体重；检查患儿皮肤有无潮红、皮疹情况，咽部、口腔黏膜有无充血及疱疹，有无淋巴结肿大，有无腹痛及支气管、肺的受累症状，颌下淋巴结有无触痛等。

（三） 辅助检查

护士应及时协助医生为患儿进行辅助检查，采集血及咽拭子等标本及时送检并收集结果，观察白细胞计数和中性粒细胞百分数是否升高，分析化验结果，了解有无异常情况，以达到全面了解患儿病情的目的。

（四） 社会心理评估

护士应评估家长是否因患儿烦躁、哭闹而有焦虑情绪，有无因患儿高热或高热惊厥而恐惧；家族对上感的发病、预防及护理等知识的了解程度。对特殊类型上感患儿，护士还应评估流行病学情况。

二、护理诊断

（1）体温过高，与上呼吸道感染有关。

（2）无效性婴儿喂养形态，与咽痛、鼻塞造成的吸吮困难有关。

（3）口腔黏膜改变，与鼻塞、发热等引起的口腔黏膜干燥、损伤有关。

（4）潜在并发症主要为高热惊厥。

（5）有窒息的危险，与急性喉炎喉头水肿、喉痉挛有关。

三、护理目标

（1）患儿体温下降至正常范围。

（2）患儿咽痛和鼻塞症状逐渐缓解，不影响吮乳，喂养形态正常。

（3）患儿口腔保持清洁、湿润，不发生感染、损伤。

（4）患儿不发生惊厥或一旦发生惊厥能被及时发现并得到适当处理。

（5）患儿的急性喉炎喉头水肿、喉痉挛症状缓解，不发生窒息。

四、护理措施

（一） 生活护理

（1）饮食护理。护士应保证患儿摄入充足的营养和水分，给予患儿高热量、高蛋白、易消化和富含维生素的清淡饮食，必要时遵医嘱为患儿静脉补充营养和水分。有呼吸困难者应少食多餐。婴儿哺乳时必须取头高位或抱起位，呛咳严重者应用滴管或小勺慢慢喂，以免进食用力或呛咳加重病情。患儿可因发热、呼吸增快而使水分消耗增加，护士应经常给其喂水；对年长儿应鼓励其多次饮水或多喝含丰富维生素的果汁。

（2）适当休息。患儿应减少活动，注意休息，急性期宜卧床休息。急性喉炎患儿应充分卧床休息，尽可能避免发声，保持安静，促进声带恢复。

（3）环境护理。护士要做好呼吸道隔离，患儿与其他疾病患儿或正常儿分室居住，接触者应戴口罩；注意使空气流通，每日通风 2 次，每次 15～30 min，但应避免让冷风直接吹到患儿，防止加重病情；保持室内安静，维持室温在 18～22℃，湿度在 50%～60%，以利于呼吸道分泌物的排出；定期进行空气消毒，以免病原体播散；保持患儿皮肤清洁，可用温热水为其擦浴；衣服、被褥厚薄应合适，不宜保暖过度，以免影响机体散热；及时为患儿更换汗湿的衣服并适度保暖，避免因受凉而使症状加重或反复。

（二）　对症护理

（1）发热的护理。护士应嘱患儿卧床休息，密切观察其体温变化，每4 h测量体温1次，并准确记录。患儿体温超过38.5℃时，护士应给予其物理降温，如温水或乙醇擦浴、头部冷湿敷、腋下及腹股沟处置冰袋、冷盐水灌肠等；物理降温后30 min测体温，观察出汗情况并做好记录。超高热或有高热惊厥史者须每1~2 h测量体温1次，退热处置1 h后复测体温，并随时注意有无出现新的症状或体征，以防发生惊厥或体温骤降。如患儿有虚脱表现，应予保暖、饮热水，对严重者应给予静脉补液；及时为患儿更换汗湿的衣服，保持皮肤清洁。

（2）鼻塞的护理。当患儿鼻塞严重时，护士应及时用消毒棉签蘸生理盐水清除鼻腔分泌物，用0.5%麻黄碱液滴鼻，每日2~3次，每次1~2滴。对因鼻塞而妨碍吸吮的婴儿，宜在哺乳前15 min滴鼻，使鼻腔畅通，保证其能正常吮乳。

（3）口腔护理。护士应使患儿保持口腔清洁，可经常喂婴幼儿少量温开水，可帮助其用淡盐水漱口，以清洗口腔，防止发生口腔炎。当患儿有咽部不适时，护士可给予其润喉含片或行雾化吸入；及时清除鼻腔及咽喉部的分泌物，保证呼吸道通畅。

（三）　用药护理

护士应遵医嘱给予患儿退热剂，观察并记录用药效果。患儿使用解热剂后应注意多饮水，以免大量出汗引起虚脱；当给予高热惊厥的患儿镇静剂时，护士应注意观察止惊的效果及药物的不良反应；使用青霉素等抗生素时，护士要做好皮试并注意控制药物剂量，观察患儿有无过敏反应；应用麻黄碱滴鼻时，应使患儿头部稍仰并稍偏向一侧，维持头低位1~2 min，以免药物直接流入咽喉而被吞下。麻黄碱不能使用过量，应用时间不宜超过3~4天，以免引起快速耐受而使其作用减弱或损伤黏膜。

当用糖皮质激素氧雾面罩雾化吸入时，护士应将雾化器插入面罩，用连接管接入气源，打开气源，调节气流量至4~6 L/min，见有氧雾产生后将面罩与患儿面部舒适贴合，使患儿用正常呼吸频率将氧雾吸入5 min左右，药液用完氧雾消失，治疗结束。

（四）　病情观察及并发症监测

（1）护士要密切观察患儿的病情变化，警惕高热惊厥。护士应遵医嘱采取措施控制患儿体温，保持室内安静，减少对患儿的刺激；对有可能发生惊厥的患儿应加强巡视，密切观察其体温变化，床边设置床挡，以防患儿坠床，备好急救物品和药品；一旦患儿有高热惊厥发作，应立即置患儿于平卧位，保持其呼吸道通畅，报告医生及时处理。

（2）对急性喉炎患儿，护士应及时、准确地按医嘱给予其抗生素及激素治疗，并密切注意其呼吸困难变化情况，必要时给予吸氧，做好气管切开术的术前准备。护士应尽量减少小儿哭闹，以免加重声带水肿和呼吸困难。

（3）护士对有高热惊厥史的患儿更应注意：如患儿出现兴奋、烦躁、惊跳等惊厥先兆，应立即通知医生，按医嘱及时处理；如患儿病情加重，体温持续不退，应考虑有并发症的可能，需及时报告医生并处理；如病程中患儿出现皮疹，护士应区别是否为麻疹、猩红热、百日咳和流行性脑脊髓膜炎等某种传染病的早期征象，以便及时采取措施。

（五）心理护理

护士应态度和蔼、动作轻柔，关心患儿的饮食起居，多与年长儿沟通，消除其恐惧心理；向家长提供详尽、适时的解释，鼓励家长在可能的情况下参与患儿的护理。护士要向家长解释发热是机体的一种保护性反应，一时的发热不会对患儿造成伤害，但应及时采取降温措施以防发生高热惊厥，尤其是有高热惊厥史的患儿，但偶尔的惊厥不会影响患儿的神经系统功能，以帮助家长减轻焦虑，提高其心理上的安全感。护士还要为家长解释上感的病程和预后，取得家长的配合。

五、健康教育

（1）小儿居室应整洁、阳光充足，经常开窗换气，室内应采取湿式清扫；家长应避免在小儿居室内抽烟，以保持室内空气清新。护士应叮嘱家长随天气变化为小儿及时增减衣服，避免着凉和活动后出汗过多。

（2）护士应指导家长合理喂养小儿，鼓励母乳喂养，及时添加辅食，加强营养，保证小儿摄入足量的蛋白质和维生素，保持营养平衡。

（3）在呼吸道疾病流行期间，家长应避免带小儿去人多拥挤的公共场所。在集体儿童机构中，如有上感流行趋势，应早期隔离患儿，室内可用食醋熏蒸消毒（每立方米用食醋 5~10 mL，加水 1~2 倍，加热熏蒸），给易感儿服用板蓝根、金银花等中药冲剂加以预防。

（4）护士应鼓励患儿加强体格锻炼，增强体质，加强呼吸肌的肌力与耐力；多进行户外活动，多晒太阳，用冷水洗脸和沐浴以提高耐寒能力；预防营养不良及佝偻病。护士应指导家长按时带患儿预防接种，积极防治各种慢性病和传染病。

护士应指导家长对患儿进行家庭护理，如注意休息，多饮水，饮食宜清淡，居室空气要新鲜等；向家长介绍如何观察并发症的早期表现，嘱家长一旦发现小儿出现并发症，要及时与医护人员取得联系等。

第二节　急性支气管炎患儿的护理

一、护理评估

（1）健康史评估。护士应仔细询问患儿本次疾病症状出现的时间、特点等，有无明显诱因，有无上呼吸道感染史，发病后是否进行了治疗，治疗效果如何；既往是否反复发作，有无湿疹史、过敏史；是否为特异性体质，有无家族倾向；有无免疫功能失调、营养障碍性疾病。

（2）身体状况评估。护士应为患儿测量体温，观察其呼吸、咳嗽、咳痰情况，痰液是否容易咳出及其性状；患儿口唇、面色等是否发绀，听诊肺部有无痰鸣音、哮鸣音及湿啰音；体检有无佝偻病体征、营养不良等。

（3）辅助检查。护士应及时了解患儿的血常规检查和胸部 X 线检查的结果及其意义，必要时采集动脉血进行血气分析。

（4）社会心理评估。护士应评估患儿家长对急性支气管炎发生、发展、预防、护理等知识的了解与掌握程度，是否因担心患儿的病情而焦虑等；患儿是否因咳嗽、咳痰等不适而烦躁、哭闹，是否因呼吸困难、住院环境陌生而恐惧。

二、护理诊断

（1）清理呼吸道无效，与痰液过多、黏稠、咳嗽无力、咳痰方法不当等导致的气道分泌物堆积有关。

（2）体温过高，与细菌或病毒感染有关。

（3）潜在并发症主要为支气管肺炎。

三、护理目标

（1）患儿呼吸道通畅，呼吸平稳。

（2）感染逐渐被控制，体温逐渐下降并维持在正常范围，不发生支气管肺炎等并发症。

四、护理措施

（一）　生活护理

（1）饮食护理。护士应保证患儿有充足的水分及营养摄入，给予其易消化、营养丰富的食物，发热期间以进食流质或半流质食物为宜。

（2）活动与休息。患儿要适当休息，减少活动，增加休息时间。护士应在患儿卧床时帮助其经常更换体位，使呼吸道分泌物易于排除。

（3）环境护理。护士应保持室内空气新鲜，温、湿度适宜（温度在 18～20℃，湿度在 50%～60%），以减少对患儿支气管膜的刺激，利于排痰。

（4）口腔护理。护士应保持患儿口腔清洁，嘱其多饮水；对婴幼儿可在其进食后喂给适量白开水，清洁口腔；年长儿应在晨起、餐后和睡前漱洗口腔。

（二） 对症护理

（1）保持呼吸道通畅。护士要观察患儿咳嗽、咳痰的性质，指导并鼓励患儿有效咳嗽；对咳嗽无力的患儿，要经常为其更换体位，拍击背部（五指并拢稍向内合掌，由下向上、由外向内地轻拍背部，边拍边鼓励患儿咳嗽），促使呼吸道分泌物排出，促进炎症消散，给予患儿超声雾化吸入或蒸汽吸入；若分泌物较多，可用吸痰器吸痰，及时清除痰液，保持呼吸道通畅。

（2）发热的护理。护士应密切观察患儿的体温变化，及时为其测量体温。当患儿体温超过 38.5 ℃ 时，护士要给予其物理降温或遵医嘱给予药物降温，防止发生高热惊厥。

（3）喘息的护理。护士应注意观察患儿的呼吸变化，对哮喘性支气管炎的患儿，注意观察其有无缺氧症状，若有呼吸困难、发绀表现，应给予氧气吸入，并协助医生积极处理。

（三） 用药护理

护士在使用抗生素类药物如青霉素、红霉素等时，应注意观察药物的疗效及不良反应；患儿口服复方新诺明后，应嘱其多喝水，以利于药物排泄，减轻对肾脏的损害；口服止咳糖浆后不要立即饮水，以使药物更好地发挥疗效；由于茶碱类药物的吸收和排泄有较大的个体差异，在用药过程中应注意监测血药浓度，密切观察临床反应，以免过量或不足。护士应告知家长喷托维林（咳必清）不是常规止咳药，只有当咳嗽频繁影响患儿休息时方可遵医嘱口服。

（四） 病情观察及并发症监测

护士应密切观察患儿的体温和呼吸变化。若患儿有体温升高、咳嗽加重、气促甚至出现呼吸困难、发绀等表现，则应考虑病情是否加重而发展为肺炎，护士要立即报告医生并协助积极处理。对哮喘性支气管炎患儿，护士应密切观察其有无缺氧症状，必要时给予氧气吸入。

（五） 心理护理

护士应接受患儿的焦虑反应，安慰患儿及其家长，消除他们的恐惧心理；适当解释病情和预后，根据治疗情况说明操作目的，取得患儿及其家长的配合；帮助患儿及其家长减轻焦虑情绪，提高他们心理上的安全感。

五、健康教育

（1）预防宣教。护士应指导小儿加强营养，增强体质。护士应指导家长带领患儿适当参加户外活动，对其宣讲进行体格锻炼的基本方法及意义；嘱家长根据季节和气温变化为小儿增减衣服，避免受凉或过热，减少上感的发生次数；指导家长在呼吸道疾病流行期间应避免带小儿到人多拥挤的公共场所，以免发生交叉感染；积极预防营养不良、佝偻病、贫血和各种传染病，按时带小儿预防接种，增强机体免疫力。

（2）康复指导。护士可根据患儿家长的接受能力适当为其介绍患儿的护理要点，如注意休息、多饮水、给予清淡且易消化的食物及观察病情等。护士应为家长讲解患儿的病情及预后，以减轻家长的焦虑。

第三节　肺炎患儿护理

一、护理评估

（1）健康史评估。护士应重点询问患儿发热、咳嗽及气促出现的时间、发热程度、咳嗽的性质、痰液的性质、呼吸频率，能否咳出痰液，是否可听到喉中痰鸣等；本次发病前有无明显诱因。护士应了解患儿发病后的精神状态、食欲情况，有无腹泻、少尿，有无疲乏；既往有无发热、咳嗽、气促情况，发病前有无麻疹、百日咳等传染病接触史等；家庭成员有无呼吸道疾病史，以及患儿的生长发育情况。对新生儿肺炎患儿，护士要仔细询问其母亲有无呼吸系统、生殖系统感染史，有无羊膜早破、宫内窘迫、产时窒息或出生后有无感染接触史等；是否为足月顺产，有无早产及窒息史。

（2）身体状况评估。护士要及时为患儿测量体温、脉搏、呼吸、血压和体重；评估患儿意识是否清醒；观察患儿皮肤有无潮红、苍白、青紫及皮疹；观察患儿有无呼吸困难及其程度，有无咳痰及痰是否容易被咳出，听诊肺部有无啰音；观察患儿有无水肿及水肿的部位；听诊患儿的心率、心律和心音；了解患儿有无呕吐、腹泻及其性状，有无腹胀、听诊肠鸣音。

（3）辅助检查。护士要采集患儿的血液、痰液等标本送检，协助患儿做 X 线检查并收集结果；查阅白细胞及嗜中性粒细胞计数；了解病原学及胸部 X 线检查的结果。

（4）社会心理评估。护士应了解患儿及其家长的心理状况，对疾病的病因和预防知识的了解程度；有无焦虑、恐惧、抱怨的情绪；是否因害怕受伤或疼痛而对针头、X 线检查产生恐惧；是否因活动受限制而产生失控感。护士要评估家长对患儿的照顾能力，有无因延误就诊而产生负罪感，患儿既往是否有住院经历，家庭经济情况，家长的文化程度等。

二、护理诊断

（1）气体交换受损，与肺部炎症造成的通气和换气功能障碍有关。
（2）清理呼吸道无效，与呼吸道分泌物过多、黏稠、咳嗽无力和咳痰方法不当有关。
（3）体温过高，与肺部感染有关。
（4）潜在并发症主要包括心力衰竭、中毒性脑病、脓胸、脓气胸等。

三、护理目标

（1）患儿体温恢复正常。
（2）护士能及时为患儿清除痰液，保持其呼吸道通畅。
（3）患儿的气促、发绀症状逐渐改善以至消失，呼吸平稳。
（4）住院期间患儿不发生并发症或发生并发症时能被及时发现和处理。

四、护理措施

（一） 生活护理

（1）饮食护理。护士应给予患儿高热量、高蛋白、高维生素且易消化、营养丰富的流质或半流质饮食，以保证足够的营养摄入，促进疾病恢复；嘱患儿多饮水，少食多餐，避免食用油炸食品及易产气的食物，以免引起腹胀；避免患儿因过饱而影响呼吸；哺乳喂食时应注意防止患儿发生呛咳而引起窒息；对重症不能进食者可给予静脉营养。护士应保证患儿的液体摄入量，以湿润呼吸道黏膜，利于痰液排出；同时，可以防止发热导致脱水。对重症患儿，护士应准确记录其 24 h 液体出入量，严格控制静脉给药的滴速，以免引起心力衰竭。

（2）活动与休息。患儿应卧床休息，减少活动。患儿的被褥要轻、暖，穿衣不可过多，以免引起不安和出汗；内衣宜宽松、舒适。护士应为患儿勤换尿布，保持皮肤清洁，使患儿感觉舒适，以利于休息；置患儿采取半卧位或将床头抬高 $30° \sim 60°$，以利于肺扩张；经常为患儿更换体位，以利于排出呼吸道分泌物，减少肺部瘀血和防止肺不张。各种处置宜集中进行，护士的动作应迅速、轻巧，尽量使患儿安静，以减少氧的消耗。

（3）环境护理。护士应保持病室环境舒适，空气新鲜，温、湿度适宜，室温控制在18～22℃，湿度以55%～65%为宜，以利于呼吸道湿化，有助于分泌物排出；病室每天上、下午各通风1次（应避免对流），紫外线消毒1次；不同病原体肺炎患儿应分室居住，防止交叉感染。

（二） 对症护理

（1）发热的护理。护士应定时测量患儿的体温；当其体温超过38.5℃时给予物理降温或解热镇痛药；及时为患儿更换汗湿的衣物，保持其口腔及皮肤清洁，同时注意患儿手足的保暖。

（2）保持呼吸道畅通。护士应给予患儿充足的液体，防止呼吸道分泌物黏稠；及时清除患儿的口鼻分泌物，指导和鼓励患儿进行有效咳嗽；根据病情使患儿采取合适的体位并经常协助其转换体位，同时轻拍背部，以促使呼吸道分泌物借助重力和振动排出；在病情许可的情况下可进行体位引流；对痰液黏稠不易咳出者，可给予超声雾化吸入，以稀释痰液而利于咳出；必要时予以吸痰，注意勿损伤黏膜，且吸痰不能过频和过慢，吸痰不宜在哺乳后1 h内进行，以免引起呕吐；吸痰时患儿多因刺激而咳嗽、烦躁，吸痰后应立即给予吸氧。

（3）改善缺氧状态。患儿如有呼吸困难、喘憋、口唇发绀、面色灰白等情况，护士应立即给氧，以改善其低氧血症。患儿吸入的氧气应湿化，以免损伤气道纤毛上皮细胞和使痰液变黏稠，发现异常情况要及时处理。

（4）其他。当患儿腹胀明显并伴有低血钾症时，护士应及时遵医嘱为其补钾；若患儿有中毒性肠麻痹，则应禁食，予以胃肠减压，遵医嘱皮下注射新斯的明，以促进肠蠕动，消除腹胀，缓解呼吸困难。

（三） 用药护理

护士应正确留取患儿的痰液等标本，以指导临床用药；遵医嘱正确使用抗生素进行治疗，严格控制药物剂量，注意对青霉素皮试和过敏反应的观察；做好静脉输液的相应护理。复方磺胺甲恶唑应饭后服用，护士应多喂患儿温开水，观察其尿液的颜色、尿量，注意有无少尿、血尿，以免引起肾损害。喘憋患儿应用茶碱类药物时，吸收和排泄有较大的个体差异，护士应密切观察患儿的临床反应，以免用药过量或不足。

（四） 病情观察及并发症监测

护士应密切观察患儿的病情，防止发生并发症。

（1）患儿口吐粉红色泡沫痰时提示肺水肿，护士应立即给予患儿吸入经 20% ~ 30% 乙醇湿化的氧气。乙醇可降低肺泡泡沫的张力，使泡沫破裂、消散，改善气体交换情况，迅速减轻缺氧症状。氧气吸入时间应控制在 20 min 内。

（2）患儿出现烦躁不安、面色苍白、气喘加剧、心率加快（幼儿心率大于每分钟 160 次，婴儿心率大于每分钟 180 次）、肝在短时间内急剧增大为心力衰竭的表现。护士应立即报告医生，给予患儿氧气吸入并减慢输液速度，遵医嘱准备强心、利尿、镇静药物，以备急用，增强心肌收缩力，减慢心率，增加心搏出量，减轻体内水钠潴留，从而减轻心脏负荷。

（3）对高热者，护士应给予其物理降温措施，警惕发生高热惊厥。

（4）护士应观察患儿的意识、瞳孔及肌张力等的变化，若患儿出现烦躁或嗜睡、惊厥、昏迷、呼吸不规则、肌张力增高等颅内压增高表现，要立即报告医生并协助抢救。

（5）护士应观察患儿有无腹胀、肠鸣音是否减弱或消失、呕吐物的性状、有无便血等，以及时发现中毒性肠麻痹及胃肠道出血，立即报告医生并协助抢救。

（6）患儿病情突然加重，出现剧烈咳嗽、烦躁不安、呼吸困难、胸痛、面色青紫、患侧呼吸运动受限等，提示并发脓胸或脓气胸，护士应立即配合医生行胸腔穿刺术或胸腔闭式引流。

（五） 心理护理

护士应鼓励家长耐心陪伴、劝导患儿，接纳患儿的焦虑反应，利用玩具、图书、电视等转移其注意力；向年长患儿解释治疗、检查的目的和过程，安慰患儿，列举成功治愈的典型病例，为其讲励志故事，增加其信心；在没有危险的情况下允许患儿接触医疗设备，为其讲解简单的医疗原理，以解除其恐惧心理。

五、健康教育

（1）护士应为患儿及其家长讲解疾病的有关知识和护理要点，指导家长合理喂养、添加辅食；鼓励患儿适当开展户外活动，加强体育锻炼；积极预防佝偻病、贫血和各种传染病；按时预防接种肺炎球菌结合疫苗，增强机体的免疫力。

（2）对易患呼吸道感染的小儿，护士应指导家长在寒冷季节或气温骤变时注意为其保暖，避免着凉；在呼吸道疾病流行期间，应减少外出，避免到人群拥挤的公共场所，以免交叉感染。

（3）护士应为家长解释为患儿翻身、变换体位和拍背的意义，并为患儿家长示范拍背的方法，使家长能配合护士的工作。

（4）护士应告知家长正确用药和坚持用药的重要性，在治疗过程中只有按剂量用药、按时用药、按疗程用药才能保证疾病的彻底治愈。

第四节　支气管哮喘患儿护理

一、护理评估

（1）健康史。了解患儿近期有无呼吸道感染史，有无接触可疑变应原、剧烈运动、强烈的情绪变化等诱因；有无家庭哮喘病史；近期有无哮喘发作以及药物治疗情况。

（2）身体状况。评估患儿有无呼吸道感染症状，咳嗽、喘息、胸闷的程度及发作规律；评估患儿有无呼吸困难、三凹征、端坐呼吸等通气不足、乏氧表现。

（3）心理-社会状况。了解患儿及家长对支气管哮喘的认知程度，能否配合规范化治疗，能否坚持正确护理以减少发作。

二、护理诊断

（1）低效形呼吸形态。与支气管痉挛、气道阻力增加有关。
（2）清理呼吸道无效。与呼吸道分泌物黏稠、体弱无力排痰有关。
（3）焦虑。与哮喘反复发作有关。
（4）知识缺乏。缺乏有关哮喘的相关知识。

三、护理措施

主要是教育患儿及家长掌握哮喘的基本防治知识，提高用药的依从性，避免各种诱发因素，巩固治疗效果。急性期的护理措施如下：

（1）环境与休息。保持室内空气清新，温、湿度适宜，室内不要摆放花草避免有害气味及强光的刺激。给患儿提供一个安静、舒适的环境以利于休息，护理操作应尽可能集中进行。

（2）维持气道通畅，缓解呼吸困难。①让患儿采取坐位或半卧位，以利于呼吸；给予鼻导管或面罩吸氧，定时进行血气分析，及时调整氧流量，保持 PaO_2 在 70~90 mmHg。②遵医嘱给予支气管扩张剂和糖皮质激素，观察其效果和副作用。③给予雾化吸入，以促进分泌物的排出；对痰液多而无力咳出者，及时吸痰。④保证患儿摄入足够的水分，以降低分泌物的黏稠度，防止痰栓形成。⑤有感染者，遵医嘱给予抗生素。⑥教会并鼓励患儿做深而慢的呼吸运动。

（4）做好心理护理。哮喘发作时，守护并安抚患儿，鼓励患儿将不适及时告诉医护人员，尽量满足患儿合理的要求。允许患儿及家长表达感情；向患儿家长解释哮喘的诱因、治疗过程及预后，指导他们以正确的态度对待患儿，并发挥患儿的主观能动性。采取措施缓解患儿的恐惧心理。

四、健康教育

（1）指导呼吸运动，以加强呼吸肌的功能。有效呼吸包括三种：①腹部呼吸运动：平躺，双手平放在身体两侧，膝弯曲，脚平放；用鼻连续吸气并放松上腹部，保持胸部不动；缩紧双唇，慢慢吐气直到吐完；重复以上动作 10 次；②向前弯曲运动：坐在椅上，背伸直，头向前向下低至膝部，使腹肌收缩；慢慢上升躯干并由鼻吸气，扩张上腹部；胸部保持直立不动，经口将气慢慢吹出；③胸部扩张运动：坐在椅上，将手掌放在左右两侧的最下肋骨上；吸气，扩张下肋弓，然后经口吐气，收缩上胸部和下胸部；用手掌下压肋骨，可将肺底部的空气排出；重复以上动作 10 次。

（2）介绍用药方法及预防知识。指导家长给患儿增加营养，多进行户外活动，多晒太阳，增强体质，预防呼吸道感染；指导患儿及家长确认哮喘发作的诱因，避免接触可能的变应原，去除各种诱发因素（如避免寒冷刺激、避免食入鱼虾等易致过敏的蛋白质等）；教会患儿及家长对病情进行监测，辨认哮喘发作的早期征象、发作表现及掌握适当的处理方法；教会患儿及家长选用长期预防快速缓解的药物，正确、安全用药（特别是吸入技术），掌握不良反应的预防和处理对策；在适当的时候及时就医，以控制哮喘严重发作。

第十二章 循环系统疾病患儿护理

第一节 先天性心脏病患儿护理

一、先天性心脏病概述

先天性心脏病（congenital heart disease，CHD）是胎儿时期心脏血管发育异常所导致的心脏血管畸形，是小儿最常见的心脏病，发病率为 0.5%~0.8%。由于超声心动图、心导管检查、心血管造影等的应用，心脏、血管畸形的诊断和血流动力学检测更加完善。介入性导管术和心脏外科手术的发展使先天性心脏病的治疗也有了很大的进展，多数常见的先天性心脏病根治手术效果大为提高。某些复杂的心脏畸形能在婴儿期甚至新生儿期进行手术治疗，大多数患儿得到根治。

（一） 病因及发病机制

先天性心脏病的病因尚未完全明确，在胎儿发育阶段，任何影响心脏胚胎发育的因素都可能使心脏某一部分发育异常，造成先天性心脏病。这类因素多为遗传因素和环境因素。

（1）遗传因素。可引起先天性心脏病的遗传因素主要为染色体异常及多基因突变，如90%以上的 18-三体综合征患儿伴有先天性心脏病，50%的 21-三体综合征患儿伴有先天性心脏病（心内膜垫缺损和室间隔缺损）。约3%的先天性心脏病患儿为单基因遗传，如马方综合征和努南综合征。

（2）环境因素。可引起先天性心脏病的环境因素有很多，重要的有宫内感染，如先天性风疹综合征、流行性感冒、流行性腮腺炎和科萨奇病毒感染等。其他环境因素如药物影响（抗癌药、甲苯磺丁脲等），孕母缺乏叶酸、与大剂量放射线接触，孕母患有糖尿病、高钙血症、系统性红斑狼疮、苯丙酮尿症或能造成宫内缺氧的慢性疾病。

（二） 分类

根据左、右心腔或大血管间有无分流和临床有无青紫表现，先天性心脏病可分为三类：

（1）左向右分流型（潜伏青紫型）先天性心脏病。左向右分流型先天性心脏病占先天性心脏病的30%~45%。患儿左、右心之间或主动脉具有异常通路，在正常状态下，体循环的压力高于肺循环的压力，左心压力大于右心压力，故平时患儿不出现青紫。长期左向右分流可导致心室容量负荷过重，肺循环血量增多，肺动脉压力升高。慢性肺循环高压、高血流使得肺血管阻力逐渐增加，最终引起右向左分流，患儿出现青紫，临床常见于室间隔缺损、房间隔缺损和动脉导管未闭。患儿表现为心力衰竭症状：呼吸增快，鼻翼扇动，喘鸣，三凹征，心率增快，烦躁多汗，生长发育落后等。

（2）无分流型（无青紫型）先天性心脏病。此类先天性心脏病在心脏左、右两侧或动、静脉之间无异常通路或分流。无分流型先天性心脏病的病理生理改变为左、右系统之间没有缺损，主要是心脏排出的正常血流受阻，引起压力负荷过重，通常患儿无青紫，除非梗阻严重，一般能够维持正常心输出量。无分流型先天性心脏病主要由心脏的瓣膜发生狭窄或封闭不全导致，或大血管的先天性狭窄，常见于主动脉狭窄、肺动脉狭窄和主动脉缩窄等，临床表现为心衰较轻或无。

（3）右向左分流型（青紫型）先天性心脏病。因心脏结构的异常，患儿右心压力增高，静脉血流入右心后通过异常通道分流入左侧心血管腔，不能全部流入肺循环。大量静脉血自右心或肺动脉流入左心或主动脉，静脉血液分流进入动脉血液，形成混合血液，降低了血氧含量，使患儿出现持续性青紫症状。此型先天性心脏病常见于法洛四联症、大动脉错位、单心室或永存动脉干等。

二、常见先天性心脏病

（一） 室间隔缺损

室间隔缺损（ventricular septal defect，VSD）是最常见的先天性心脏病，占先天性心脏病的20%~25%。室间隔缺损可单独存在，也可与肺动脉狭窄、动脉导管未闭、房间隔缺损等并存，或是右向左分流型先天性心脏病的一部分。室间隔缺损根据缺损的位置分为膜部缺损、干下型缺损和基部缺损，以膜部缺损最常见。

（1）病理生理。室间隔缺损主要是左、右心室之间有一条异常通道，左向右的分流量由缺损大小、肺血管和体血管阻力决定。小型缺损（缺损直径不大于0.5 cm），分流量少，临床无症状。大型缺损（缺损直径大于1.0 cm），左、右心室压力相等，分流方向和分流量由肺血管与体血管的阻力比值决定。分流量大时，体循环血流量减少，肺循环血流量明显增加，左心负荷加重，产生肺动脉高压。这样，左向右分流量减少，出现双向分流或逆向分流，患儿出现青紫症状。随着病情的进展，当肺动脉高压显著，产生自右向左分流时，患儿出现持久性青紫症状，即称为艾森曼格（Eisenmenger）综合征。

（2）临床表现。患儿的临床表现取决于缺损的大小和心室间压差。小型缺损（缺损直径小于 0.5 cm）分流量较小，肺动脉压力正常，患儿可无明显症状，一般活动不受限制，生长发育不受影响。胸骨左缘第 3~4 肋间可听到粗糙、响亮的全收缩期反流性杂音，常伴有震颤；肺动脉瓣区第二心音异常。中型、大型缺损（缺损直径不小于 0.5 cm）左向右分流量多，体循环血流量减少，影响患儿的生长发育，患儿多有活动后气短、乏力、多汗、呼吸急促、喂养困难、生长发育缓慢、消瘦等症状，易出现反复的肺部感染、心力衰竭。当大型缺损伴有明显肺动脉高压时，右心室压力增高，右向左分流时可出现青紫并逐渐加重。查体可见患儿心界扩大，胸骨左缘 3~4 肋间可听到Ⅲ~Ⅴ级全收缩期反流性杂音且其可向四周广泛传导，可扪及收缩期震颤。有明显肺动脉高压者，肺动脉第二音显著亢进。

室间隔缺损易并发支气管肺炎、充血性心力衰竭、肺水肿和感染性心内膜炎。

（3）辅助检查。①胸部 X 线检查。小、中型缺损者的胸片可大致正常，或有轻度左室增大，或有肺充血。大型缺损者的胸片显示肺血管影明显增粗、增多，心脏增大，左室、右室均增大。肺血管梗阻时，以右心室增大为主，肺动脉段明显凸出，肺野明显充血。②心电图。小型缺损者的心电图可正常。中等大小缺损主要为左心室肥大或左心房肥大，以左心室肥厚为主。大型缺损可见双室肥厚，伴或不伴左心房增大。肺血管梗阻性疾病以右心室肥厚为主。③超声心动图。二维超声心动图可显示室间隔缺损的位置、大小和分流量；根据室间隔连续性的中断，可判定室间隔缺损的位置和缺损的直径大小；通过左心房和左心室容量负荷过重的程度估计分流大小。较小缺损，有时难以见到，仅在彩色多普勒检查时发现分流。④心导管检查。当全面的临床评估不能确定分流量大小、怀疑有肺血管疾病或合并其他心脏畸形、辅助检查指标与临床表现不相符时，可行心导管检查，对判断病情、鉴别诊断和选择手术适应证均有重要参考意义。

（4）治疗。①内科治疗。小型室间隔缺损者可不限制体力活动。中型室间隔缺损者有临床症状，可给予强心、利尿、抗感染、扩张血管及对症治疗。反复呼吸道感染和充血性心力衰竭者可用抗生素控制感染，用强心苷和利尿剂改善心功能。合并肺动脉高压者应用血管扩张剂。②外科治疗。小型室间隔缺损不需要手术治疗，其自然闭合率达 75%~80%，要定期随访，直至缺损自行闭合。中、大型室间隔缺损有临床症状且内科治疗效果不明显者应尽早行手术治疗，1 岁以内手术可避免发生肺血管病。大型室间隔缺损有难以控制的充血性心力衰竭，6~12 月婴儿合并肺动脉高压、2 岁以上肺循环血量和体循环血量之比大于 2 ∶ 1 时，均应及时进行手术治疗。任何有临床症状的大型室间隔缺损生长发育迟缓、内科治疗不满意者，均可进行手术治疗。严重的肺血管病为手术治疗的禁忌证。

（5）预后。室间隔缺损自然病程取决于缺损大小和位置。35%～80%的小型膜部室间隔缺损和肌部室间隔缺损可自行关闭，大部分在 4 岁以前完成。干下型缺损无自然闭合可能。小型室间隔缺损者可无症状，心脏无增大，也无肺动脉压力或阻力增加。中、大型室间隔缺损者不易自然关闭。大型室间隔缺损的婴儿可反复发生上呼吸道感染和心力衰竭，生长发育迟缓。肺血流增多，形成艾森曼格综合征时可危及患儿生命。

（二） 房间隔缺损

房间隔缺损（atrial septal defect，ASD）是小儿时期的常见先天性心脏病，男、女比例为 2 ∶ 1。房间隔缺损可发生在房间隔的任何部位（原发孔、继发孔、静脉窦）。原发孔房间隔缺损位于房间隔下部，约占 30%。单纯继发孔房间隔缺损占小儿先天性心脏病发病总数的 5%～10%，占房间隔缺损的 50%～70%，是常见的缺损类型。静脉窦型房间隔缺损约占 10%，常见的为上腔静脉型。房间隔缺损可合并其他心血管畸形。

（1）病理生理。新生儿出生后，随着肺循环血量的增加，左心房压高于右心房，如有房间隔缺损，则分流自左向右。分流量和缺损的大小、两侧心房的顺应性与体、肺循环血管阻力有关。分流造成右心房血流量增大，右心室舒张期负荷过重，而产生右心房和右心室增大。尽管肺循环血量增多，在儿童期肺动脉压力仍正常，肺血管阻力也不高。若到成人才开始增加，晚期出现肺动脉高压，则可产生右向左分流，患者出现持续性青紫症状。

（2）临床表现。房间隔缺损的临床表现随缺损的大小、分流量多少而不同。缺损小者可无症状，多在体检时被发现，仅在胸骨左缘第 2～3 肋间有收缩期杂音。缺损大者，在儿童期也极少出现心衰症状，可因体循环血量减少而表现为各种程度运动不耐受和影响生长发育。查体可见：左心前区隆起，心浊音界扩大，胸骨左缘上中部可闻及Ⅱ～Ⅲ/Ⅵ级收缩期喷射性杂音，很少伴有震颤。肺动脉瓣区第二音增强或亢进，并呈固定分裂。分流量大者三尖瓣血流增加，由于三尖瓣相对狭窄，胸骨左缘下段可闻及舒张期杂音。

（3）辅助检查。①胸部 X 线检查。胸片显示患儿心脏外形呈现轻、中度扩大，以右心房、右心室增大为主，肺动脉段增宽，肺野充血，主动脉影缩小。②心电图。心电图显示电轴右偏、不完全性右束支传导阻滞，部分患儿有右心房和右心室肥大。③超声心动图。二维超声心动图可显示房间隔缺损的部位和大小。房间隔局部回声失落或中断是诊断房间隔缺损的直接征象。④心导管检查。心导管检查为房间隔缺损的有效诊断方法。目前，一般学者认为，体检和胸片检查有典型的房间隔缺损特点，超声心动图证实是单纯继发孔房间隔缺损的，手术前不需要心导管检查。对可疑或严重病例，心导管检查能证实缺损并测定分流比值。当施行心导管检查时，如心导管由右心房直接插入左心房时即可明确诊断；同时，还可测定各部位的压力和收集各部位的血液，检查其氧含量，从而推算有无分流存在及分流量、肺循环阻力的情况。

（4）治疗。房间隔缺损小于 3 mm 者无须手术治疗，缺损多在 3 个月内自然闭合。有症状及缺损大于 8 mm、分流量较大者均需进行手术治疗。手术治疗的最佳年龄为 4~5 岁，可在体外循环下行直视手术修补缺损。外科手术治疗开胸死亡率小于 1%。出现青紫或右心衰竭为手术治疗的禁忌证。房间隔缺损也可通过介入心导管，应用扣式双盘堵塞装置或双面蘑菇伞关闭缺损。

（5）预后。小型房间隔缺损在 4 岁前有可能自然关闭；房间隔缺损直径大于 8 mm 者很少能自然闭合。儿童时期多数可保持正常生活，因杂音不典型而延误诊断。未经治疗活至成年时，患者有可能出现肺动脉高压，二、三尖瓣关闭不全，房性心律失常，晚期出现心力衰竭。

（三）　动脉导管未闭

动脉导管未闭（patent ductus arteriosus，PDA）是指出生后动脉导管持续开放，主动脉血流经导管分流至肺动脉。动脉导管未闭占先天性心脏病的 5%~10%，在女性较多见。

（1）病理生理。根据未闭动脉导管大小、长短和形态的不同，动脉导管未闭从解剖学上分为三型：管型、漏斗型和窗型。动脉导管未闭引起的病理生理学改变主要是通过导管引起的分流，分流程度取决于导管的粗细和肺血管与体血管的阻力比值。由于主动脉在收缩期、舒张期的压力都超过肺动脉，血液均自主动脉向肺动脉分流，使肺循环及左心房、左心室、升主动脉的血流量明显增加，左心舒张期容量负荷过重，左心房、左心室扩大。动脉导管粗大者，肺动脉压力升高，导致右心室肥大。因主动脉血不断流入肺动脉，故周围动脉舒张压下降而致脉压增大。当肺动脉高压时，左向右分流明显减少，一旦肺动脉压力超过主动脉，即产生右向左分流，患儿出现差异性发绀（differential cyanosis），下半身出现青紫症状，左上肢有轻度青紫，右上肢正常。

（2）临床表现。患儿临床症状的轻重取决于动脉导管的粗细和分流量。动脉导管较细者的临床症状较轻或无症状，体检时可发现心脏杂音。动脉导管粗大者分流量大，与室间隔缺损一样，可表现为反复发生肺炎或心力衰竭（气急、咳嗽、乏力、多汗、体重不增、生长发育落后等）。查体可见：心脏扩大，心前区隆起，心尖搏动弥散，胸骨左缘第 2 肋间有响亮的连续性机器样杂音，向左锁骨下、颈部和背部传导，伴震颤，收缩期明显。肺动脉瓣区第二心音增强或亢进。周围血管征阳性：可见甲床毛细血管搏动，脉压增大，可触到水冲脉，可闻及股动脉枪击音等。有显著肺动脉高压时，患儿出现下半身青紫症状。

（3）辅助检查。①胸部 X 线检查。分流量小时无异常发现；分流量大时可显示左心房和左心室增大，升主动脉增宽。患儿可有肺血增多、肺动脉段突出、肺血管影增加表现。肺动脉高压时，右心室明显增大。②心电图。左向右分流量小时心电图可正常。若动脉导管粗，分流量大者可有不同程度的左心室肥大或双室肥大；肺动脉高压者以右心室肥大为主。③超声心动图。二维超声心动图可从胸骨旁或胸骨上窝切面探查到未闭合的动脉导管。彩色脉冲多普勒检测仪可证实收缩期或舒张期存在湍流。④心导管检查。临床症状不典型或怀疑有其他合并畸形时有必要进行心导管检查。肺动脉血氧含量较右心室高可证实存在左向右分流。心导管可经肺动脉通过未闭的导管进入降主动脉。

（4）治疗。不同年龄、不同大小的动脉导管均应予以关闭。为预防动脉内膜炎和其他晚期并发症，对细小动脉导管应予以关闭。对中至大的分流导管，关闭目的是有效治疗和控制心力衰竭或预防发生肺血管病。新生儿和 3 个月内的婴儿由于动脉导管粗大，临床症状较为严重，出现肺动脉高压或心衰者要立即手术。无症状和无肺动脉高压的患儿可选择在学龄前期手术。不合并必须外科手术的其他心脏畸形，动脉导管直径在适宜宽度的，可采用介入方法选择血管内弹簧圈，蘑菇伞或蚌壳型堵塞装置或双伞堵塞装置等将其关闭。

（5）预后。动脉导管细者可无心脏病症状，动脉导管粗大者常于婴儿早期即发生心力衰竭、心内膜炎和支气管肺炎。动脉导管未闭采取介入治疗或手术治疗的效果良好。

（四） 法洛四联症

法洛四联症（tetralogy of fallot，TOF）是一种常见的发绀型先天性心脏病，发病率占所有先天性心脏病的10%～15%。法洛四联症由四个畸形组成：肺动脉狭窄、室间隔缺损、主动脉骑跨和右心室肥厚，其中以肺动脉狭窄为主要畸形。

1.病理生理

右心室流出道梗阻严重时，肺动脉血流减少明显，大量未氧合的静脉血通过室间隔产生右向左分流而引起青紫症状。右心室流出道梗阻越严重，肺血管阻力越大，青紫症状越重。血液进入肺循环受阻，右心室压力相对较高。右心室收缩时，由于室间隔缺损，主动脉跨于两心室之上，主动脉同时接受一部分左心室血液和一部分右心室的静脉血液，造成持续氧饱和度降低和青紫，主动脉右移骑跨越多，青紫症状越严重。右心室流出道梗阻严重限制了肺的血流，肺循环进行气体交换的血液减少，加重了青紫症状。进入肺动脉的血流减少，可由增粗的支气管动脉和肺血管形成侧支循环。新生儿动脉导管可供血，在动脉导管关闭前，肺循环血流减少的程度较轻，青紫症状不明显。随着动脉导管关闭、漏斗部狭窄逐渐加重，青紫症状日益加重并出现杵状指（趾）、红细胞代偿性增多表现。

2.临床表现

法洛四联症的主要临床表现为青紫，青紫的程度和出现早晚与肺动脉狭窄程度有关。轻度右心室流出道梗阻的婴儿出生时常无青紫症状。随着右心室漏斗部肥厚加重及患儿的生长，多于出生后 1 年逐渐出现青紫症状，以毛细血管丰富的部位为主，如唇、指（趾）、甲床、球结膜等。严重右心室流出道梗阻者在新生儿期即可表现出青紫症状。患儿长期处于缺氧状态，致使指、趾末端毛细血管扩张增生，局部软组织及骨组织增生性肥大，随后指（趾）端膨大如鼓槌状，出现杵状指（趾）。

（1）蹲踞现象。患儿活动后常主动蹲踞片刻，这主要是因为蹲踞时下肢屈曲，静脉回心血量减少，可减轻心脏负荷。同时，下肢动脉受压，体循环阻力增加，右向左分流减少，使缺氧症状暂时得以缓解。

（2）缺氧发作。法洛四联症患儿在婴儿期常有缺氧发作史。这主要是由于患儿在肺动脉漏斗部狭窄的基础上突然出现该处肌部的痉挛，引起一时性的肺动脉梗阻，使脑缺氧发作而产生的。患儿的临床表现为烦躁不安、呼吸困难、青紫症状加重，严重者可发生晕厥、抽搐、意识丧失甚至死亡。缺氧发作可持续数分钟或数小时，常发生在小儿吃奶、排便和剧烈哭闹后，感染、贫血或睡醒后均可诱发。此外，红细胞增多、血液黏稠度增高可引起脑血栓，如果是细菌性栓子，则易并发脑脓肿。

查体可见患儿出现发育落后和不同程度的发绀。患儿发绀 6 个月以上出现杵状指（趾）、心前区略隆起，由于右心室肥厚，因此有胸骨下右室搏动。胸骨左缘第 2~4 肋间可触及收缩期震颤，闻及 II~IV/VI 级收缩期喷射性杂音，传导广泛。肺动脉第二音减弱。

3.辅助检查

（1）X 线检查。患儿心影大小正常或稍大。肥厚的右室造成心尖上翘、肺动脉段凹陷，使心脏呈靴形。肺血减少，肺野清晰，双肺纹理减少，肺门血管影缩小。主动脉弓可位于右侧，升主动脉增宽，也可见右心房肥大。

（2）心电图。心电轴右偏，常见右心室肥厚，亦可出现右心房肥大。

（3）超声心动图。超声心动图可证实诊断，大动脉短轴切面可见右心室流出道变窄并显示其部位及程度，可见近端肺动脉分支、主动脉弓位置和冠状动脉。左室长轴切面可见主动脉骑跨，显示主动脉内径增宽，室间隔与主动脉前壁连续中断。彩色多普勒超声检查可见右心室收缩期血流注入骑跨的主动脉。

（4）心导管检查。右心室压力明显升高。心导管可由右心室插入主动脉，表明有主动脉骑跨；心导管可由右心室插入左心室，表明有室间隔缺损。主动脉血氧饱和度降低证明存在右向左分流。左心室、右心室和主动脉收缩压基本相同。

（5）心血管造影。患儿可做选择性右心室造影，其可显示右心室的形态、肺动脉狭窄的部位和程度、肺动脉分支的形态。

4.治疗

（1）一般治疗。患儿平时要经常饮水，以摄入足够水分；腹泻、发热时要及时补液。缺氧发作频繁者应进行相应的治疗，如用前列腺素维持动脉导管开放，纠正酸中毒等。

（2）缺氧发作的紧急处理。第一，发作轻者立即取膝胸体位可缓解病情。第二，发重者立即吸氧、镇静。给予去氧肾上腺素 0.05～0.1 mg/kg 静脉滴注，以减少右向左分流，改善症状；或 β 受体阻滞剂普萘洛尔每次 0.05～0.1 mg/kg，加入 10% 葡萄糖液稀释后缓慢静脉注射，可减慢心率，缓解发作。必要时皮下注射吗啡，用药剂量为 0.1～0.2mg/kg。快速纠正代谢性酸中毒可给予 5% 碳酸氢钠（$NaHCO_3$）1 mmol/kg，缓慢静脉注入。治疗有效者，青紫症状减轻，杂音增强。第三，严重意识丧失、血压不稳定者应尽早行气管插管或人工呼吸。

（3）外科治疗。外科治疗可大大降低法洛四联症患儿的死亡率。轻症患儿以 5～9 岁行根治手术为宜，严重者应尽早手术治疗。绝大多数患儿可施行根治手术，如果根治有困难，则可先行姑息分流手术，待年长后，一般情况改善了再行根治手术。

5.预后

有并发症的患儿的预后可较差。法洛四联症的常见并发症如下：

（1）脑血栓。重度红细胞增多引起脑血管栓塞。

（2）脑脓肿。患儿出现头痛、呕吐和惊厥症状，头颅 CT 或 MRI 检查可证实诊断。

（3）感染性心内膜炎。某些手术易合并菌血症，可导致感染性心内膜炎，应使用抗生素加以预防。

三、护理评估

（1）健康史评估。护士应评估患儿母亲的妊娠史，在妊娠最初的 3 个月有无病毒感染、接触放射线和服用药物，孕母是否患有代谢性疾病；询问患儿出生时有无缺氧，出生后的生长发育状况；患儿有无喂养困难、哭声嘶哑、反复发作的呼吸道感染，有无青紫症状、青紫的程度及与活动的关系，有无蹲踞现象和突然晕厥表现，是否常出现阵发性呼吸困难或出现心功能不全等。

（2）身体状况评估。患儿的一般情况与心脏畸形的部位及严重程度有关。护士应检查患儿的生长发育情况，皮肤黏膜是否发绀，有无杵状指（趾）；有无呼吸急促、脉搏增快、鼻翼扇动及三凹征等；听诊心脏杂音的位置、性质和程度。

（3）社会心理评估。护士应询问患儿的入托、入学情况，与周围人的交往情况，评估患儿的心理状态。护士应评估陌生的住院环境、检查治疗过程中的危险状况、预后的难以预测、医疗费用问题是否会使患儿及其家长产生焦虑和恐惧情绪。

四、护理诊断

（1）活动无耐力，与氧的供需失调有关。

（2）有感染的危险，与肺充血、心内膜损伤及机体免疫力低下有关。

（3）生长发育改变，与心脏结构缺损、体循环血流量减少、组织血氧饱和度下降有关。

（4）恐惧，与疾病的威胁和医院的陌生环境有关。

（5）潜在并发症为脑血栓、心力衰竭及感染性心内膜炎等。①脑血栓，与红细胞增多、血液黏稠度增高有关。②心力衰竭，与心脏结构异常、肺充血有关。③感染性心内膜炎，与感染及心内膜损伤有关。

五、护理目标

（1）患儿的活动量增加。

（2）患儿在住院期间不发生各种感染。

（3）患儿在住院期间不发生脑血栓、心力衰竭及感染性心内膜炎等并发症。

（4）患儿及其家长对疾病的相关知识有所了解，恐惧心理消除。

六、护理措施

（1）生活护理。休息可减少组织对氧的需要，减轻心脏负担。因此，护士要帮助患儿建立合理的生活作息制度，为其安排适当的活动量，动静适度，减轻心脏负荷，尽量避免哭闹、情绪激动。护士应保持室内温、湿度适宜，温度为 20～22℃，湿度为 55%～60%，空气清新，环境安静，注意为患儿保暖，预防感染。患儿的饮食应清淡、易消化，应少食多餐；控制水及钠盐的摄入，供给含充足能量、高蛋白和丰富维生素的食物。对喂养困难的小儿，要避免其发生呛咳。

（2）对症护理。当法洛四联症患儿因活动、哭闹等引起缺氧发作时，护士应将小儿置于膝胸卧位并给予吸氧，遵医嘱给予吗啡及普萘洛尔进行抢救治疗。患儿如有呼吸困难、心率增快、吐泡沫样痰、肝大等心力衰竭的表现，护士应立即置患儿于半卧位并给予吸氧，及时联系医生并遵医嘱护理。

（3）用药护理。在患儿服用强心苷类药物后，护士应注意观察药物的作用及毒性反应。对服用利尿剂的患儿，护士应观察其尿量的变化和预防发生感染；如在做小手术时，护士应遵医嘱给予患儿抗生素，防止发生心内膜炎。

（4）病情观察与并发症的监测。护士应密切观察患儿的精神状态、情绪、面色、呼吸、脉搏、血压等。若患儿突然出现烦躁、呼吸加快，哭闹、拒奶，听诊发现心律不齐或心率加快，护士应立即报告医师，并详细记录病情变化。

（5）心理护理。护士要关心、爱护患儿，多与患儿交流，与其建立良好的护患关系。护士应增强患儿的自信心，消除其紧张和焦虑情绪。护士应为患儿及其家长介绍疾病的相关知识，解释病情及检查、治疗经过，取得他们的理解和配合，消除他们的恐惧心理。

七、健康教育

护士应指导家长掌握先天性心脏病的日常护理措施，合理用药，预防感染和其他并发症；帮助患儿建立合理的生活制度，定期复查，使患儿能安全地成长到最佳手术年龄。

第二节　病毒性心肌炎患儿护理

病毒性心肌炎（viral myocarditis）是指因感染病毒而引起的以心肌炎性病变为主要表现的疾病。病毒性心肌可引起局灶性或弥漫性心肌间质炎性渗出，心肌变性或坏死，或导致不同程度的心功能障碍，是小儿较常见的心脏病之一。

一、病毒性心肌炎概述

（一）　病因及发病机制

能引起病毒性心肌炎的病原体有很多种，主要是病毒。肠道病毒是引起病毒性心肌炎的最常见病毒，尤其是柯萨奇组病毒感染最多见，其他还有腺病毒、脊髓灰质炎病毒、流感病毒、EB 病毒、传染性单核细胞增多症病毒等。

病毒性心肌炎的发病机理尚不完全清楚。随着分子病毒学和分子免疫学的发展，有研究发现，病毒感染心脏后可直接损害心肌细胞，也可在侵犯人体后引起自身免疫反应而造成心肌损害。

（二）　临床表现

病毒性心肌炎典型病例多在出现心脏症状前 2~3 周有上呼吸道感染或其他系统病毒感染症状，患儿的病情轻重不一，自觉症状较检查所见为轻。轻症患儿以乏力为主，有心前区不适、面色苍白、心悸、胸闷、气短、多汗、头晕、食欲不振等表现。重症患儿起病急，可出现心力衰竭或突发心源性休克，甚至猝死。患儿可出现极度乏力、头晕、心前区痛，严重心律失常表现。体格检查见心脏轻度增大，心率过速（或过缓），第一心音低钝、有奔马律，可发生各种心律失常，心尖部轻度收缩期杂音。部分患儿呈慢性发展过程，可逐渐演变成心肌病。

（三）　辅助检查

（1）心电图。急性期常见 ST-T 改变：ST 段偏移，T 波低平、双向或倒置；可见严重的心律失常，各种期前收缩，以室性期前收缩较为常见，可呈二联律、三联律，或并行性期前收缩或多形、多源性。此外，患儿还可出现室上性、室性心动过速，窦房、房室传导阻滞，完全性右或左束支阻滞，低电压及异常 Q 波。

（2）生化检查。肌酸激酶及其同工酶升高，以心肌同工酶（CK-MB）升高为主，在心肌受损早期（3~6 h）多有升高，2~5 天达高峰。乳酸脱氢酶（LDH）及其同工酶升高，在心肌受损 24 h 后开始升高，3~6 天达高峰，对心肌炎的诊断有提示意义。心肌肌钙蛋白（cardiac troponin，cTn）的变化为：心肌受损时，cTnI 或 cTnT 释放入血呈阳性。cTn 出现早、持续时间长，对心肌炎的诊断特异性很高。

（3）病原学检查。自患儿心内膜、心肌、心包（活检、病理检查）或经心包穿刺液检查可分离到病毒。用病毒核酸探针可查到病毒核酸。患儿粪便、咽拭子或血液中可分离到病毒，且恢复期血清同型抗体滴度较第一份血清升高约 4 倍或降低至 1/4，还需结合血中特异性 IgM 测定才更有意义。

（4）超声心动图。超声心动图显示患儿心脏扩大，心房或心室扩大。

（四）治疗

1.休息

急性期患儿应卧床休息，一般应至热退后 3~4 周。

2.药物治疗

（1）抗病毒。若患儿处于病毒血症阶段，可选用抗病毒药物治疗。

（2）营养心肌。临床可应用大量维生素 C 进行治疗，其有清除自由基的作用，可保护心肌和改善心肌功能；应用 1，6-二磷酸果糖（FDP）可改善心肌细胞代谢，增加心肌能量；辅酶 Q_{10} 对病毒感染的心肌可起到保护作用；黄芪口服液对柯萨奇病毒有抑制作用，能增强心肌收缩力和改善心肌供血。

（3）糖皮质激素。对病毒性心肌炎通常不主张使用糖皮质激素进行治疗。合并心源性休克、严重心律失常的重型病例应早期、足量使用糖皮质激素进行治疗。

（4）抗心衰。临床可应用地高辛抗心衰，但要注意补充钾。

二、护理评估

（1）健康史评估。护士应询问患儿近期有无发热、咽痛、呕吐、腹泻等病毒感染疾病的症状，有无胸闷、心悸、气促、心前区不适、乏力等表现，是否伴有咳嗽、呼吸困难、发绀等。

（2）身体状况评估。护士应检查患儿的呼吸、脉搏和心率。护士应评估患儿有无心律失常、心率增快和体温升高等表现，有无心尖区第一心音减弱、舒张期奔马律、心包摩擦音及心脏扩大。

（3）辅助检查。护士应了解患儿心电图、超声心动图和病原学检查的情况。

（4）社会心理评估。护士应评估患儿及其家长对病毒性心肌炎的认识，对预后及护理知识了解的情况。护士应评估症状轻者是否对病情产生轻视，症状重者是否因担心疾病的预后和经济负担而产生焦虑、恐惧心理。护士应进行动态的心理评估。

三、护理诊断

（1）体温过高，与病毒感染有关。

（2）活动无耐力，与心肌炎导致的心肌受损、心搏出量减少和组织供氧不足有关。

（3）焦虑、恐惧，与知识缺乏有关。

（4）潜在并发症主要包括心力衰竭、心律失常和心源性休克。

四、护理目标

（1）患儿的体温恢复正常。

（2）患儿主诉舒适感增加。

（3）患儿的活动量增加。

（4）患儿在住院期间不发生心力衰竭、心律失常和心源性休克。

（5）患儿及其家长掌握病毒性心肌炎的相关知识。

五、护理措施

（一）生活护理

护士应为患儿提供安静、温暖、舒适的环境，嘱患儿卧床休息至退热后 3~4 周，待病情稳定后逐渐增加活动量。有心脏扩大或心功能不全的患儿的休息时间应至少为 6 个月，待心功能改善、心脏恢复后逐渐恢复运动量，以不出现心悸、气促为宜。患儿宜进高热量、高蛋白、高维生素、易消化、营养丰富的食物，应少食多餐，不要暴饮暴食。对心力衰竭的患儿，护士应给予其低盐饮食。

（二）对症护理和用药护理

患儿出现胸闷、气促时，护士应遵医嘱给予吸氧；给予患儿营养心肌的药物，叮嘱患儿按时服药。对心力衰竭的患儿，护士应控制其输液速度和输液量。对心源性休克者，护士应遵医嘱及时为其补充血容量。

（三） 病情观察与并发症监测

护士应密切观察患儿呼吸频率、节律，心率、脉搏的强度、节律和频率，血压等的变化。当患儿的脉搏超过正常值50%或脉率不齐时，护士应及时报告医生。护士应观察并记录患儿的尿量、血压变化，及早判断其有无发生心源性休克。如患儿有胸部不适、胸闷、烦躁不安等症状，护士应遵医嘱及时给予处理。

（四） 心理护理

护士应使患儿保持情绪稳定，安慰患儿，消除其紧张、焦虑情绪，使其保持最佳心理状态以配合治疗。

六、健康教育

（1）疾病知识教育。护士应为患儿及其家长介绍病毒性心肌炎的病因、临床表现、治疗及预后，使其认识到大多数患儿诊断及时并经过适当治疗可被治愈，消除家长和患儿的焦虑及恐惧心理。

（2）用药指导。护士应嘱家长严格在医生的指导下用药，不可随意减量或加量；应用洋地黄药物时，注意观察，若患儿有恶心、呕吐、黄绿视等症状，应暂停用药并与医生联系，以免发生洋地黄中毒。

（3）防止复发。护士应向患儿及其家长强调休息的重要性，使患儿不过于劳累，适当限制体力活动；嘱患儿及其家长积极预防上呼吸道感染和消化道感染，并且要定期到医院复查，监测病情变化。

第三节 小儿门静脉高压症患儿护理

门静脉高压症是因门静脉系统的血流受阻、瘀滞，压力增高，导致门静脉血不能顺利通过肝回流入下腔静脉，表现为门–体静脉间交通支开放，大量门静脉血在未进入肝前就直接经交通支进入体循环，从而出现腹壁和食管静脉扩张；脾肿大和脾功能亢进；肝功能失代偿和腹水等。其中最为严重的是食管胃底静脉曲张，一旦破裂就会引起严重的急性上消化道出血而危及生命。

一、概述

（一） 临床表现

（1） 首发症状可为消化道大出血，表现为呕血、便血，可反复发作，间歇长短不一，有出血逐渐频繁，出血量增加的趋势。2 岁前极少出血，少数患儿因反复少量出血而贫血。

（2） 腹腔积液是肝功能损害的表现。大出血后，加剧腹腔积液的形成。有些"顽固性腹腔积液"很难消退。门静脉高压、肝内淋巴液回流受阻、血清蛋白降低都是发生腹腔积液的原因。

（3） 可伴有食欲缺乏、消化不良、腹胀、乏力、黄疸等。

（4） 神经系统常受累，门静脉高压症晚期常出现意识障碍、行为失常和昏迷等肝性脑病的症状。

（5） 脾大、脾功能亢进，其大小与功能亢进程度成正比。也是出血和贫血的原因。

（二） 辅助检查

（1） 食管钡剂 X 线检查。食管及胃底有虫蚀样改变，提示食管胃底静脉曲张。

（2） 超声检查。门静脉呈海绵样变性，脾静脉增宽，脾大。

（3） 内镜。食管及胃底静脉迂曲扩张。

（三） 治疗原则

（1） 急性出血时，首先采用非手术疗法，包括休息、禁食、补液、输新鲜血，应用止血药物、肾上腺素冰盐水洗胃、垂体后叶素静脉滴注，必要时采用三腔双囊管压迫止血，内镜下结扎止血，多能达到控制出血的目的。

（2） 经正规手术治疗大出血仍不能控制时，应考虑手术结扎出血点，患儿情况好转时可同时行断流术或分流术。

二、护理评估

（一） 术前护理评估

（1） 健康史：了解妊娠史，有无羊水过多等。患儿出生情况，Apgar 评分。发现畸形症状及进展情况等。注意询问有无相关遗传史。

（2） 身体状况情况。①局部：腹围大小，有无腹壁静脉曲张、腹腔积液、下肢水肿；有无肝、脾肿大和移动性浊音等。②全身：有无生命体征的变化和肝性脑病的征象；有无

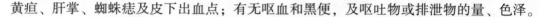

黄疸、肝掌、蜘蛛痣及皮下出血点；有无呕血和黑便，及呕吐物或排泄物的量、色泽。

（3）心理-社会支持情况。①患儿对突然大量出血是否感到紧张、恐惧。②家庭成员能否提供足够的心理和经济支持。③患儿及家属对门静脉高压症的治疗、预防再出血的知识的了解程度。

（二） 术后护理评估

（1）手术情况：麻醉、手术方式，术中出血、输血、输液情况。

（2）生命体征：包括神志、脉搏、血压和呼吸的变化，有无出血和肝性脑病的征象。

（3）体液平衡情况：24小时输入液量与胃肠减压引流液、腹腔引流液和尿量是否平衡。

（4）胃肠减压管、腹腔引流管是否通畅，引流液的颜色、性状和量有何变化。

三、护理诊断

（1）有体液不足的危险。与食管胃底曲张静脉破裂出血有关。

（2）体液过多，腹腔积液。与肝功能受损等因素有关。

（3）恐惧家长。与并发症急重、担心预后有关。

（4）潜在并发症。出血、肝性脑病、感染、静脉血栓等。

四、护理措施

（一） 非手术治疗及术前护理

（1）按儿科术前护理常规。

（2）病情观察与护理。①患儿有急性出血时，应行24小时心电监护，遵医嘱使用止血药物，必要时应用肾上腺素冰盐水洗胃或安置三腔双囊管止血，注意不要擦破食管静脉。②严密观察患儿的精神状况、面色、四肢循环、生命体征及腹部体征。③嘱患儿严格卧床休息，避免剧烈活动，如咳嗽、用力排便等。④观察患儿皮肤巩膜是否黄染，有瘙痒者，应防止其皮肤破损。⑤观察患儿意识和行为状况，及早发现肝性脑病的出现。⑥积极做好术前准备，如患儿出现生命体征不稳定，血细胞进行性下降，意识改变的休克表现，应快速输血补液治疗。

（3）饮食与营养。①改善患儿的营养状况，根据病情给予高糖、高维生素、低脂、易消化软食，食物温度不宜过热。②避免多刺、干硬、粗糙、尖硬食物，以免损伤食管黏膜，诱发再次出血。③有肝性脑病的患儿应注意控制蛋白质的摄入量。

（4）体位与活动：出血期间应卧床休息。

（二） 术后护理

（1）按儿科术后护理常规。

（2）病情观察与护理。①术后监测患儿生命体征。严密观察患儿伤口有无渗血、渗液，必要时更换敷料。②观察患儿腹部体征，有无腹痛、腹胀。③观察并记录引流液的颜色、量、性状等。④根据医嘱使用有效抗生素，并观察用药后患儿的反应，忌用损害肝细胞的药物。⑤注意观察患儿意识，防止肝性脑病。⑥术后应监测免疫球蛋白，IgG、IgM、IgA、T淋巴细胞计数等项目，检查肝功能及肾功能。⑦脾切除术后应复查血常规，观察血小板计数，防止增长过快引起血栓。

（3）饮食与营养：肠功能恢复后，应进食流质饮食，逐渐过渡至软食，进食原则同术前。积极给予营养不良患儿营养支持治疗，以促进伤口愈合，减少腹腔积液形成。

（4）体位与活动：患儿病情稳定后可行半卧位，以利于患儿呼吸和引流。鼓励患儿早期下床活动，逐渐增加活动量，以促进肠功能恢复。贫血者下床活动时要防晕厥及跌倒。

（5）管道护理：妥善固定各种管道，注意观察引流液的量、颜色及性状，如有异常及时报告医生。

五、健康教育

（1）向家长及患儿说明休息、饮食与门静脉高压症的症状有密切关系，避免剧烈活动、劳累及重体力活动。

（2）避免粗糙、干硬、过热、辛辣食物，以免损伤食管和胃黏膜，诱发出血。

（3）指导家长注意患儿的自我保护，让患儿用儿童软牙刷刷牙，避免牙龈出血；预防外伤。

（4）嘱家长及患儿按医嘱服用保肝药物，定期复查肝功能。

（5）嘱患儿保持心情舒畅，避免哭闹或者情绪激动，以免诱发出血。

（6）告知家属定期门诊复查。

（7）如患儿服用阿司匹林等抗血小板聚集药物时，应告知家长观察药物的不良反应。

第四节　先天性颈静脉扩张症患儿护理

先天性颈静脉扩张症是一种先天性血管畸变。颈静脉扩张症是指颈内静脉因先天性静脉瓣发育不良导致静脉血回流受阻引起的静脉明显扩张，少数患儿颈前静脉亦可扩张，扩张段静脉呈梭形或囊状。男性多见，可单侧或双侧发病。

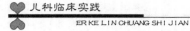

一、先天性颈静脉扩张症概述

（一） 临床表现

（1）当小儿大声喊叫、咳嗽或大声唱歌时，可于颈根部发现肿块，活动停止后，该处变平坦，平时也无任何不适感。

（2）肿块位于胸锁乳突肌前缘中下部或颈后三角区，也可位于颈中部。

（3）肿块触诊无震颤或搏动，听诊无杂音。

（二） 辅助检查

颈部彩超：显示颈静脉直径增大。

（三） 治疗原则

（1）保守治疗。先天性颈静脉扩张症是一种良性、自限性疾病，肿块不大不需治疗，但需定期随访检查。

（2）手术治疗。若肿块有逐渐增大趋势，且患儿4岁以上，考虑手术治疗。将扩张的静脉段的静脉切除，结扎扩张静脉的近、远端及其侧支即可。

二、护理评估

（一） 术前评估

（1）健康史：了解妊娠史，患儿出生情况，Apgar评分。注意询问有无相关遗传病史。

（2）身体状况：①局部：患儿颈根部有无肿块；②全身：患儿的生命体征，如有无发热、咳嗽等现象；③辅助检查：包括术前检查和能否耐受麻醉、手术的相关结果。

（3）心理和社会支持情况：家长对疾病、手术方式、麻醉与手术的危险性、手术后可能发生的并发症及预后的认知程度和心理承受能力；家庭对手术治疗的经济承受能力。

（二） 术后评估

（1）康复情况：患儿生命体征是否稳定，切口愈合情况等。

（2）术前症状和体征是否缓解或消失。

三、护理诊断

（1）焦虑（家长）。与担心本病预后有关。

（2）潜在并发症。扩张段静脉破裂，术后感染。

四、护理措施

（1）术前护理。①按小儿外科术前护理常规。②观察包块大小、性质，避免在扩张段采血。③进食清淡易消化的饮食，注意饮食营养。④禁止患儿大声叫喊、用力屏气等增加颈静脉压力的行为，防止扩张的静脉破裂。

（2）术后护理。①按小儿外科术后护理常规。②观察患儿生命体征。③注意保持切口敷料清洁干燥，避免感染。④注意观察患儿呼吸情况。

五、健康教育

（1）嘱家长关注患儿，避免引起颈静脉压增高的因素，如情绪激动、大声哭闹或喊叫，剧烈咳嗽、打喷嚏等。

（2）告知家长预防患儿感冒。

（3）嘱家长给予患儿多食富含粗纤维食物，多饮水，保持大便通畅。

（4）定期复查。

第五节 心源性休克患儿护理

心源性休克是由于某些原因使心排血量过少、血压下降，导致各重要器官和外周组织灌注不足而产生的休克综合征。儿科多见于急性重症病毒性心肌炎，严重的心律失常如室上性或室性心动过速和急性克山病等心肌病。

一、心源性休克

（一） 临床表现

症状因原发病不同而异，如病毒性心肌炎患儿往往在感染的急性期出现心源性休克，表现烦躁不安、面色灰白、四肢湿冷和末梢发绀；室上性阵发性心动过速患儿发作前可有心前区不适、胸闷、心悸、头晕、乏力，听诊时心律绝对规则，心音低钝，有奔马律，并有典型的心电图改变。

（1）休克早期（代偿期）。患儿的血压及重要器官的血液灌注尚能维持，患儿神志清楚，但烦躁不安、面色苍白、四肢湿冷、脉搏细弱、心动过速、血压正常或出现直立性低血压、脉压缩小、尿量正常或稍减少。

（2）休克期（失代偿期）。出现间断平卧位低血压，收缩压降至 80mmHg 以下，脉压 20mmHg 以下，神志尚清楚，但反应迟钝、意识模糊、皮肤湿冷及出现花纹、心率更快、脉搏细速、呼吸稍快、尿量减少或无尿［婴儿 < 2 mL／（kg·h），儿童 < 1 mL／（kg·h）］。

（3）休克晚期。重要生命器官严重受累，血液灌注不足，血压降低且固定不变或测不到，患儿出现昏迷、肢冷发绀、脉搏弱或触不到、呼吸急促或缓慢，尿量明显减少［< 1mL／（kg·h）］，甚至无尿，出现弥散性血管内凝血和多脏器功能衰竭。

（二） 辅助检查

（1）血常规。大多白细胞计数增多并且中性粒细胞增多，并发弥散性血管内凝血（DIC）时血小板减少。

（2）尿常规。尿中可见红细胞、各种管型、尿蛋白阳性。

（3）血生化检查。可有血糖、血钾、尿素氮和肌酐升高，心肌酶谱可升高，乳酸水平可升高。

（4）血气分析。早期为代谢性酸中毒和呼吸性碱中毒，中、晚期为代谢性酸中毒合并呼吸性酸中毒。氧分压及血氧饱和度降低。

（5）凝血功能。并发 DIC 时，可有凝血酶原时间延长，纤维蛋白原降低，凝血因子减少，FDP 和 D-二聚体升高。

（6）胸部 X 线检查。有肺瘀血的征象，同时有胸腔积液及心包积液的表现。

（7）心电图。除原发病的改变外，还可出现 ST-T、传导阻滞和心律失常等。

（8）微循环灌注情况检查。皮温低于肛温 1℃ 以上表示休克严重。眼底检查可见小动脉痉挛和小静脉扩张、视网膜水肿。甲皱微血管的管襻数目显著减少，可有微血栓形成。

（三） 治疗原则

（1）应在严密的血流动力学监测下积极开展各项抢救治疗。

（2）纠正低血容量。

（3）合理应用多种血管活性药物和利尿剂。

（4）纠正水、电解质及酸碱平衡失调。

（5）建立有效的机械辅助通气。

（6）治疗原发心脏病。

二、护理评估

（1）健康史。评估患儿有无重症病毒性心肌炎、严重的心律失常等严重心脏病病史。

（2）身体状况。评估患儿有无烦躁不安、面色苍白、四肢湿冷、脉搏细速等休克早期表现。

（3）心理-社会状况。评估患儿家长对心源性休克及其预后有无了解，能否认识其严重性并积极正确配合救治。

三、护理诊断

（1）有效循环血量不足。与心功能受损、心脏搏出量减少有关。

（2）有外伤的危险。与突发头晕、乏力有关。

（3）低效型呼吸形态。与肺瘀血有关。

（4）恐惧。与病情凶险有关。

（5）潜在并发症。酸碱平衡失调、感染、DIC、多器官功能衰竭。

四、护理措施

（一）一般护理

（1）卧床休息：患儿采取平卧位或中凹位，头偏向一侧，保持安静，注意保暖，避免受寒而加重病情。一切治疗、护理集中进行，避免过多搬动。烦躁不安者遵医嘱给镇静剂。

（2）保持呼吸道通畅，防止吸入性肺炎的发生，应暂禁食。

（3）皮肤护理：根据病情适时翻身，预防压疮，骨骼突出部位可采用气圈。翻身活动后要观察血压、心率及中心静脉压的变化。

（4）保护患儿的安全：休克时患儿往往烦躁不安、意识模糊，应给予适当的约束，以防患儿坠床或牵拉、拔脱仪器和各治疗管道。

（5）心理护理：①医务人员在抢救过程中做到有条不紊，为患儿树立信任感，从而减少恐惧。②经常巡视病房，给予关心鼓励，让患儿最亲近的人陪伴，增加患儿的安全感。③及时跟患儿及家长进行沟通，使其对疾病有正确的认识，增加战胜疾病的信心。④适时给予听音乐、讲故事，以分散患儿注意力。

（二）重点护理

（1）吸氧：根据病情选择适当的吸氧方式，保持呼吸道通畅，使氧分压维持在70mmHg以上。

（2）建立两条以上静脉通路，保证扩容有效进行。遵医嘱补生理盐水、平衡盐液等晶体溶液和血浆、右旋糖酐等胶体溶液。

（3）详细记录出入液量：注意保持出入液量平衡，有少尿或无尿者应立即报告医生。

（4）维持正常的体温：注意保暖，但不宜体外加温，因为加温可使末梢血管扩张而影响到休克最初的代偿机制——末梢血管收缩，影响重要器官的血流灌注。同时还会加速新陈代谢，增加氧耗，加重心脏负担。

（三）　治疗过程中可能出现的情况及应急措施

（1）监测生命体征变化，注意患儿神志状态、皮肤色泽及末梢循环状况。

（2）观察输液反应，因输液过快、过量可加重心脏负担，输液速度控制<5mL（kg·h）。

（3）观察药物的疗效及不良反应，应用血管活性药物时避免药液外渗引起组织坏死。

（4）观察周围血管灌注：血管收缩首先表现在皮肤和皮下组织，良好的周围灌注表示周围血管阻力正常。皮肤红润且温暖时表示小动脉阻力降低；皮肤湿冷、苍白表示血管收缩，小动脉阻力升高。

五、健康教育

（1）向家长说明疾病的严重性，并要求配合抢救，不要在床旁大声哭泣和喧哗。

（2）要求家长协助做好保暖和安全护理，在患儿神志模糊时适当做好肢体约束和各种管道的固定。

（3）不要随意给患儿喂水喂食，以免窒息。

（4）教会家长给患儿肢体做被动按摩，以保证肢体功能。

第十三章 泌尿系统疾病患儿的护理

第一节 急性肾小球肾炎患儿护理

急性肾小球肾炎（acute glomerulonephritis，AGN）简称急性肾炎（acute nephritis），是一组由不同病因所致的感染后免疫反应引起的急性弥漫性肾小球炎性病变，以血尿、少尿、水肿和高血压为主要临床表现。由 A 组 β 溶血性链球菌感染引起的肾炎称为急性链球菌感染后肾炎（acute post streptococcal glomerulonephritis，APSGN），即通常临床所谓的急性肾炎。其他细菌和病毒也可引起急性肾炎，但较少见。本节重点介绍 APSGN。

APSGN 为儿科常见病，四季均可发病，多见于 5~14 岁儿童，2 岁以下儿童少见，男女患儿之比约为 2：1，一般预后良好。

一、急性肾小球肾炎概述

（一） 病因及发病机制

一般认为，链球菌菌株的某些抗原与机体产生的相应抗体可形成原位和循环免疫复合物，沉积于肾小球并激活补体，引起免疫和炎症反应。免疫损伤使肾小球基底膜断裂，血浆蛋白、红细胞和白细胞渗入肾小球囊内，尿中出现红细胞、白细胞和各种管型；炎症反应引起肾小球毛细血管管腔狭窄，甚至闭塞，其结果是肾血流量减少，肾小球滤过率下降，发生水钠潴留，导致细胞外液和血容量增多，患者可出现少尿、水肿、高血压症状，严重者可出现肺水肿、高血压脑病、氮质血症等。

（二） 临床表现

APSGN 常在前驱感染后 1~3 周起病，在部分患儿仍可见呼吸道或皮肤感染病灶。患儿的临床表现轻重不一，轻者仅尿检有镜下血尿，重者可在短期内出现循环充血、高血压脑病或急性肾功能不全而危及生命。

1.一般病例

患儿起病初可有低热、乏力、头晕、恶心、呕吐、食欲减退等症状。患儿的主要泌尿系统症状如下：

（1）水肿、少尿。水肿、少尿常为最早出现的症状和就诊的主要原因，先眼睑出现水肿，2~3天波及全身，为非凹陷性。水肿时尿量减少，甚至无尿。

（2）血尿。患儿起病时几乎都有血尿，轻者仅为镜下血尿，30%~70%的患儿表现为肉眼血尿，其颜色与尿液的酸碱度有关。酸性尿时呈浓茶色或烟灰水样，中性或弱碱性尿时呈鲜红色或洗肉水样。肉眼血尿1~2周消失，镜下血尿可持续3~6个月，个别患者更长。增加运动或并发感染时血尿可加剧。

（3）高血压。患儿的高血压多为轻、中度高血压，一般1~2周随尿量增多而下降。

2.严重病例

少数患儿在病程2周内可出现下列严重症状，应早期发现，及时治疗，否则会危及生命：

（1）严重循环充血。由于水钠潴留，血浆容量增加，患儿可出现循环充血，轻者仅有呼吸、心跳增快、肝大；严重者可出现呼吸困难、端坐呼吸、频咳、咳粉红色泡沫痰、双肺布满湿啰音；心脏扩大，心率增快，有时还可出现奔马律；颈静脉怒张，肝大而硬，可有胸水、腹水。严重循环充血常发生在起病后第1周，少数可突然发生，病情急剧恶化，如不及时抢救，患儿可于数小时内死亡。

（2）高血压脑病。血压急剧增高时，脑血管高度充血、扩张而致脑水肿。患儿表现为剧烈头痛、恶心、呕吐、复视或一过性失明，严重者突然出现惊厥、昏迷，常发生在病程早期。如果能及时控制血压，上述症状可迅速消失。

（3）急性肾功能不全。严重少尿或无尿患儿可出现暂时性氮质血症、电解质平衡紊乱和代谢性酸中毒。该病一般持续3~5天，病情随尿量逐渐增多而好转。若持续数周仍不恢复，则预后较差。

（三）　辅助检查

（1）尿液检查。尿蛋白，镜下可见红细胞增多及各种管型。

（2）血液检查。患儿有轻、中度贫血，血沉增快，血清总补体及C3降低。抗链球菌溶血素O增高提示近期有链球菌感染，是诊断APSGN的依据。

（3）肾功能检查。少尿期有血浆尿素氮、肌酐暂时升高。

（四） 治疗

APSGN 为自限性疾病，无特效疗法，其治疗主要是彻底清除感染灶，进行对症治疗，观察严重症状的出现并及时治疗。

（1）彻底清除感染灶。控制链球菌感染一般用青霉素，疗程为 10~14 天。

（2）对症治疗。利尿，常用噻嗪类髓袢利尿药；降压，休息、利尿及限制水和钠的摄入量，若血压仍高，应给予患儿降压药，可用钙通道阻滞剂或血管紧张素转换酶抑制剂，严重循环充血伴肺水肿或高血压脑病的治疗可选硝普钠；急性肾衰竭者在必要时采用透析治疗。

二、护理评估

（1）健康史评估。护士应询问患儿平时的健康状况；近 1 个月有无上呼吸道感染或皮肤感染史及用药情况；水肿发生的时间、部位和进展情况；排尿次数、尿量及颜色；目前所用药物及疗效。既往有无类似疾病及其治疗情况等。

（2）身体状况评估。护士应观察患儿的意识状态、颜面水肿情况、尿色和尿量等，测量患儿生命体征及体重，检查水肿部位及程度，了解患儿心、肺、肝等的情况，结合实验室检查观察疾病的进展情况。

（3）辅助检查。护士应协助医生为患儿进行辅助检查，采集尿、血标本及时送检并记录尿色和尿量，分析化验结果，全面了解患儿的病情。

（4）社会—心理评估。护士应评估患儿是否因卧床休息、形象改变和不能上学等而产生紧张和焦虑情绪，评估患儿家长对疾病的认识、家庭经济情况及心理状况。

三、护理诊断

（1）体液过多，与肾小球滤过率下降和水钠潴留有关。

（2）活动无耐力，与水肿和高血压有关。

（3）知识缺乏，与家长及患儿缺乏急性肾炎的相关知识有关。

（4）焦虑，与病程长、医疗性限制及知识缺乏等有关。

（5）潜在并发症包括急性循环充血、高血压脑病和急性肾功能不全等。

四、护理目标

（1）患儿尿量增加，水肿症状减轻或消退。

（2）患儿能按照护士的嘱咐休息和活动。

（3）患儿无高血压脑病、严重循环充血及肾功能衰竭发生或发生时能得到及时发现与处理。

（4）患儿及其家长了解限制活动的意义及饮食调整的方法，能够配合治疗及护理。

（5）患儿有安全感，得到心理支持。

五、护理措施

（一） 生活护理

（1）饮食护理。护士应给予患儿高糖、高维生素、适量蛋白和脂肪的低盐饮食。患儿水肿、少尿时，护士应限制其钠盐的摄入（每日 1~2 g）；同时，加强食品的色、香、味、形，利用糖、醋及其他调料来满足患儿的味觉需要，增强其食欲。对氮质血症者，护士应限制其蛋白质的摄入，可给予其优质动物蛋白每日 0.5 g。水肿消退、血压恢复正常后，逐渐由低盐饮食过渡到普通饮食。由于小儿生长发育快，因此不宜过久限制盐及蛋白质。

（2）休息。患儿应在起病 2 周内卧床休息，出现高血压和心力衰竭者要绝对卧床休息。待水肿消退、血压正常、肉眼血尿消失后，患儿可下床轻微活动或到户外散步，1~2 个月的活动量应加以限制，3 个月内避免剧烈活动；血沉接近正常可恢复上学，但应避免体育活动；Addis 计数正常后可恢复正常生活。

（二） 病情观察及并发症监测

（1）水肿情况。护士应注意患儿水肿的部位和变化程度，每日或隔日为其测体重一次，还可测量下肢外径；准确记录 24 h 液体出入量。

（2）尿量及尿色情况。护士要及时、准确地留取尿标本送验。尿量增加和肉眼血尿消失提示患儿病情好转；持续少尿甚至无尿提示可能发生了急性肾功能衰竭，护士应做好透析前的护理工作。

（3）生命体征、意识等变化。护士应按时为患儿测量生命体征，定时巡视病房。患儿出现头痛、呕吐、视物模糊或一过性失明、惊厥和血压突然升高等提示高血压脑病，患儿出现烦躁不安、呼吸困难、心率增快、肺底闻及湿啰音、肝脏增大和不能平卧等提示严重循环充血，护士应立即报告医生，使患儿取半卧位，给予吸氧，遵医嘱给药。

（4）观察药物的作用和不良反应。护士应注意观察药物发挥作用的时间和不良反应。特别是硝普钠，应现用现配和严格避光，护士应准确控制给药剂量和速度，严密监测患儿的血压和心率变化及有无药物不良反应。

（三） 心理护理

护士要告诉患儿及其家长急性肾炎是自限性疾病，绝大多数患儿预后良好；为患儿及其家长讲解疾病相关知识；创造良好的休养环境，为患儿提供适合的床上娱乐、学习用品，消除家长和患儿的顾虑。

六、健康教育

护士应告知患儿家长消除诱因和彻底清除感染灶是预防急性肾炎的主要措施；饮食调整的目的和必要性；强调限制患儿活动是控制病情进展的重要措施；急性肾炎预后良好，痊愈率为 90%~95%，出院后定期随访是彻底痊愈的重要保证。

第二节　乙型肝炎病毒相关肾炎患儿护理

乙型肝炎病毒相关肾炎（HBV-MN）是乙型肝炎病毒感染后所致的肾小球疾病，以膜性肾炎为基本病理改变。本病好发于学龄儿童，临床类型多样，部分病例可自愈。

一、乙型肝炎病毒相关肾炎概述

（一）　临床表现

（1）起病缓慢或隐匿。多数患儿可有程度不等的血尿、蛋白尿，少数患儿有少尿，部分患儿可有高血压。

（2）可有肝功能损害表现，如食欲缺乏、乏力等。肝脏肿大、有压痛。

（3）少数患儿有程度不等的水肿，呈凹陷性或非凹陷性。

（二）　辅助检查

HBV-MN 患儿血清 HBsAg 和 HBcAb 几乎都是阳性，80% 患儿 HBeAg 阳性，其余为 HBeAb 阳性，也有肾小球内 HBsAg 阳性而血清 HBsAg 阴性者，15%~64% 患者有血清补体 C3 降低。

（三）　治疗原则

抗病毒治疗为主。

（1）重组人类 α 干扰素（α-IFN）100 万~300 万 U 肌注，每周 3 次，6 个月为一疗程。不良反应为发热、流感样症状、嗜睡和乏力，少数患者发生多形红斑。

（2）阿糖腺苷（Ara-a）：抑制病毒复制。剂量 15mg/（kg·d）静脉滴注，2 周为一疗程，联合应用 α-IFN 效果较好。

（3）胸腺肽 α：具有免疫调节作用，与 α-IFN 合用效果更好。

（4）核苷（酸）类似物：可以直接抑制乙肝病毒的复制。低龄儿童慎用。

二、护理评估

（1）健康史。评估患儿乙型肝炎的病程、治疗情况；检测血清 HBsAg、HBcAb 是否阳性，有无肝功能损害、肾功能损害病史。

（2）身体状况。评估患儿有无乏力、食欲下降等肝功能损害表现；了解有无血尿、蛋白尿、高血压等肾功能损害表现。

（3）心理-社会状况。评估患儿及家长对本病的认知程度；家长能否积极配合治疗；家长是否掌握照护患儿知识。

三、护理措施

（一）　一般护理

休息：处于乙型肝炎急性期，有水肿、高血压者应卧床休息。待临床症状消失、床检轻度异常，可逐渐增加活动量。

饮食：给予高热量、高维生素、低蛋白、清淡易消化饮食，食欲：减退的患儿应鼓励少量多次进餐，伴水肿、高血压者给予低盐饮食。

隔离与消毒：按消化道及血液病患者隔离。患儿的食具、药杯、体温表用相应浓度的含氯消毒剂浸泡消毒。注射、采血、输液器械一次性应用，用后焚毁处理。

（二）　重点护理

预防感染：保持口腔及皮肤清洁，保护水肿部位皮肤，勤翻身，避免擦伤和压疮。注意饮食卫生，避免消化道感染。

病情观察：观察生命体征的变化，观察尿量、尿色及水肿情况；观察精神状态及面色，有无皮肤黄染、乏力、食欲缺乏、腹胀、肝区压痛等；准确记录 24 小时尿量。

（三）　治疗过程中可能出现的情况及应急措施

症状体征的观察：监测血压，观察尿量、尿的颜色、尿的性质等情况。出现异常情况应及早与医生联系，积极处理。

观察药物疗效和不良反应：应用利尿剂时应按时监测电解质情况。应用抗病毒药物应警惕不良反应如发热、流感症状、嗜睡和乏力等。

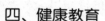

四、健康教育

（1）告知患儿及家长本病病程较长，多数病例经数年方可自然缓解，预后多良好，让患儿及家长树立长期治疗的信心。

（2）告知家长乙型肝炎的传播途径、症状，以及预防和消毒隔离知识，告之积极防治乙型肝炎的重要性，本病可随着乙型肝炎的有效控制而缓解。

（3）出院指导。①休息：出院后若肝功能正常，无水肿、高血压，可适当活动，待尿蛋白转阴、病情稳定，可回学校学习，但应避免剧烈运动和过度劳累。②饮食：饮食应易消化、少油腻，多吃含碳水化合物和维生素高的食物，并给予优质蛋白（如瘦肉、蛋、奶类、豆制品等）饮食。③培养良好的生活习惯，注意卫生，避免感染，以免病情反复。④每周化验尿常规 1 次，正常后可每 2~4 周化验 1 次，6 个月~1 年复查肝功能和乙肝 3 项。同时需在专科门诊随访数年。

第三节 过敏性紫癜性肾炎患儿护理

过敏性紫癜性肾炎是指由过敏性紫癜引起的肾损害。春秋季发病居多，多发生于儿童。是一组以变态反应所致的广泛性毛细血管炎为主要病理基础的临床综合征，包括特征性皮疹、腹部绞痛、关节痛及肾小球肾炎，有时还出现上消化道出血。其病因可为细菌、病毒及寄生虫等感染所引起的变态反应，或为某些药物、食物等过敏，或为植物花粉、虫咬、寒冷刺激等引起。

一、过敏性紫癜性肾炎概述

（一） 临床表现

除有皮肤紫癜、关节肿痛、腹痛、便血外，主要为血尿和蛋白尿，多发生于皮肤紫癜后 1 个月内，有的患儿可以同时出现皮肤紫癜、腹痛，有的仅是无症状性的蛋白尿。

（二） 辅助检查

（1）尿液检查。主要为血尿和（或）蛋白尿，多属低选择性，如有肾间质或肾小管损害，可出现小分子蛋白如 RBP、β_2 微球蛋白、溶菌酶等升高。

（2）血液检查。血常规、出血时间和凝血时间均正常，血小板计数和功能试验正常，红细胞沉降率增快；血生化及肾功能正常，或出现相应的异常改变。

（3）血液特殊检查。补体 C3、C4 均正常，早期 IgA 可升高，并可检测出 IgA 类风湿因子，其他如 IgG、IgE 均可升高或正常，部分患儿免疫复合物阳性。

（4）病理检查。常见局灶系膜增生病变，严重者可出现系膜弥漫增殖和新月体形成，免疫荧光检查表现为系膜区 IgA 颗粒样沉着，皮肤活检有助于同 IgA 肾病外的肾炎做鉴别。

（5）毛细血管脆性试验。约有半数呈阳性。

（三） 治疗原则

（1）针对诱因治疗，如应用抗生素等。

（2）抗过敏治疗。

（3）肾上腺皮质激素及细胞毒药物治疗

（4）对症支持治疗。

二、护理评估

（1）健康史。了解患儿出现水肿有无诱因；起病方式；水肿及紫癜出现部位、程度、特点及消长情况。

（2）身体状况。了解有无生命体征的变化；有无感染表现等。

（3）心理–社会状况。评估患儿及家长对本病的认知程度，对治疗、护理的配合程度。

三、护理诊断

（1）皮肤完整性受损。与血管炎造成的紫癜及低蛋白血症造成的水肿有关。

（2）疼痛。与关节肿痛、肠道炎症有关。

（3）焦虑。与病程长、预后不确定有关。

（4）潜在并发症。消化道出血、颅内出血、感染、肾衰竭等。

四、护理措施

（一） 一般护理

（1）饮食护理：一般不需特殊限制饮食，应供给高热量、高维生素、优质蛋白饮食，可根据肾功能调节蛋白质摄入量，伴水肿和高血压的患儿应限钠盐、水的摄入。有消化道出血的患儿，需给予无渣流食，出血量多的患儿，应禁食。尽量避免鱼、虾、蟹、牛奶、鸡蛋等可能诱发过敏的食物，以免复发。

（2）绝对卧床休息、意识不清、烦躁不安、抽搐、昏迷者，应安放床挡，加强巡视，以防坠床。

（二） 对症护理

（1）呕吐、腹泻频繁的患儿应注意水、电解质紊乱，出现有关症状时应及时通知医师。

（2）若出现脑部异常表现或因低钙而出现抽搐、烦躁时，应保护患儿，以免自我伤害，并立即通知医师。

（3）呼吸有氨味者，易并发口腔炎，应加强口腔护理。

（4）皮肤护理：由于代谢产物潴留致皮肤瘙痒时忌用力搔抓，以免感染，可用不含碱性物质的温水清洗；水肿的患儿需经常更换体位，预防压疮的发生。床铺平整、干净无皱褶，以防皮肤压疮。患儿要保持皮肤清洁、干燥，及时更换内衣。

（三） 病情观察

（1）严密观察病情变化，每日测体重、血压、记录出入量，观察体内有无液体潴留或不足。有无腹痛、恶心、呕吐及便血等，腹痛剧烈的患儿，应及时处理。

（2）注意观察高血压脑病、心力衰竭及心包炎等病的征象，有异常及时通知医师。

（四） 心理护理

由于病程迁延，治疗过程相对较长，患儿和家长易产生恐惧、悲观及焦虑心理。首先要对家长表示理解和同情，鼓励家长对患儿的治疗树立信心。多和患儿谈心，以得到信任，通过语言、表情、行为来消除患儿的恐惧心理，改善患儿的情绪，提高依从性。

五、健康教育

（1）鼓励患儿及家长树立战胜疾病的信心。

（2）指导家长继续观察病情，合理调配饮食，合理安排患儿的生活起居，房间应保持空气清新，定时通风；每日擦拭清洁患儿可能接触到的物品；注意对患儿防寒保暖，预防感冒，少到公共场合活动；患儿应多卧床休息，并经常更换体位，以防止血栓等并发症的发生；患儿不能过劳，以免病情复发、加重。

第四节　肾病综合征患儿护理

肾病综合征（Nephrotic Syndrome，NS）简称肾综，是由多种原因引起的肾小球滤过膜通透性增高，大量血浆蛋白从尿中丢失而引起的一组临床症候群。肾病综合征以大量蛋白尿、低蛋白血症、不同程度的水肿和高脂血症为主要特征。肾病综合征按病因可分为原发性、继发性和先天性三大类。小儿时期绝大多数（90%）的肾病综合征都是原发性的，原发性肾病综合征又分为单纯性肾病综合征和肾炎性肾病综合征。本节重点介绍原发性肾病综合征。

一、原发性肾病综合征概述

（一）　病因及发病机制

原发性肾病综合征的病因目前尚不十分清楚，可能与机体免疫功能紊乱有关。

（1）大量蛋白尿。肾小球滤过膜通透性增高，大量血浆蛋白漏入尿中是蛋白尿产生的原因。蛋白尿是导致肾病综合征其他临床特点的基本因素。

（2）低蛋白血症。血浆蛋白从尿中大量丢失及肾小管对重吸收的蛋白的分解增加是导致低蛋白血症的主要原因。

（3）不同程度的水肿。低蛋白血症可使血浆胶体渗透压下降，水和电解质外渗到组织间隙而引起水肿。在有效循环血量较少、醛固酮分泌增加、抗利尿激素分泌增多、利钠因子减少等的作用下，水肿进一步加重。

（4）高脂血症。低蛋白血症促使肝脏合成脂蛋白增多，其中大分子脂蛋白难以从肾脏排出而导致高脂血症，主要为血清胆固醇和低密度脂蛋白浓度增高。

（二）　临床表现

1.单纯性肾病综合征

单纯性肾病综合征是小儿肾病综合征最常见的类型，发病年龄多为2~7岁，男孩居多。该病起病隐匿，水肿是其最突出的表现，呈凹陷性，开始于眼睑、面部，逐渐遍及全身，随体位改变而发生变化，严重者可出现胸腔积液、腹水和阴囊水肿，可伴少尿。患儿的一般状况差、面色苍白、乏力、食欲缺乏，肾炎性肾病综合征患儿可无明血尿和高血压。患儿尿中有大量蛋白，以中分子清蛋白为主。患儿血浆蛋白显著减少，以清蛋白减少为主，导致清蛋白和球蛋白比例倒置。血胆固醇明显增加。

2.肾炎性肾病综合征

患儿的发病年龄多在学龄期，无性别差异。水肿轻重不一，除有单纯性肾病综合征的四大临床特点外，还有高血压、血尿、血清补体下降和不同程度的氮质血症。

3.并发症

（1）感染。感染是肾病综合征患儿最常见的并发症。由于免疫力低下、蛋白质丢失、水肿局部循环不良及肾上腺皮质激素和免疫抑制剂的应用等，肾病患儿易患各种感染性疾病，以呼吸道感染最多见，还可见皮肤感染、尿路感染和腹膜炎等。

（2）电解质平衡紊乱。电解质平衡紊乱常见于低钠血症、低钾血症和低钙血症。由于利尿剂、肾上腺皮质激素的应用及饮食限制，患儿可以出现低钠血症、低钾血症。由于钙在血中与白蛋白结合后随白蛋白从尿中丢失，以及肾病时维生素 D 减少和服用激素导致肠道钙吸收不良等，肾病患儿可发生低钙血症。

（3）血栓形成。高脂血症患儿血液黏稠、利尿剂的应用使血液浓缩，以及尿中丢失抗凝物质和低蛋白血症时肝脏合成凝血因子增加等因素使血液呈高凝状态，易发生血栓。临床以肾静脉血栓最常见，患儿表现为突发腰痛、血尿或血尿加重、少尿，严重者可发生急性肾功能衰竭。

（4）急性肾功能衰竭。急性肾功能衰竭多数为低血容量所致的肾前性肾功能衰竭。

（5）生长发育延迟。生长发育延迟主要见于频繁复发和长期接受大剂量皮质激素治疗的患儿。

（三） 辅助检查

（1）尿液检查。尿蛋白定性多为（+++~++++），24h 尿蛋白定量大于 0.1g/kg，或随机或晨尿尿蛋白/肌酐（mg/mg）大于 2.0，可有透明管型或颗粒管型，肾炎性肾病综合征患儿尿内红细胞增多。

（2）血液检查。血浆总蛋白及白蛋白明显降低，白蛋白一般少于 25 g/L，白蛋白、球蛋白比例（A/G）倒置；血沉增快；胆固醇明显增高，大于 5.7 mmol/L；肾炎性肾病综合征患儿常有血清补体 C3 降低和不同程度的氮质血症。

（四） 治疗

（1）激素治疗。肾上腺皮质激素是治疗肾病综合征的首选药物，初治病例确诊后应尽早采用。其有短程、中程、长程三种疗法。短程疗法的疗程为 8~12 周，中程疗法的疗程为 4~6 个月，长程疗法的疗程为 9~12 个月。目前，国内多采用中程疗法和长程疗法。

（2）免疫抑制剂治疗。免疫抑制剂治疗适用于对激素部分敏感、耐药、依赖和复发者，或对激素治疗出现不能接受的不良反应的患儿。免疫抑制剂治疗可选用环磷酰胺、苯

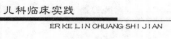
丁酸氮芥、环孢素等药物。

（3）其他。水肿严重伴尿少患儿可应用利尿剂。防治血栓可用肝素、双嘧达莫等。

二、护理评估

（1）健康史评估。护士应询问患儿起病的缓急，是首次发病还是复发，有无感染、劳累、预防接种等诱因；询问患儿是否是过敏体质；询问患儿目前的检查、诊断和治疗情况，是否应用激素治疗及其效果等。

（2）身体状况评估。护士应观察患儿的意识状态；了解水肿发生的时间、部位、性质、进展情况，24 h 尿量、尿液颜色、饮食情况；为患儿测量生命体征及体重；结合实验室结果分析患儿的疾病程度及分型，并关注其是否发生感染、电解质平衡紊乱、肾静脉血栓等并发症。

（3）辅助检查。护士应协助医生为患儿进行辅助检查，采集尿、血标本及时送验并记录尿色和尿量，查阅、分析化验结果，全面了解患儿的病情。

（4）社会心理评估。护士应评估肾病综合征病程较长、容易复发的特点是否给患儿及其家长带来了沉重的精神压力；患儿是否因长期使用肾上腺皮质激素及免疫抑制剂而出现形体改变，产生自卑心理；疾病影响了学龄患儿的学习而使其产生焦虑心理。

三、护理诊断

（1）体液过多，与低蛋白血症导致的血浆胶体渗透压下降和水钠潴留有关。

（2）营养失调，低于机体需要量，与大量蛋白从尿中丢失有关。

（3）有皮肤完整性受损的危险，与皮肤水肿有关。

（4）焦虑，与病情反复发作、病程长和患儿及其家长的疾病相关知识缺乏有关。

（5）潜在并发症主要包括感染、电解质平衡紊乱、血栓等。

四、护理目标

（1）患儿的水肿症状减轻或消退，体重及尿量恢复正常。

（2）患儿的营养状况达到正常水平，血清蛋白测定结果在正常范围内。

（3）患儿的皮肤无破损。

（4）患儿住院期间不发生感染、电解质平衡紊乱、静脉血栓等，或发生时能被及时发现和处理。

（5）患儿及其家长的焦虑情绪得到消除或减轻。

五、护理措施

（一） 生活护理

（1）适当休息。患儿有严重水肿和高血压时需卧床休息，经常变换体位，防止发生血管栓塞；病情缓解后可逐渐增加活动量，但不要过度劳累，以免病情复发；一般不需要严格限制患儿的活动。

（2）饮食管理。当患儿有明显水肿时，护士应短期给予其低盐或无盐饮食，一般将钠盐限制在每日 2 g；待水肿消退，即可恢复正常饮食。护士应给予患儿高热量、高维生素、优质蛋白饮食，且蛋白质摄入量应控制在每日 2 g/kg 左右；在服用激素期间，应为患儿补充维生素 D 和钙剂，以防发生骨质疏松；若患儿服用免疫抑制剂后食欲减退，应调整其饮食，增进食欲。为减轻高脂血症，患儿应少食动物脂肪，以进植物性脂肪为宜，一般每日 2~4 g/kg。

（3）皮肤护理。护士要经常给患儿沐浴，擦干水后在皮肤皱褶处撒爽身粉；保持皮肤清洁、干燥，及时更换内衣；保持床单清洁、平整、无皱褶，被褥松软；每1~2 h 协助患儿翻身 1 次，避免拖、拉、拽等动作，避免摩擦水肿部位的皮肤；进食后协助患儿刷牙、漱口；夏季防蚊虫叮咬，剪短指甲以避免患儿抓破皮肤而引起感染。护士应尽可能减少各种穿刺，在去除皮肤上的胶布时动作要轻柔，避免损伤皮肤；对阴囊水肿患儿可用阴囊托或丁字带将阴囊托起；对臀部和四肢水肿严重的患儿，可在受压处垫棉圈。

（二） 病情观察及并发症监测

（1）观察药物的疗效和不良反应。除观察药物的疗效外，护士还须密切观察药物可能出现的不良反应。激素的不良反应包括感染、高血压、消化道溃疡、骨质疏松、库欣综合征、手足搐搦等。应用利尿剂时患儿易出现低血容量性休克、静脉血栓、电解质紊乱，因而护士须密切观察、记录其尿量、血压、血钾、血钠的变化。免疫抑制剂的常见不良反应有白细胞下降、脱发、胃肠道反应、肝功能损害、出血性膀胱炎等。用药期间护士应嘱多饮水，监测其白细胞变化。

（2）监测并发症的发生。护士应监测患儿的体温和血象变化，及时发现感染灶和电解质平衡紊乱，并给予相应的护理。患儿出现腰疼、血尿、少尿等症状提示形成肾静脉血栓，护士应遵医嘱给予抗凝溶栓治疗。

（三） 心理护理

护士要多与患儿及其家长沟通，鼓励他们倾诉内心的感受；向患儿及其家长解释体形改变是暂时的，停药后会逐渐恢复；创造良好的环境，组织患儿进行活动量小的游戏，增加生活乐趣，增强患儿和家长的信心，使其积极配合治疗；鼓励同学、家长或护士给学龄患儿补习功课，缓解疾病影响学习而引起的焦虑。

六、健康教育

护士应为患儿及其家长讲解疾病的相关知识，使他们意识到遵医嘱服药的重要性；教会患儿及其家长自测尿蛋白的方法，以及预防感染的措施和识别肾静脉血栓的表现，并能及时就诊；告诉患儿及其家长所服药物的不良反应；告诉患儿及其家长预防接种须在病情完全缓解且停用糖皮质激素 3 个月后进行。

第十四章 住院患儿的护理常识

第一节 儿科医疗机构的设置与护理管理

小儿医疗机构的设置可有三种：儿童医院、综合医院和妇幼保健院中的儿科门诊与病房，其中以儿童医院的设置最全面。儿童医院一般包括小儿内科、外科、五官科等不同科别的门诊、急诊和病房。

一、小儿门诊

（一） 小儿门诊设置

（1）预诊处。

预诊处的目的：设置预诊处的目的是早期检出传染病，早隔离；协助家长选择科别以节省时间，赢得抢救时间。

预诊处的设置：预诊处设在医院大门最近处或门诊入口处；设两个出口，一个通向候诊室，一个通向隔离室；隔离室内备有消毒隔离设施，设有专人服务。

预诊方式：预诊主要采取简明扼要的问诊及望诊、体检，在短时间内做出判断；遇有危重患儿应及时送至抢救地点。预检分诊人员应责任心强，经验丰富，动作迅速，处理果断；避免患儿停留过久而延误病情或导致交叉感染。对急需抢救的危重患儿，护士要立即护送其至急诊室；对发热患儿，护士要立即护送其至发热门诊；对传染病患儿，护士要护送其至隔离室。

（2）挂号处。预诊后方可挂号就诊。

（3）测体温处。发热小儿就诊前需到体温测试处测量体温。

（4）候诊室。候诊大厅要宽敞、明亮、空气流通，有足够的候诊椅。室内外的布置应符合小儿的心理特点，如将候诊大厅布置成小型游乐场，设候诊椅，大屏幕投影电视放映小儿节目。放置玩具、悬挂彩色气球、张贴卡通图画等营造欢乐的气氛，可使患儿在娱乐中愉快地等待就诊，消除患儿的不安情绪。

（5）诊查室。根据条件可设置普通诊室、专家诊室，并留有机动诊室，遇有传染病患儿需关闭消毒时备用。室内设桌、椅、床、洗手设施等。

（6）治疗室。治疗室应备有各种治疗设备、器械、药品等。

（7）化验室。化验室应设置在诊查室附近。

（8）其他。根据医院规模，可设置儿科配液、输液、采血中心等，以提高医护人员的工作效率。

（二） 小儿门诊的护理管理

陪伴就诊的家长数量多是小儿门诊的特点之一，因而门诊人员流动性大。对此，儿科门诊护士应做好护理管理工作。

（1）维护就诊秩序。护士要做好就诊前的准备、诊查中的协助及诊后的解释工作，合理安排、组织及管理，保证门诊护理工作有条不紊的进行，提高就诊质量。

（2）观察病情变化。各岗位护士在工作中均要注意观察患儿的面色、呼吸等的变化，发现异常情况要及时予以处理。

（3）杜绝差错事故。护士在工作中要认真负责，严格执行"三查七对"（操作前查、操作时查、操作后查，查对床号、查对姓名、查对药名、查对剂量、查对时间、查对浓度、查对方法）制度，在进行给药、注射等各项工作时应一丝不苟，避免出现差错。

（4）开展健康教育。护士要向患儿家长宣传、普及小儿保健知识，利用候诊时间采取集体指导、个别讲解或咨询等方式对患儿家长进行季节性疾病防治、儿科常见疾病护理常识等健康教育。

（5）预防院内感染。医院要制定并严格执行消毒隔离制度，护士要严格遵守无菌技术操作规范。当发现传染病的可疑征象时要及时予以处理，消除可能使患儿感染的各种隐患。

二、小儿急诊

（一） 小儿急诊的特点

（1）小儿疾病表现不典型，医务人员应尽快明确诊断并及时处理。

（2）小儿病情复杂，起病急、变化快，医务人员应随时做好抢救准备。

（3）小儿疾病有规律可循，季节性强，应事先做好预防工作。

（4）危重儿就诊顺序要特殊安排，应设专人引导以及时抢救。

（二） 小儿急诊的设置

小儿急诊是抢救患儿生命的一线，是抢救成功与否的关键，因而急诊部的各科室必须备有抢救器械、用具及药物等，以及时、准确地为小儿进行诊治。

（1）抢救室。抢救室一般设病床 2~4 张，配备呼吸机、心电监护仪、气管插管用具、供氧设施、吸引装置、雾化吸入器，必要的治疗用具包括各种穿刺包、切开包、导尿包等。抢救室应设置急救车，备常用急救药品、物品、笔、记录本等，以满足抢救需要。

（2）治疗室。治疗室应配备治疗床、药品柜、各种治疗用物等。

（3）观察室。观察室的设备与病房相似，除床单位用品外，还应备有医嘱本、病历记录单、护理记录单等。有条件的还可装备监护仪器。

（4）小手术室。除具有一般手术室的基本设备外，小手术室应备有清创缝合、大面积烧伤的初步处理、骨折固定、紧急胸或腹部手术等必需的器械用具及抢救药品。

（三） 小儿急诊的护理管理

（1）重视五要素，确保急诊抢救质量。急诊抢救的五个重要因素为人、医疗技术、药品、仪器设备和时间，其中人起最主要的作用。急诊护士应具有高度的责任心、良好的护德修养、敏锐的观察力、坚定的抢救意志和精湛的抢救技术。种类齐全的药品和先进的仪器设备是保证抢救成功不可或缺的重要环节。

（2）执行急诊岗位责任制度。护士要坚守岗位，随时做好抢救准备，坚持巡视，及时发现患儿的病情变化；对抢救设备的使用、保管、补充、维护等应有明确的分工及交接班制度，以争取时间，高质量地完成各种抢救任务。

（3）建立小儿各科常见急诊的抢救护理常规。儿科急诊护士应熟练掌握常见疾病的抢救程序、护理要点，平时加强训练，以提高抢救成功率。

（4）加强急诊文件管理。急诊科应有完整的病历，记录患儿的就诊时间、诊治过程等。在紧急抢救过程中遇有口头医嘱时，护士必须当面复述确保无误后方可执行，执行时须经他人核对药物，用过的安瓿保留备查，待抢救工作告一段落后督促医生开处方并补记于病历上，以保持抢救工作的连续性，为进一步治疗、护理提供依据，也便于追踪分析、总结。

三、小儿病房

（一） 小儿病房的设置

（1）病室。病室分大、小两种。每间大病室内可放 4~6 张病床，小病室内可放 1~2

张病床，床与床之间的距离为 1m。一个床单位的占地面积为 $2m^2$，病床与窗台的距离为 1m，病床应有床挡，窗外设有护栏；各病室以玻璃隔断隔开，以便于医护人员观察病情，患儿也能隔玻璃观望，减少住院的寂寞。病室内应设有洗漱及照明设备，以方便患儿使用。墙壁、窗帘、卧具、患儿的衣服等均应采用明快的颜色，并用图画或玩具进行装饰，使病室气氛欢快、活跃，以适应儿童心理，减少患儿的恐惧感。

病房内应设有危重病室，室内备有各种抢救设备，以收治病情危重、需要观察及抢救者。待患儿病情稳定后可转入一般病室，留出床位准备接收新的危重症患儿。

（2）护士站与医生办公室。护士站与医生办公室应设在病房中间，靠近危重病室，以便随时进行病情观察和抢救。

（3）治疗室。治疗室分为内、外两小间，中间有门相通。各种注射及输液的准备工作在一间进行；另一间则进行各种穿刺，以利于无菌操作，同时可减少患儿的恐惧感。

（4）配膳（奶）室。配膳（奶）室最好设在病房的入口处，内设配奶用具、消毒设备、冰箱、配膳桌、碗柜及分发膳食用的餐车等，由配膳员将营养师配好的膳食按医嘱分发到患儿床前。病房负责配奶时应在配膳室进行；如为营养部门集中配奶，则应另备加热用具。

（5）游戏室。游戏室可供住院患儿游戏、活动时使用。游戏室内摆放有与患儿身高相适应的桌椅、可清洁的玩具及图书等，有条件的可放置电视机。游戏室内要阳光充足，地面采用木板或塑料等防滑材料铺设。游戏室应设置在病房的一端，以免喧哗声影响其他患儿。

（6）厕所与浴室。厕所与浴室的设置要适合患儿的年龄特点。幼儿专用厕所可不设门，学龄儿童用可有门但不加锁的厕所，以防发生意外。浴室要稍宽敞，便于护士协助小儿沐浴。

此外，病房需设有库房、值班室、仪器室等；有条件的可设家属接待室、检验室、隔离室、备用房等。

（二） 小儿病房的护理管理

（1）环境管理。病房环境要适合儿童心理、生理特点，墙壁用卡通画等进行装饰，以动物形象作为病房标记；病室窗帘及患儿被服可采用颜色鲜艳、图案活泼的布料制作。新生儿、未熟儿和危重儿所在病室一定要光线充足，以便于观察小儿的病情变化；而较大儿童病室的夜间灯光应较暗，以免影响睡眠。室内温、湿度依患儿年龄大小而定，新生儿适宜的室温为 22~24℃，婴幼儿适宜的室温为 20~22℃，相对湿度均为 55%~65%。儿童病室的温度可略低，为 18~20℃，相对湿度为 50%~60%。病房内平日也要保持安静，尽量减少患儿的哭闹，不适宜的玩具不应带入病房，避免产生噪声。

（2）生活管理。患儿的饮食既要符合疾病治疗的需要，又要满足其生长发育的要求。对个别患儿的特殊饮食习惯，护士应与家长及营养部门取得联系并进行相应的调整。食具应由医院供给，做到每次用餐后都进行消毒。医院负责提供式样简单、布料柔软舒适的患儿衣裤并经常进行洗换、消毒，保持整洁、卫生。护士要根据患儿年龄的不同合理安排其作息时间，根据不同疾病和病情决定患儿的活动与休息。护士要通过指导患儿建立规律的生活制度，帮助其消除或减轻因住院而出现的心理问题，这对长期住院的患儿尤为重要。

（3）安全管理。好奇心强、好动且无防范意识是小儿的共同特点。因此，无论是小儿病房的设施、设备还是日常护理的操作，都要考虑患儿的安全，防止发生意外，如防止跌伤、烫伤、误饮、误服等。每间病房门后都要粘贴紧急疏散图，且护士要教育患儿在发生紧急情况时按指示图疏散。病房中用于特殊情况的消防、照明器材应有固定位置并设专人管理，安全出口要保持通畅。

（4）感染控制。护士要严格执行清洁、消毒、隔离、探视和陪伴制度。根据季节、气候情况每日为病房定时通风；按时进行空气、地面的消毒；保持手部清洁；加强健康教育，提高患儿的自我保护意识。

第二节　住院患儿的护理常规

一、住院患儿的护理评估

小儿处在生长发育的动态变化过程中，护士在评估小儿的健康状况时要掌握小儿的身心特点，运用多学科知识，以获得全面和准确的主、客观资料，为制订护理计划打下基础。同时，护士还需要根据快速变化的病情随时采取相应的护理措施，并不断评估其效果，以制订进一步的护理方案。

（一）　健康史采集

小儿处在生长发育过程中，因而护士在对小儿患者进行评估时要做到综合判断，因为其资料来源、资料内容及收集资料时的注意事项都与成人不同，具有一定的特殊性。

1.资料来源

资料来源包括患儿、家长或其他照顾者、各种记录及病历等。护士在评估时应注意以下几点：①年龄小的患儿，其病史资料一般由监护人提供。因此，护士应考虑监护人的叙述是否准确，能否正确反映患儿病情的发展过程，故在收集资料时应适当取舍和综合判断。②对年长的患儿，应尽量让其自己叙述，使评估资料真实可靠。需要注意的是，有些患儿虽能使用一些完整的句子，但由于畏惧注射、输液等诊疗活动，表达不完善，其对病史的陈述可能存在片面性。因此，护士在分析资料时应结合对家长的询问结果综合考虑。

2.资料内容

（1）一般情况。一般情况包括患儿的姓名、乳名、性别、年龄、入院日期、病史叙述者，父母或监护人姓名、通信地址、联系电话等。对于年龄一项，患儿越小应询问得越确切，新生儿要求记录出生天数，婴儿要记录月龄，年长儿要记录几岁几个月。

（2）现病史。现病史是指到医院就诊的主要原因。按症状出现的先后顺序，护士要了解患儿的发病时间、经过，症状特点，检查治疗情况等。

（3）既往史。既往史包括七个方面：①出生史。出生史包括患儿是第几胎、第几产、是否足月，母孕期情况及生产方式，出生时的体重、身长、有无窒息等。护士对新生儿及小婴儿应重点询问。②喂养史。对婴幼儿，尤其是有营养代谢疾病或消化系统疾病的患儿应重点询问其喂养史。喂养史包括喂养的方式、喂奶的种类、添加辅食的情况、断奶的时间等，对年长儿应注意询问有无偏食、爱吃零食等不良饮食习惯。③生长发育史。护士要常规了解患儿的体格、语言、动作、认知及神经精神方面的发育情况，包括患儿体重、身高、头围增长情况、囟门闭合时间、乳牙萌出时间及数目等；何时能抬头、会笑，能独坐、独走；学龄儿童在校学习成绩和行为表现等。④预防接种史。预防接种史包括是否按时接种各种疫苗，小儿在接种后有无不良反应等。⑤日常活动情况。日常活动情况包括饮食、睡眠、排泄、卫生习惯及自理情况，对较大儿童还应了解其有无特殊嗜好及特殊行为问题。⑥过敏史。护士应评估患儿有无过敏性疾病，有无对药物、食物或某些特殊物质的过敏史。⑦家族史。护士应评估患儿的家族是否有遗传性疾病病例，父母是否为近亲结婚，同胞的健康状况等。

（4）社会心理因素。护士要了解患儿的性格特征，即是否开朗、活泼、好动或安静、孤僻或合群等；患儿家庭的一般情况、患儿父母的健康状况及经济状况；患儿家族成员间的关系是否和谐及家长对患儿的教养情况等。同时，护士应评估家长对患儿疾病的了解程度、患儿住院对家庭的影响、目前家长最关心的问题等。

3.收集资料时的注意事项

收集健康史的护士要态度和蔼，取得对方的信任；采取耐心听取与重点提问相结合的方法，注意倾听，不轻易打断家长的诉说，根据需要给予必要的提示和引导；对年长儿可让其补充叙述病情，以获得准确、完善的资料，为制订护理计划提供可靠的依据。当患儿病情危重时，护士要先重点且简要询问，边检查边抢救，详细的询问可在患儿病情稳定后进行。

（二） 体格检查

体格检查的目的是通过对身体进行全面检查，对患儿身心、社会方面的功能进行评估，为制订护理计划提供依据。

体格检查要求环境舒适，护士态度和蔼，操作时技术熟练、顺序灵活，充分保护和尊重小儿。

1.检查内容

（1） 一般情况。通常在询问健康史的过程中，护士要趁小儿不注意时就开始观察，以便取得可靠资料。护士要观察小儿的发育与营养状况、精神状态、面部表情、对周围事物的反应、皮肤颜色、哭声、语言应答、活动能力、体位、行走姿势及患病后的情绪反应等。

（2） 一般测量。一般测量项目包括体温、脉搏、呼吸、血压、身高（长）、体重，必要时测量头围等。

（3） 皮肤及毛发。护士要检查小儿皮肤的颜色、弹性、温度、湿润度，有无皮疹、瘀点、色素沉着；毛发的颜色、光泽，有无干枯等。

（4） 淋巴结。护士要常规检查小儿枕后、颈部、耳前后、颌下、腋窝、腹股沟等部位的浅表淋巴结，注意其大小、数目、软硬度，有无粘连及压痛。

（5） 头部。护士要检查小儿头颅的大小、形状、囟门情况；眼睑有无浮肿，结膜有无充血，巩膜有无黄染，瞳孔大小及瞳孔对光反射；鼻腔有无分泌物，鼻翼有无扇动，鼻窦有无压痛，呼吸是否通畅；口腔黏膜有无溃疡或麻疹黏膜斑，扁桃体及咽后壁有无充血，外耳道有无分泌物，乳突有无红肿及压痛等。

（6） 颈部。护士要检查小儿颈部外观是否正常，有无斜颈，活动是否自如，气管位置是否居中，颈静脉有无怒张，甲状腺的大小等情况。

（7） 胸部。护士要检查小儿胸廓是否对称，呼吸频率及节律，有无呼吸困难，触觉语颤有无改变，叩诊有无异常浊音或鼓音等；心前区有无隆起，心尖搏动位置，心界大小，有无震颤，心率，心律，心音强度，有无杂音。

（8） 腹部。护士要检查小儿腹壁有无静脉曲张，有无脐疝，能否见到蠕动波或肠型；触诊时腹壁紧张程度如何，有无压痛或肿痛；叩诊有无移动性浊音；听诊肠鸣音是否正常；对新生儿，注意脐部有无出血、分泌物等。

（9） 外生殖器与肛门。其检查内容包括外生殖器有无畸形，男孩有无隐睾、鞘膜积液、包茎、疝气，女孩阴道有无异常分泌物；有无肛门畸形、肛裂及直肠脱垂。

（10） 脊柱与四肢。护士要观察小儿脊柱与四肢有无畸形，脊柱有无侧弯、强直，四肢肌力是否正常等。对小儿，应特别注意其有无 O 形或 X 形腿，以及手镯、足镯征等佝

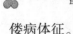
偻病体征。

（11）神经反射。护士应检查小儿的生理反射是否正常存在，如腹壁反射、提睾反射等，有无病理反射；对新生儿须另外检查拥抱反射、吸吮反射等先天性反射的情况。

2.注意事项

护士要根据小儿的年龄及所需检查的部位决定需要采取的体位姿势，较小婴儿可由父母抱于胸前，横坐在父母腿上等。护士的手要温暖，态度要和蔼、动作要轻柔，避免造成过强的刺激而使小儿哭闹；检查前可先让小儿熟悉一些检查用品，以解除其防御、惧怕、抗拒心理。护士要根据小儿的年龄特点及耐受程度视具体情况适当调整检查顺序，如检查小婴儿时应先检查心肺，最后检查咽腔；对重症病例应先重点检查生命体征及与疾病有关的部位，边检查边抢救，全面的体检待病情稳定后进行，以免耽误救治。

（三） 家庭评估

家庭是小儿生活的主要环境，家庭环境可直接影响小儿的身心发展。因此，家庭评估是患儿护理评估的重要组成部分。

1.家庭结构评估

（1）家庭组成。护士应了解患儿家庭内部成员的构成及患儿的支持系统，着重了解患儿父母目前的婚姻、身体状况，以及患儿对家庭危机状况的反应。

（2）家庭成员的职业及教育状况。护士应了解患儿父母的工作性质、强度、工作满意度、受教育的经历，患儿家庭的经济状况、医保情况等。

2.家庭功能评估

家庭功能涉及成员之间的关系，家庭成员之间的接纳和支持的程度等。家庭功能评估的内容如下：

（1）家庭成员的角色和关系。护士应了解患儿家庭成员的亲密程度，小儿能否获得被爱与安全感；各家庭成员在家中的地位是否平等、责任是否明确等。

（2）家庭中的决策方式。护士应了解患儿家庭中的决策者解决问题的方式。

（3）家庭中的沟通交流。护士应了解患儿父母与患儿的沟通方式和频率，家庭有无促进儿童生理、心理和社会功能成熟的能力，家庭与社会支持系统的关系等。

（4）家庭卫生保健与教育功能。护士应了解患儿家庭育儿、防病治病的能力及其他成员的健康状况。

3.家庭环境及社区环境评估

家庭环境主要指住房面积、房间布局、安全性能、卫生情况等。社区环境主要包括邻里关系、交通状况与学校距离等。

在护理评估过程中，护士要根据健康史采集、体格检查及家庭评估的结果进行综合分析，确定患儿的主要健康问题，提出护理诊断并制订详细的护理计划。随着患儿病情的变化，护士要及时地调整护理计划，以提高护理质量，使患儿在住院期间身心仍按照住院前的一般规律发展。

二、住院患儿的一般护理常规

（一）入院护理常规

（1）迎接新患儿。护士要根据患儿的病情为其安排好床位，介绍病房的情况，如病室环境、作息时间、探视制度，以及工作人员如主管医生、主管护士、护士长等。

（2）入院护理评估。护士要根据护理程序收集患儿的健康资料，包括一般资料、病史及身体状况评估。护士应为患儿测量体温、脉搏、血压等生命体征，并进行全身体格检查。

（3）清洁护理。若患儿的病情允许在24h内完成卫生处置工作，护士可为患儿进行沐浴或部分擦浴，并注意患儿有无皮疹，尽早发现传染病。

（4）书写护理病历。护理病历可在处理完患儿入院后书写。

（5）入院心理护理。在患儿母亲离开时，护士可给予患儿心理护理，减轻其分离性焦虑。对重症患儿，护士要根据其病情配合医生进行治疗和抢救，待患儿病情平稳后，再实施一般情况的心理护理。

（二）住院护理常规

在患儿住院期间，护士除为患儿提供治疗性护理操作外，还应提供以下护理内容：

（1）卫生护理。年幼儿的生活自理能力差，护士应根据其病情及季节的不同定期为患儿沐浴或擦洗，经常为其更换衣服及床单、被褥，保持清洁。病室要定时通风换气，每日3次，每次30min，并根据患儿的不同年龄保持病室内适宜的温度和湿度。一般病室每周要经紫外线消毒1次，新生儿病室、危重儿病室每日消毒1次，治疗室每日消毒2次。

（2）饮食护理。护士要根据医嘱为患儿正确发放饮食，观察患儿的进食情况。护士应经常与营养师联系，反映患儿的进食情况，以便协助营养师及时调整配餐。

（3）休息的护理。护士要指导患儿在医嘱允许的范围内活动；根据情况为患儿安排日常生活和活动，保证患儿的休息与睡眠。

（4）预防交叉感染和意外事故。护士要严格遵守消毒隔离制度。不同病种患儿应分室居住，避免交叉感染。小儿病房设置应符合儿童特点，消除安全隐患。护士要认真执行各种安全防范措施，避免儿童受到意外伤害。

（5）促进生长发育。护理的最大目标是最大限度地减少对患儿生长发育的影响。护士应为患儿提供适当、有益的活动和游戏，减少不良刺激、分离性焦虑、疼痛等，为患儿创造适宜的住院环境，使其生长发育的潜能得到最大限度的发展。对学龄儿童，护士应为其提供完成学业的机会，鼓励其保持与同学及学校的联系。

（6）治疗性游戏。治疗性游戏可以使患儿表达自己的恐惧、焦虑情绪和幻想，帮助护士评估儿童对疾病的了解和认知，帮助护士接近患儿，为患儿解释病情、治疗、护理过程、自我保健知识等。治疗性游戏包括讲故事、绘画、听音乐、做玩偶游戏及有情节、戏剧性的游戏。护士应根据患儿的年龄、病情为其选择适当的游戏与玩具。

（7）基础护理。护士要为患儿测量体温、脉搏、呼吸和血压。新入院患儿前3天内每天测3次；一般患儿每天测2次；危重、发热、低体温者每4h测1次，给予退热处理后半小时再测1次。

（8）正确按医嘱用药，严格查对制度。护士要对静脉给药的患儿加强巡视，及早发现问题并及时处理。

（9）心理护理。护士应对患儿进行心理护理，使患儿主动配合治疗和护理。

（10）健康教育。根据患儿的生长发育水平和认知能力，以及家长的教育水平和理解能力，护士要选择适当的时间和患儿乐意接受的形式对其进行健康教育，如进行个别指导或小组讨论，亦可采用板报、宣传画和视听材料教育等多种方式。健康教育可以是非正式的，护士可在常规护理中穿插进行；也可以是有计划的，如护士可计划安排一次正式的健康教育。

（三） 出院护理常规

（1）出院准备。患儿病情稳定后，护士即应开始评估患儿及其家庭对出院的准备，判断家庭是否具有对患儿照顾的知识和能力，需要哪些支持及社区健康服务资源等，并帮助家庭制订出院计划。护士要指导患儿家长掌握必要的护理知识，如如何促进患儿的休息与睡眠、保证患儿有充足的营养摄入、用药方法、病情观察的方法等。对出院后仍需特殊护理的患儿，护士应教授患儿家长特定的护理技术，如鼻饲法喂食、注射胰岛素、血糖测定、压疮护理、更换敷料等。

（2）出院指导。当医生确定患儿可以出院时，护士应立即通知患儿家长，同时为其准备出院所带药品，告知其用药方法，安排定期复诊的时间，并与患儿家长共同复习出院后所需的护理知识和技术。

第三节 住院患儿的心理护理

疾病给患儿带来身体上的痛苦，医院陌生的环境及各种治疗操作可使患儿产生恐惧，尤其是与父母分离更使患儿焦虑不安。患儿住院时，由于年龄、所患疾病和病情、住院时间长短不同，因而其对住院可有不同的心理反应。因此，护士在对患儿实施整体护理时应了解影响患儿适应住院的因素，观察患儿住院后的身心反应，并针对各年龄阶段患儿的心理特点采取相应的护理措施，认真做好心理护理，使患儿住院后身心能够正常发展。

一、不同年龄段住院患儿的心理反应与心理护理

（一） 住院婴儿

1.心理反应

婴儿期是小儿身心发育最快的时期，其对住院的心理反应可随月龄的增加而有明显的差别。

（1）5个月以前患儿的生理需要得到满足，入院后一般比较平静，较少哭闹，即使与母亲分离，其心理反应也不太明显。但患儿容易因缺乏外界的有益刺激而使感知觉和动作方面的发育受到一定的影响。

（2）6个月后，婴儿开始认生，住院后反应强烈，对陌生的环境与人持拒绝态度，常以哭闹表示与亲人分离的痛苦（分离性焦虑）。

2.护理要点

护士要面带微笑地护理患儿，多与患儿接触，在护理过程中与患儿建立感情；在医院病房里呼唤患儿的乳名，并尽量保持其生活习惯；把患儿喜爱的玩具或物品放在床旁，提供适当的颜色、声音等感知觉的刺激，并协助患儿进行全身或局部的动作训练，维持患儿正常的发育。护士对小婴儿要多给予抚摸，以满足其生理和心理需求。护士要尽可能通过耐心、细致的护理使患儿产生安全感，体会到护士亲人般的爱，从而对护士产生信任感。

（二） 住院幼儿

1.心理反应

幼儿对父母及亲人的爱有深切的体验，如医院限制父母的陪伴或父母因故不能陪伴患儿，患儿就会认为住院是对自己的一种惩罚，担心被抛弃，由此产生分离性焦虑。患儿可因住院被限制活动而产生抵触情绪，对医院环境、生活、人等均不熟悉或者适应较慢，缺

乏安全感；同时，受个人语言表达与理解能力的限制，患儿会为不能正确表达需要、与他人交往困难而感到苦恼。幼儿住院后产生的心理变化较婴儿更大，各种心理反应更强烈。住院幼儿的心理反应具体表现为以下三个阶段：

第一，反抗（protest）阶段。此阶段的患儿拒绝接触医护人员，采用哭闹、踢打等行为来拒绝护士的劝阻和照顾，甚至会逃跑去寻找父母。

第二，失望（despair）阶段。此阶段的患儿易出现逃避压力的行为方式——退行性行为，如吸吮自己的拇指或咬指甲、尿床、拒绝用杯子或碗代替奶瓶等。患儿可因拒绝进水、进食或不愿参加活动等行为而受到伤害；因不能如愿找到父母而产生抑郁情绪，对周围的人、事物失去兴趣。

第三，否认（denial）阶段。一般住院时间较长的患儿可进入此阶段。患儿压抑对父母的思念，克制自己的情感，不在乎父母是否来医院探望，而逐渐与他人交往。但需要注意的是，这种行为是一种无可奈何的接受或忍受与父母分离的结果，而不是获得满足的表现。儿童把对父母的感情全部压抑下来，以建立新的、很浅显的关系来应对失落和痛苦的情绪，因而会变得以自我为中心，将重要的情感依附于物质上。

2.护理要点

第一，护士应鼓励父母陪伴及照顾患儿。院方应尽量安排固定的护士负责护理患儿。护士应了解患儿表达需要和要求的特殊方式；在护理过程中要尽可能地保持患儿原有的生活习惯，使其感到亲切；要以患儿能够理解的语言为其讲解医院的环境和生活安排。

第二，护士要有意识地多与患儿沟通，运用沟通技巧，鼓励患儿谈论自己喜欢的事物，并注意倾听，以促进患儿语言能力的发展，防止其因住院而在语言方面发育迟缓，同时也使小儿获得情感上的满足。

第三，对患儿行为方面的护理。护士应允许患儿以哭闹的方式发泄自己的不满情绪，对患儿入院后出现的反抗予以理解；不当众指责患儿的退行性行为，而是在病情允许时努力帮助其恢复；为患儿创造表现其自主性的机会，如自己洗手、吃饭等，满足其独立行动的愿望。

（三）　学前患儿

1.心理反应

学前患儿因智能发展和思维能力较幼儿更趋于完善，尽管住院后与父母分离，与幼儿一样会出现分离性焦虑，但是表现不明显，如悄悄地哭泣、难以入睡，能把注意力转移到游戏、绘画等活动中，以此来控制和调节自己的行为。此阶段的患儿不习惯陌生环境和人，不理解疾病或住院治疗，害怕自己身体的完整性被破坏等，可产生恐惧心理。

2.护理要点

（1）关心、尊重患儿，尽快与患儿熟悉并相互理解。护士可向患儿介绍病房环境及同病室的其他小病友，使之尽快熟悉环境、同伴，帮助其减轻对医院环境的陌生感。护士要以患儿能够理解的语言为其解释所患的疾病，治疗、护理的简要过程及其必要性，使患儿清楚疾病和住院治疗不会对自己的身体构成威胁。

（2）根据患儿的病情组织适当的游戏活动。护士可用讲故事、做游戏、看电视、绘画等方法使患儿参与到愉快的活动中来，使其忘记痛苦和烦恼，发泄恐惧情绪，减轻焦虑情绪；也可组织一些治疗性游戏，让病室内的患儿分别扮演不同的医护角色，模拟打针、手术等操作，使其在游戏中理解治疗与护理，表达、发泄情感，并能够主动地遵守各项制度，配合医护工作。

（3）鼓励患儿做一些力所能及的事。当病情允许时，护士可鼓励患儿适当进行自我照顾，让患儿看到自己的作用，帮助其树立自信心。

（四） 学龄期患儿

1.心理反应

学龄期患儿的自尊心、独立性较强，尽管心理活动较多，但其表现比较隐匿，显得若无其事。由于已进入学校学习，学校生活在他们的心目中非常重要，因而学龄期患儿的主要心理反应是因离开学校、同学而感到孤独，担心住院影响学习而造成成绩落后。学龄期患儿可因缺乏疾病知识而担心自己会残疾或死亡，感到恐惧；因羞怯而不配合体检。少数患儿会因自己住院加重家庭的经济负担而产生内疚感，可因住院与父母暂时分离而产生焦虑情绪。

2.护理要点

一是与患儿交谈。护士要与患儿开诚布公地交谈，为其介绍有关病情、治疗和住院的目的，解除患儿的疑虑，取得患儿的信任，密切护患关系。

二是帮助患儿与学校保持联系。护士应鼓励患儿给同学打电话等，允许患儿的同学来医院探视和交流学习。

三是组织学习活动，增强战胜疾病的信心。护士可让患儿参与制订护理计划、进行生活安排，鼓励患儿每日定时坚持学习，使其保持信心。

四是关心患儿。护士应注意听取患儿的意见，并尽量满足他们的合理要求，对患儿进行体格检查及各项操作时要采取必要的措施以维护患儿的自尊。护士要为患儿提供自我护理的机会，满足他们独立自主的愿望，引导患儿安心接受治疗。

二、住院临终小儿的心理护理

（一） 住院临终患儿的心理反应

临终患儿的心理反应与其对死亡的认识有关。影响临终患儿心理反应的因素包括对疾病的理解、家长的情绪和举动、目前身体痛苦的程度、年龄、性格等。婴幼儿尚不能理解死亡；学前患儿不清楚死亡的概念，常与睡眠相混淆；10 岁以下的学龄期患儿对死亡有所认识，但并不理解死亡的真正意义，仅仅认识到死亡非常可怕，而不能将死亡与自己直接联系起来，这部分患儿只是希望能够减轻病痛，与父母或亲人在一起拥有安全感，而不能感到死亡对自己的威胁。随着年龄的增长，10 岁以上的患儿逐渐懂得死亡是生命的终结，不可逆转，而且自己也不能幸免，尤其是看见其他住院患儿死亡或者预感自己濒临死亡时，由于对死亡有了和成人相似的概念，因此他们会特别惧怕死亡及死亡前的痛苦。

（二） 住院临终患儿的护理要点

护士应采取措施尽量减轻临终患儿的痛苦，如稳、准、轻、快的护理操作，及时满足其心理、生理需要等。护士应为患儿家长提供护理患儿的指导，允许患儿家长守护在患儿身边，适当参与照顾。临终患儿常希望得到身体接触，护士应鼓励患儿家长搂抱、抚摸患儿；同时，以耐心、细致的护理服务支持患儿。结合 10 岁以后患儿对死亡的理解程度，护士要认真面对患儿提出的死亡问题并给予回答，但要避免告知其预期死亡的时间。护士要随时观察患儿的情绪变化，为其提供必要的支持与鼓励。

患儿去世后，护士要理解、同情、关心患儿家长，在劝解、安慰的同时尽量满足他们的要求。例如，允许患儿家长在患儿身边停留一些时间；为患儿家长提供发泄的场所等，但要避免其他患儿受到不良刺激。

参考文献

［1］陈荣寿，杜玲玲，王晓.现代临床儿科诊疗学［M］.长春：吉林科学技术出版社，2017.

［2］陈舒清，赵丽萍，田旭.儿科护理人员岗位胜任能力评价指标体系的构建［J］.护理学杂志，2017，32（03）：69-72.

［3］陈植.糖皮质激素在儿科疾病中的应用［J］.中国临床医生杂志，2015，43.（12）：13-15.

［4］崔晓丹，杨峰.儿科护理学［M］.上海：上海交通大学出版社，2017.

［5］崔焱.儿科护理学（第5版）［M］.北京：人民卫生出版社，2012.

［6］丁淑贞，倪雪莲.儿科临床护理［M］.北京：中国协和医科大学出版社，2016.

［7］范玲.儿科护理学（第2版）［M］.北京：人民卫生出版社，2013.

［8］古桂雄，戴耀华.儿童保健学［M］.北京：清华大学出版社，2011.

［9］胡国庆.儿科护理［M］.重庆：重庆大学出版社，2016.

［10］华涛，林霞.儿科护理学［M］.郑州：河南科学技术出版社，2012.

［11］黄力毅，张玉兰.儿科护理学（第2版）［M］.北京：人民卫生出版社，2011.

［12］姜哲，钟爱娇.糖皮质激素在儿科疾病中的应用现状及合理性分析［J］.中国医院药学杂志，2015，35（05）：440-443.

［13］康丽卿.儿科护理中的护患沟通技巧分析［J］.中外医学研究，2017，15（01）：73-75.

［14］孔彦霞.儿科临床护理技术［M］.天津：天津科学技术出版社，2018.

［15］李保敏，李文，李福海，等.现代临床儿科疾病诊疗学［M］.天津：天津科学技术出版社，2011.

［16］梁菁靖.临床护理整合课程规划教材儿科护理与操作技术［M］.北京：科学出版社，2018.

［17］刘爱美.临床儿科护理技术［M］.北京/西安：世界图书出版公司.2017.

［18］刘湘云，陈荣华，赵正言.儿童保健学（第4版）［M］.南京：江苏科学技术出版社，2011.

［19］刘莹.儿科疾病临床诊疗思维［M］.长春：吉林科学技术出版社，2019.

［20］慕江兵，熊杰平.儿科护理学（第2版）［M］.北京：人民军医出版社，2611.

［21］戎艳鸣，楼建华，徐红.以家庭为中心儿科护理模式创建与评价［J］.中国护理管理，2012，12（05）：29-32.

［22］申昆玲.儿科临床操作技能［M］.北京：人民卫生出版社，2016.

［23］孙伟红，麦恒凤.小儿支气管哮喘治疗的进展［J］.当代医学，2010，016（012）：27-28.

［24］谭金童，王俊超，杨圣春.现代儿科临床诊疗学［M］.武汉：湖北科学技术出版社，2017.

［25］汪受传.中医儿科学（第2版）［M］.北京：人民卫生出版社，2011.

［26］王卫平.儿科学（第8版）［M］.北京：人民卫生出版社，2013.

［27］王玉香.护考新课堂：儿科护理学［M］.北京：人民卫生出版社，2014.

［28］吴佳莹，陈京立.临床护理路径在儿科护理中的应用进展［J］.解放军护理杂志，2017，34（07）：29-31+43.

［29］香祝浓.儿科护理风险因素分析及防范措施［J］.齐鲁护理杂志，2011，17（09）：119-120.

［30］谢红，祝玉英，徐丽华.临床妇产科与儿科诊疗技术及护理［M］.长春：吉林科学技术出版社，2017.

［31］徐桂灵，余碧艳.构建儿科护理质量评价体系的研究［J］.护理管理杂志，2017，17（02）：112-114.

［32］徐丽华，赵婷婷，唐珊珊.国际儿科护理发展现状与展望［J］.中国护理管理，2012，12（08）：5-8.

［33］杨思源.儿科临床新理论与实践［M］.上海：复旦大学出版社，2007.

［34］易著文，王秀英.儿科临床思维［M］.北京：科学出版社，2008.

［35］于志刚.临床技能操作指南［M］.西安：西安交通大学出版社，2015.

［36］张静，郭晓燕.儿科、助产专科护士临床实践考核手册［M］.太原：山西科学技术出版社，2018.

［37］张玉兰.儿科护理学（第3版）［M］.北京：人民卫生出版社，2014.

［38］赵海玲，王春立.儿科护理不良事件发生情况的原因分析［J］.中国护理管理，2013，13（06）：61-63.

［39］郑淑萍.现代儿科临床诊疗学［M］.上海：第二军医大学出版社，2014.

［40］郑显兰，郭蓉.儿科护理人员配置现状与思考［J］.中国护理管理，2012，12（08）：9-12.

［41］庄思齐.儿科疾病临床诊断与治疗方案［M］.北京：科学技术文献出版社，2010.